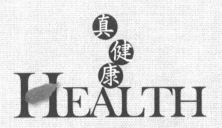

真健康
HEALTH

不「藥」而癒！完全根治

乾癬、濕疹、
異位性皮膚炎

「自然療法」權威
獻給每位皮膚病患者的自療聖經

約翰O. A. 帕加諾醫師一 著
John O. A. Pagano, D. C.

沈雅芬 一 譯

推薦序
一起踏上成功之路

「乾癬自然飲食替代療法」社團版主／**於睦程**

總是會有些乾癬病友激動地一再向我說：

「真的非常感謝你！」

「你改變了我的人生！」

「你是我的恩人！」

你們真是讓我十分難為情呀！這些話應該要親口告訴本書作者——Dr. Pagano，他才是真正改變我人生的醫生，而我只是偶然地「搶先」拜讀此書後，用口述影片的方式在YouTube平台和各位分享重點摘要，因此有一部分的台灣朋友，甚至海外華人開始接觸這個在國外盛行已久的乾癬飲食替代療法。很高興中譯版的問世，將有別於影片中僅止於重點摘要，而是更鉅細靡遺地解析飲食觀念，閱讀此書後宛若醍醐灌頂，會改變您對乾癬的舊有認知，施行飲食療法會更加有信心。

從小到大都這麼認為，生了病看醫生是再正常不過的事，可惜飲食的影響往往是現代醫學所忽略的重點，相信不少病友都聽醫生說過：「乾癬是免疫系統的問題，是一種遺傳病，與飲食無關。」如今我們漸漸地知道，各種慢性疾病、遺傳病、免疫系統問題都跟飲食脫離不了關係，所謂「讓食物成為你的藥物，你的藥物就是你的食物」已逐漸被許多努力遵守飲食替代療法的病友給實證了，包括我本人呢！

然而飲食的改變並非一蹴可幾，也需要更加詳細的指引才能得到更好的療效，舉例說明一些我在LINE中一再被問的「月經文」：

「為何茄科不能吃呢？馬鈴薯和青椒是茄科嗎？」

「浣腸該如何做？用甘油浣腸有效嗎？」

「我很喜歡吃肉和海鮮，好像也沒影響？可以吃嗎？」

「雞蛋和牛奶可以吃嗎？蘋果、香蕉、柑橘會引發過敏嗎？」

其實這些都是非常好的問題，但若只是照本宣科地警告各位「不能吃」、「須避免」、「嚴格禁止」，是滿足不了各位病友的好奇心的，在此書中都將針對這些問題做通盤的分析，觀念上的理解與接受之後，才能夠更加堅定有毅力地去執行，而非被半強迫式地去執行飲食替代療法。我常說，不要將飲食替代療法視為一種「被剝奪」，老是唉聲嘆氣想著這個不能吃、那個也不能吃，事實上飲食替代療法是一種「獲得」，你將重新擁抱新鮮翠綠的蔬菜、甘甜多汁的水果、飽富膳食纖維的全穀物與各種淨化身心靈的花茶飲，當你接受了新的飲食方式，你獲得的健康將會比你想像中的多更多，而探索各種新鮮健康食材，亦成為另一種新的樂趣呢！

「乾癬是皮膚問題，與身體是否健康沒有直接關係」，這句話可能在各位病友剛發病時還姑且相信醫生如此地說，但多少病友在發病五到十年後，開始併發指甲病變、關節炎而苦不堪言，從本來小塊如水滴的病灶，在多年使用類固醇、口服A酸、生物製劑後漸漸變得再也壓不下去，全身性的紅皮型乾癬成為可怕的夢魘。乾癬就是反映著身體內部的問題，皮膚只是一個表象，如同早先到來的預警系統，「腸漏症」正是解釋吃了有問題的食物是如何破壞你的腸道健康，讓你的內臟器官失去了本來的排毒能力，交給備用的排毒系統「皮膚」來進行，也就是各位所見到的乾癬。曾聽著某位老司機病友安慰著沮喪且低落的飲食替代療法學弟妹說：「有時想想，乾癬患者反而比一般人還幸運，因為我們會更加注意飲食健康！」一般人對菸酒、反式脂肪有較強的耐受性，反而忽視了不健康飲食帶來的長期傷害，感謝有這脆弱的皮膚，甚至是脆弱的關節，我不但因此戒了菸，油炸物、含糖飲料我總是敬謝不敏，這是我的飲食基本原則，但還是可以跟各位劇透一下乾癬康復後的大結局——在你病灶消除恢復正常皮膚之後，偶爾像一般人一樣有些外食是無傷大雅的，但小心！乾癬隨時會

在你鬆懈時報復你的不健康飲食。我們可以依靠飲食將乾癬控制到99%復原，就算病灶復發，也不會像類固醇反彈一樣猛烈，但遺憾的是，徹底根除在本書中是非常極端的特例，「健康飲食沒有終點，同志仍須努力」這句話與各位共勉之。

　　如果你是已經略知本書摘要便已控制得很好的病友，首先要感謝的不是誰，是你自己，因為真的實踐成功的，正是在下您呀！與此同時，給自己再花點時間重新複習這本書，讓自己在健康飲食這條路上走得更長遠。若您今天是第一次聽到飲食替代療法這個未知的領域，那麼恭喜你已經踏上成功之路，雖然過程會非常地艱辛，但未來的你一定會很感謝自己，欣喜於皮膚逐漸地好轉，甚至是關節炎逐漸減輕至復原。各位呀！要知道，你並不是單兵作戰，許多病友都在一起繼續努力著呢！加油吧！

結合營養照護，讓美麗肌膚再現

林口長庚紀念醫院專業營養師／**張麗玲**

　　乾癬是可控制但易復發的疾病，除了遺傳、自體免疫系統異常以外，感染、內分泌異常、藥物，甚至不當飲食與心理壓力等外在因子，都可能是誘發乾癬或使其惡化的因素。而營養攝取與良好飲食習慣可幫助改善症狀，減緩乾癬病灶擴大。

　　乾癬不只發生在皮膚，也會影響身體其他部位造成許多疾病，包括關節炎、心血管疾病等。另有研究顯示，一些疾病例如高血糖、高血脂、肥胖、克隆氏症、潰瘍性結腸炎、憂鬱症等健康上重大問題，也都與乾癬有關聯。

　　近年來免疫學的研究以及醫療的新發展使乾癬可獲得良好的控制，若再輔以多方面的努力，例如：控制飲食、選擇天然好食物、持之以恆的運動以維持健康體重，並適時紓壓建立良好生活習慣，可以讓病友有機會達到幾乎沒有病灶（PASI 90-100）的優質生活。

　　從營養師的觀點，飲食的調控也是治療乾癬以及預防復發的重要因素。但是過度進補或偏好增強免疫力的食物(如人參、靈芝、牛樟芝、巴西蘑菇、金針菇、桑黃、冬蟲夏草等)，尤其是酒或含有酒精的補品，皆應避免攝取，以免造成乾癬病情惡化。

　　這本書提供慢性皮膚病患者，從體內淨化的食療到腸道保健等多面性的養生輔助治療，利用飲食營養調養身體，是病友們找回健康、重現美麗肌膚的努力方向。

──來自專家與患者的推薦好評──

帕加諾醫生在乾癬病情的控制上提供了一個新的觀點,確實值得科學界認真地看待。

──Harold Mermelstein,**皮膚專科醫生,紐約**

我對於帕加諾醫生在乾癬這個可怕疾病上的成就,感到相當敬佩。別人在這個領域不斷地失敗,他卻成功了,他的成功不但神奇而且卓越!

──James F. Winterstein,**國家健康科學大學校長,伊利諾州倫巴第**

帕加諾醫生的大作《不「藥」而癒!完全根治乾癬、濕疹、異位性皮膚炎》強而有力地說服了我,他在療法上已獲得空前的成功,這真是人類的成就。我認為這值得全世界注意,畢竟有多少人現今還在引頸期盼這帶來祝福的人道禮物啊!

──Peter Henderson,**博士╱作家╱雜誌記者╱教育家,
紐澤西州哈沃斯**

帕加諾醫生的大作真是令人驚嘆不已!乾癬、濕疹、痤瘡以及幾乎所有的皮膚狀況都是體內代謝失去平衡所致,而後者乃是無數的不當飲食、毒素以及生活壓力所造成的結果。傳統醫學採用免疫抑制劑與皮質類固醇去抑制免疫系統,但大好的消息是,現在已有安全、有效且非常科學的方法,可以用自然的方式扭轉皮膚的問題了。帕加諾醫生的療法直接針對問題根源,提供不但抗炎並且可預防復發的天然藥劑。帕加諾醫生的療法在許多方面的運用均有醫學文獻根據,從痛苦人生當中被拯救出來的數千名個案更是療法有效的明證。本著作是所有皮膚科醫生、家庭醫生、自然療法專家以及他們的慢性皮膚失調患

者都必讀的一本書。

——Zoltan P. Rona，醫生／自然療法百科全書醫學編輯，
加拿大安大略省多倫多市

我不但親眼看過所有的證據，也見過帕加諾醫生的病患，我可以說，他的療法真的有效！本書理應能激發更深入的研究，不止於乾癬之類的皮膚病，更要擴及其他可怕的疾病。任何負責任的研究人員只要認真研究本書資料，必能鑽研出該療法當中所有的潛能來幫助深受疾病之苦的大眾。

——Faina Munits，醫學博士，紐澤西州西奧蘭治

帕加諾醫生對於數以百萬計遭受可怕乾癬之苦的患者來說，簡直是天降甘霖。全世界對症療法的醫生都認定此病無藥可醫，而帕加諾醫生卻已證明只要改變飲食、遵照嚴謹養生法的約束，乾癬就是可以治癒的。
他的大作《不「藥」而癒！完全根治乾癬、濕疹、異位性皮膚炎》值得被翻譯成各國語言出版，內容滿載著健康的資訊，真是開卷有益，不僅僅針對乾癬患者，每一位渴望過著快樂、健康與和諧人生的人，都能從中受益。

——Dada J. P. Vaswani，沙度法司瓦尼團會長，印度浦那

我們聽說您在治療乾癬上的成果慕名而來，第一次看診時，您對這病症加以說明，當我離開時，我的人生態度全然不同了，變得正面且充滿了盼望。三個月之後，我們看到了顯著的進步，到了第九個月，病變已完全消除。我簡直開心得飄飄然，我竟然將乾癬的病情控制住了！這要歸功於您，以及您所寫的這本驚人著作。我很慶幸選擇了這條另類的治療之路。

——來自紐澤西州林登沃爾德的R. M. T.太太

我被膿皰型乾癬折磨了超過二十二年，卻**從來沒有**一個皮膚專家對我提過，問題可能來自於飲食。我什麼都試過了，從藥丸到藥膏，像是用康復力葉（comfrey leaves）包覆的自然療法、長波紫外線光化治療（psoralen-ultraviolet light A, PUVA）等等。當我接觸到您的著作，感覺到不可思議，這本書所寫的真是太有道理了。如今我終於可以說自己身上有些部位已經完全恢復了，而我的左手手掌（最晚起疹的位置）也正在恢復當中。真是太、太、太感謝您了！我對於**自己**的努力竟能得到這樣的成果，真是太開心了。

──來自南澳大利亞的 J. H. 太太

誰的話能信？一個未曾經歷過天天被乾癬折磨N年之久的科學家，還是一個有切身之痛的人？您幫了這麼多善良的人，諾貝爾和平獎應該頒發給您。那些在書中提到的孩童最令人感動，尤其是年幼的L。帕加諾醫生，再次向您大大地感恩。

──來自奧勒岡州賽勒姆的 J. W. 先生

獻給我美麗的姐妹們
卡蘿及瑪麗亞

並紀念
我摯愛的父母
娜提・帕加諾與約翰 J. 帕加諾律師

以及
我的白色德國牧羊犬
山恩

目次 CONTENTS

前言

醫學博士／Harry K. Panjwani

　　這是一本非常獨特、不尋常的著作，主要在強調存在於人類有機體內強大的自癒能力，加上正確的飲食、姿勢、步態與正確的態度，以及體內淨化的幫助，便足以清除引發疾病的毒素。本書所概述的養生法乃是針對乾癬——這個可怕又令人難堪的皮膚病，通常是一種慢性、本質上容易復發的疾病，因此經常令人感到沮喪絕望，甚至造成其他的健康問題，乃至與人群隔離，更干擾了患者個人與家庭生活、工作及整體人生的樂趣。

　　舊約《聖經》裡有許多地方都論及以健康為考量的飲食限制，而在東方的國家如印度、中國和日本，人民於飲食中使用藥草也極為普遍；數世紀以來，歐洲的礦泉療養地則慣用體內淨化、禁食以及其他方法來清除身體內的毒素。體外的清潔也同樣重要，因為我們的皮膚整天都暴露於外在的各種物質當中，再加上乾淨的皮膚在心理與外觀上也有其重要性。

　　當然，我們務必留意自身的習慣與生活型態、睡眠模式、環境與情緒。身體的生物力學——姿勢與步態——極其重要。近年來，我們發現在癌症、糖尿病、心血管疾病、中風、關節炎、憂鬱與其他疾病的患者照護上，使用另類療法已獲得了成效。

　　確認治療的安全性雖不可少，但其他已知的療法也不該被忽視，本書所概述的乾癬療法便是一個好例子。除了身體與情緒方面的要求，我們還需要有開放的心胸、個人的道德感，以及精神上的觀點，這些加起來便是此療法的全貌。

　　生物自癒（biofeedback）已行之有年了，證實了當有需要時，我們能讓身體的生物化學產生改變。我們務必為自己的健康擔起責任，同時也應認清身體自癒的潛能。

我誠心推薦本書給乾癬患者或他們的家人，也將本書所涵蓋的資訊推薦給保健專業人員以及其他相關的團體。

自序
一個新的開始

只要患者明白療法的原理，治療便完成了一半。

——安‧夏儂‧夢露（Anne Shannon Monroe）

一九九七年六月十日，在我展開歐洲巡迴演講的一週前，下面這封電郵寄到了我的辦公室，發信人是來自西維吉尼亞州聖艾爾班的查爾斯‧夏儂（Charles Shannon）：

我今年六十八歲，人生中整整六十八年的歲月裡，我都在為乾癬所苦。每試一種療法，從泥巴浴到政府正在試驗研究中的紫外線療法PUVA，但病情總會復發，而且更加惡化，有時甚至全身八成的皮膚都會發病。一九九七年二月二十七日，我訂了這本書《不「藥」而癒！完全根治乾癬、濕疹、異位性皮膚炎》，一收到書我便馬上閱讀，並將所有的物品準備齊全。我認真實行食療法，直到一九九七年的三月底。如今三個月過去了，我對產生的療效真是無法置信！我的皮膚幾乎全好了！我遵照養生法的飲食和其他療法，甚至還戒了菸。在我剛開始實行療法的時候，我的後背看起來就像書中那些治療前的照片。我的腿先恢復了，再來是我的背、腹部和臉，手臂則是最後康復的。我想誠心誠意地向您致謝。不再有痂皮、不再搔癢、不再流血，我感覺是人生中第一次，終於可以安心地穿上短袖襯衫。願上帝祝福您，非常感謝您的關懷！

夏儂先生按照我的著作第一版的內容去實行，不到三個月的時間，他的乾癬幾乎百分之百全好了，而之前他已患病六十八年之久！然而，我們還是回到現實面，畢竟他是非比尋常的成功案例，病史如

此之久，痊癒卻如此快速。

自從本書的初版於一九九一年出版以來，跟這封信一樣自發性質的信件、電郵和報導，不斷地從世界各地寄來我的辦公室。我治療乾癬所採用的方式是科學界所未曾嘗試過的，在這條我已走了四十年的治療路線中，我看待乾癬的問題是從內往外看，而不是從外往內看，若注意力聚焦在皮膚本身，乾癬之謎的解答永遠也找不到，我們務必深入內裡去尋找問題的根源，一旦發現並明白致病的原因，病患便往復原的路邁進了。不過當然，還得要患者與醫生有合作的意願才行得通。

本書的目的在於為全球數以千萬計的乾癬患者帶來一道希望的曙光，因為乾癬是人類最古老、最難駕馭的慢性皮膚炎症。這個盼望並非建立在空泛的理論或臆測上，而是建立在實質、具體的實效明證上，是我用專業生涯中最精華的數十年所發展出的養生療法而獲得的。

在這段時間當中，特別是最近的三十年，我致力於在無可爭議的條件下證明長久以來被科學界歸類為「無藥可醫」的乾癬，能夠以完全天然的方式來治癒。我所發展出來的療法完全不使用任何內用或外用藥（通常會帶來有害的副作用），或是既不舒服且髒兮兮的泥巴浴，或甚至有潛在風險的紫外線治療。總之，我主張乾癬雖無法完全根治，但患者卻能不必再忍受與其共處。在許多的個案上，所有乾癬的疹子、皮疹或破皮都是可能消除的，患者終生都能將病情控制住。這是本書要傳達的訊息，也是宗旨。

或許很多人對於我身為整脊醫生，卻把研究這個皮膚病理的謎團攬在身上而覺得意外。幾世紀以來，尋求乾癬的病因與治療的研究學者們無不鎩羽而歸。或許讓你更意外的是，我透過實行廣為人知的、歷史悠久的治療原理和技術獲得療效，完全屬於天然或整體治療的領域；換句話說，我以一種新方式運用天然療法，來治療古老的疾病。

我的本意不是要貶低學者們在皮膚學領域竭心盡力的努力，他們藉著無數研究以及所研發出來的各色療法，顯然已使許多乾癬病

患的日子變得較能忍受了；而我所期盼的是藉由公開處理乾癬的方法，與病患分享我所獲得的成效，這是一種從不同角度來對付乾癬的方式——由內而外，而不是由外而內。

既然在皮膚學的領域，乾癬真正的病因與治癒的方法仍屬無解，但我所期盼的僅僅是讓學界能對我的研究成果加以考量。在更良好的控制條件下進行更深入的研究無疑是必要的，但本書所提出的證明，或許意味著進一步了解乾癬的新階段已然展開，也證明本書言之有理。我認為本書所提供的資訊值得加以深入研究。

我治療乾癬所採用的方法乃是根據愛德加‧凱西（Edgar Cayce, 1877-1945）的研究，這位傑出人士對於治療的論述已成傳奇，而且隨著歲月越來越受歡迎。以他先進的理論作為理解病因的指引，加上一套建議的養生療法，我整合臨床經驗，慢慢發展出一套成形中的假說，一種自然另類的療法，而此法在過去的數年間，已在許多的案例中證明極其有效。我曾說明，只要患者從這個新的觀點來理解乾癬，他們的信心便會被其中的邏輯與理性所強化，用更白話的方式來說，就如同我許多病患所說的：「您說的有道理！」

毫無疑問，失敗的例子是有的，如同所有的研究計畫一樣。然而，幾乎在每一個案例中，我發現失敗的原因都在於病患本身的耐心不足。卓越的療效並非一蹴可幾，大多數能成功擺脫乾癬的患者之所以能成功，是因為他們願意付出大量時間以及真誠的努力，最重要的還是毅力。若沒有這些無價的心理素質，痊癒不僅困難，更可以說是不可能的。除非患者願意**致力於**從這個讓人變醜陋的疾病中脫身，否則即使患者與醫生都很努力，終究也會歸於無用。然而，即使以上的條件都滿足也不保證一定能成功，但只要竭力遵照養生法的規定，成功的機會便會大大地提升。一直到今天，每當治療成功時，我看著病患的皮膚竟能如此完美無缺地再生，覆蓋身體的可怕疹子竟消失無蹤，總是感到訝異無比。我相信這是**做得到的**，原因很簡單，活生生的例子就**擺在眼前**，這並非臆測，而是一個宣告，而證據就在本書的內容中。

已故的作家兼講師吉娜‧瑟敏娜拉博士（Gina Cerminara, PhD）

曾給我一個相當恰當的意見：「好的寫作秘訣在於讓人看得懂。」因此，我努力地讓我的表達言簡意賅，好讓讀者能抓到乾癬的本質裡所隱藏的原理，也刻意盡可能地不用深奧的醫學術語。希望我有做到這點。

本書的內容使讀者能夠就乾癬的本質來了解這個疾病，有此理解後，無論病症的現狀如何，患者都能重燃希望，明白能以自然療法的方式來進行治療。我殷切盼望大家都能遵照這樣的歷程，因為唯有如此，乾癬患者才能著手找回生活秩序，從而繼續過他們的人生，不必再背負讓人變醜又耗費時間、精力的疾病重擔了。

本書於維吉尼亞州的維吉尼亞海灘的愛德加‧凱西基金會首次發行，首先展售的地點則是澤西海岸的一間小書店——蒙茅斯海灘書店，這是我從小長大的地方。如今多年之後，本書的訂單來自世界幾乎每一個國家。乾癬是全球性的疾病，超過一億人口活在這個病症的挾制底下。假使有十個人能從此書所概述的療法得到幫助，那麼必然有一百個人也能得到幫助；若有一百人便能擴及一千人；若有一千人，不就能擴及數百萬人嗎？幾乎不用廣告，光靠口碑，本書銷量便已大量成長，而口碑即是決定一本書的價值最有效率的方式。衷心感謝身為乾癬病患的眾多讀者，他們不但閱讀本書，也將口碑傳出去。我也感謝那些願意花時間寫信給我或聯繫我，只為了表達內心極大感激之意的讀者。對於從醫生蛻變為作家的我，付出辛勞的成果能以如此榮耀的方式來展現，我覺得世上再也沒有比這更大的回報。

在我撰寫序文的同時，《不「藥」而癒！完全根治乾癬、濕疹、異位性皮膚炎》已付梓第七版，在美國銷售量超過五萬本，連續九年在亞馬遜與邦諾線上書店的同類出版品中，成為蟬聯第一名的暢銷書。現今，本書已被翻譯成俄羅斯文、義大利文、芬蘭文、日文以及中文。與七〇年代初期卑微的開始真是天壤之別，當時我的第一位乾癬病患走進診間，短短幾個月後便復原了，這從此改寫了那位病患與我的人生。

現今，位於紐澤西州霍伯肯的約翰‧威立出版社獲得了本書的出版權，對於如此的殊榮，代表愛德加‧凱西的第三階段即將實現

了。他曾說：「首先，從個人開始，然後擴及團體，最後到大眾。」有約翰‧威立出版社的主導，本書得以將觸角伸到數以百萬計的乾癬病患，並向他們傳遞訊息：乾癬雖自從人類有歷史記載以來就不斷困擾著我們，但如今，治療有望了。

今年進入新千禧年的第八年，正好是我成為整脊醫生、從事積極臨床診療的第四十八年。這真是一段非常有意義的旅程，治療患者的喜悅實在遠超過言語所能形容。但時候到了，該轉向新的旅程了，不過不是退休，而是去追求。在我兩腿一伸到另一個世界之前，我還有更多的事情要去做。

能在尋找乾癬療法的過程參與其中，我的喜悅筆墨難以形容，此外更有極大的成就感。我總認為人類並非是為了受苦，而是為了活著才來到世上的；痛苦之所以折磨人類，乃是人咎由自取，並由於人的無知、自私、貪心，以及對於自然法則的前所未有的漠視。明白自然法則，尊敬並遵循它們，疾病自然會消失，**這就是我們的大自然遺產**。乾癬不過是人類所背負的疾病之一，但有了本書所呈現的證據，對於乾癬和濕疹的患者，我可以說，這是個相當不錯的開始。

乾癬：「幕後」的真相

「醫生，拜託你幫幫忙，我沒辦法再這樣過下去了！」當我在診間門口迎接A先生時，他劈頭就這麼對我說。A先生大約六十來歲，是一個友善親切的人。表面上看來，他似乎沒什麼問題；但事實上，他不但有問題，而且問題還非常嚴重。A先生一寬衣我就馬上看出他的苦楚了，原來他罹患了人類最古老的一種皮膚病——乾癬。他已經被這個疾病折磨了三十年，最後，他全身超過八成的皮膚全布滿了一層厚厚的銀白色痂皮，不但疼痛、流血，而且癢得受不了。

他從當地一家健康食品店的老闆那兒打聽到我曾幫助了幾位乾癬病患的事，A先生之前為了與這個疾病對抗，已經試過所有的偏方了，最後，他來到我這裡，期望我能解決他的問題。

他的病情嚴重到連我都有點不敢接受他做我的病患，只因我生怕他的期待會落空。然而，當他懇求我說：「我已經無路可走了。」我只好答應他。

我很慶幸那天他說服我接受他做我的病患，事實證明他真是個百依百順的病人，他簡直鉅細靡遺地遵照我的指示，結果，三十天之後他的皮膚病完全消失了，我們都訝異到不行！

直到現在，這位病患還是我所見過療效最快速的，大多數的病人要花三到六個月的時間才看得到療效。多年以後，A先生在我的病患集會中出席，向大家見證在他身上成功的療效，在場所有人都被他激勵了。

A先生之所以能夠成功，完全是因為他遵照這個養生法；而這養生法背後的理論是從未被科學界認同過的，更從未被認真考慮過它的適用性。然而，A先生和其他我有幸治療過的成功案例，卻完全歸功於這個理論。

我對乾癬的定義

既然從沒有人定義過乾癬，而基於多年來的臨床經驗，我為這個病症下了一個合理的定義：「乾癬，就是身體試圖丟出體內毒素的一種外在表現。」用更白話的方式來說，皮膚在代替腸道和腎臟做它們分內該做的事。一般來說，皮膚並不是生來做清除廢物的工作，但因為腸道滲漏造成毒素的堆積過量，皮膚就成了備用系統，扛起了清除毒素的大任，後果就是起疹、刺癢以及皮膚病變。

乾癬的成因

光看皮膚表面便想找出乾癬的成因，就好像看到冰山的頂端，便以為那是整座冰山般無濟於事；你大可以從山頂開鑿，但整座冰山不可能就這麼消失。為什麼？因為皮膚病的病灶藏在表皮底下，只要現狀不變，冰山便會繼續存在。

這就是乾癬，用眼睛看到的外觀，其實是體內狀況的外在表現。你大可以治療外在的症狀，然而病症會一再復發，月復一月、年復一年，直到病人用盡一切的辦法。病人能向誰求助？到底有沒有方法能解除這種擾人又可怕的慢性皮膚病呢？病人有沒有可能擺脫這個讓他們遭受痛苦、毀容且帶來龐大花費的疾病呢？

這些問題肯定有答案！乾癬這個難解的謎題是有解答的，它引導我用一種安全天然的方式來有效地控制乾癬。

只要研究人員繼續循著正統的醫學途徑來解釋病因，他們終究會得到一個從古至今都沒有改變過的結論：「乾癬找不到病因，也沒有解藥。」唯有打從內心相信**一定**有解答，只是現在還沒找到，科學家才會有動力持續尋求解決的辦法。

就是這樣的精神使我轉向愛德加・凱西的著作，從而發現了一個似乎可以合理解釋這個疾病的理論。「乾癬是有治療方法的。」凱西宣稱。接著，他舉證說明乾癬的成因、提出療法。然而問題是，他的理論能被證明是正確的嗎？為了證明這個理論，我花了十五年時間

投注在研究上。在這過程中,我不但說服了我的病患,包括我自己都相信凱西所提供的資訊是正確的,是值得在乾癬的治療和控制上拿來認真考量的。在他的著作裡,凱西用最清楚且簡單的方式來說明他的資訊和觀念,而雖說簡單,並不代表容易,一切都取決於病人的態度,同一件事有人覺得容易,有人卻覺得難如登天。我總是告訴我的病人要用輕鬆、自信的態度去面對這個問題,帶著焦慮去實行這套養生法是行不通的。

我舉個例子來說明態度的重要:有位病人患有乾癬十四年,經過十四個月的治療之後,他的皮膚都恢復了。當他向我表達感激時,他說:「十四個月跟十四年比起來,算什麼?」他的皮膚恢復正常已經八年了,依然對治療的結果相當滿意。

另一位病患實行養生法兩週後便開始抱怨:「早知道這麼難,當初就不要開始了。」不用說也知道,她現在仍然在受乾癬之苦。

為了讓治療有效,患者首要必須了解乾癬的本質;第二,想擺脫這個疾病,方向正確很重要;第三,患者一定要有耐心和毅力!

乾癬的由來

如同我說過的,要了解乾癬症狀的成因,必須要到體內去找。根據凱西的理論,病灶就在腸道裡,這裡是乾癬開始形成的地方。若沒有抓住這個重點,在這個前提之下進行治療,我敢保證,症狀一定沒完沒了。

乾癬發作的條件,就是腸道特定部位的腸壁變得較薄且出現氣孔,這時候,正常情況下會通過腸道最後排出體外的毒素,卻進入了淋巴系統,入侵血管。身體的天然淨化系統主要是肝臟和腎臟,它們會嘗試過濾掉毒素。或許不會太快,但早晚這些器官終究再也無法有效地處理毒素的堆積,當到了這個地步,身體的第二套或備用的淨化系統便試圖來協助進行排毒。當肝臟,也就是身體主要的過濾腺體超過了負荷,皮膚就會來挽救頹勢協助排毒;當腎臟過勞,肺臟就上場了,這個觀念在亨利・畢勒(Henry Bieler)醫生的著作裡有清楚的

說明，後面的章節也會提到。

來上一堂簡單的解剖學

　　腸道是主要與乾癬病灶有關的地方，這是一條長管，一路上負責各種功能，從消化食物一直到排除廢物。

　　當食物進入口腔時，特定的消化酶便開始進行分解，以便小腸

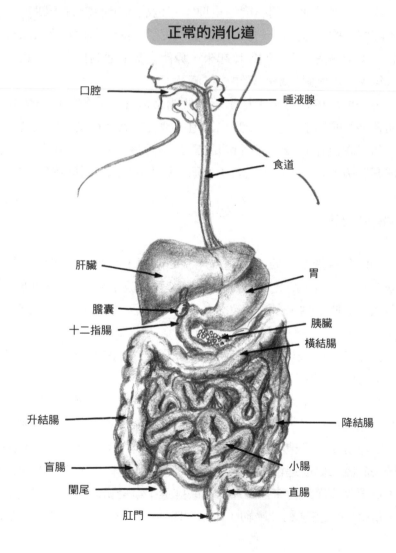

正常的消化道

口腔　　　　　　　　　　　　　唾液腺

食道

肝臟　　　　　　　　　　　　　胃

膽囊　　　　　　　　　　　　　胰臟
十二指腸　　　　　　　　　　　橫結腸

升結腸　　　　　　　　　　　　降結腸

盲腸　　　　　　　　　　　　　小腸
闌尾　　　　　　　　　　　　　直腸
肛門

能進行最後的吸收和利用。在食物到達彎彎曲曲的小腸之前，必須先經過消化道的垂直部位，也就是所謂的食道，然後進入胃。在胃裡食物還要停留數小時，繼續由更多酵素和特定的酸液來消化，然後才通過小腸最前端長度只有十二英寸的十二指腸。接著進入小腸的下一段叫空腸，進而引向迴腸。

就是在這些部位，特別是十二指腸連接空腸的地方，乾癬患者的小腸壁顯得薄而平滑，毒素得以在此穿透。整個消化道的任何一段都有可能發生，也就是所謂的腸道滲透，通稱腸漏症。

▌腸漏症的解說

為了加強對腸漏症的了解，我參考了加拿大多倫多Zoltan P. Rona醫生的大作，他對這個現今受矚目的病症提出了以下簡要的敘述：

腸漏症是一種常見的健康失調症，病人由於腸壁膜比一般正常者更具滲透性（或稱多孔性），而形成一種初階段的機體損傷。腸壁細胞之間不正常的大空隙使得毒素得以進入血管。在身體較健康的條件下，毒素是可以排出並消除的，而當腸道開始滲漏，這表示細菌、黴菌、寄生蟲和其毒素、未消化完全的蛋白質、脂肪和廢物等，在健康身體裡通常不會進入血管的物質，卻得以滲出已損傷的、變成高滲透性、多孔性的腸道，形成所謂的「漏腸」外了。

Rona醫生解釋腸漏症「與自體免疫疾病幾乎是分不開的，想要讓自體免疫疾病好轉，就必須先治好腸道內壁的黏膜。」他舉出同一類的疾病，例如紅斑性狼瘡、風濕性關節炎、多發性硬化症、纖維肌痛、慢性疲勞症候群、暈眩、克隆氏症、潰瘍性結腸炎，以及糖尿病等等，都與腸壁的高滲透性直接有關。由於腸漏症，我們對於病毒、細菌、寄生蟲變得比較不具抵抗力。上述只是許多疾病或病狀中的少數，因為起源於滲漏的腸道，現在受到仔細觀察研究。

我發現一個有趣的事實，愛德加·凱西博士在六十多年前首先為乾癬的成因提出說明，他敘述腸道裡所發生的滲透過程，也就是毒素

從薄腸壁滲透的過程。雖然當時他並沒有用「腸滲透性」或「腸漏」等這類字眼來描述，但他顯然用了當時的用語去描述相同的病症。

█ 腸壁崩壞的原因

　　Rona博士列出與腸壁的崩壞息息相關，造成腸漏症的元兇：

　　● 抗生素，造成腸道裡異常的細菌菌群（細菌、寄生蟲、念珠菌、黴菌）的孳生。
　　● 酒精和咖啡因，強烈的腸道刺激物。
　　● 被寄生蟲污染的食物和飲料。
　　● 發酵以及加工食品裡的化學成分。
　　● 處方的皮質類固醇（培尼皮質醇，Prednisone）。
　　● 大量精製碳水化合物飲食（例如：糖果棒、餅乾、蛋糕、汽水、白麵包）。
　　● 處方荷爾蒙藥劑（避孕藥）。
　　● 霉、黴菌毒素，存在於倉儲的穀物、水果和精製的碳水化合物中。

　　我再加上幾種因素，後續會針對每一個項目一一說明：

　　● 長期便秘。
　　● 宿便。
　　● 飲水量不足。
　　● 高飽和脂肪酸飲食。
　　● 茄科類植物，尤其番茄富含一種酵素，對乾癬、濕疹以及關節炎病患的殺傷力非常強大。
　　● 抽菸。
　　● 負面情緒，譬如怨恨、害怕以及焦慮。
　　● 憂鬱。
　　● 脊椎移位。

● 遺傳因素。

重建腸壁

現在你應該了解了，造成腸壁崩壞並呈現多孔的原因很多，所幸一般人的腸道都擁有自我修復和再生的能力，內腔在腸壁形成一層可預防滲透的屏障，通常每六天更新且再生一次，當然，條件是得停止食用刺激物，同時攝取有益的食物。

我臨床所使用已證明非常有效的兩種內服產品，是榆樹皮粉和美國黃番紅花茶，兩種產品都是以茶的型態來製作，食用的目的是為了治療腸道的內壁，同時淨化整個消化道。（欲訂購這兩種茶可撥打電話1-800-269-2502聯絡Baar Products或是上網站www.baar.com查詢；也可撥打電話0-800-862-2923與Heritage Store聯繫，或直接上網站www.heritage@caycecures.com查詢。）

整條腸道的皺褶處

食物到了腸道這個消化階段，會成為所謂的「食糜」（chyme），繼續往前到達總長二十三英尺的小腸中最長的一段，迴腸。在這裡養分被吸收，廢物則通往大腸、結腸，最後排出體外。

幾乎整條腸道中，腸壁在特定的地方都有皺褶，除了幫助吸收之外，也幫助食物在腸道中能順利蠕動往前。從十二指腸的後段起，這些皺褶就開始產生，在整條空腸中不斷地延續，直到大約迴腸的中段才停止；而在十二指腸懸肌處，皺褶最為集中。

根據凱西醫生所提供的資訊，當這些皺褶在乾癬患者體內變得平滑，就像是被拉扁了一樣，毒素得以從這些腸道滲透出去直達血管。解剖學上稱之為環狀壁。

雖然毒素的傳遞大致是在十二指腸懸肌處進行，然而在乾癬病人的體內，整條腸道包括大、小腸都極可能有毒素滲透。治療乾癬的新觀念是雙管齊下的：首先要減少或甚至完全停止攝取污染物，同時間強化已穿孔的腸壁。

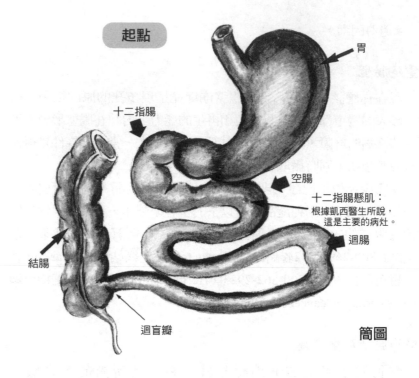

起點

胃

十二指腸

空腸

十二指腸懸肌：
根據凱西醫生所說，
這是主要的病灶。

迴腸

結腸

迴盲瓣

簡圖

腸壁變薄的原因

　　一九六八年，福瑞德瑞克‧蘭斯佛德（Frederick D. Lansford）醫生在為愛德加‧凱西基金會的醫學研究部門所寫的論文中，曾提出腸壁變得平滑的原因不一，但大多是歸因於排泄系統的運作不協調。

　　的確，造成排便障礙的狀況經常彼此部分重疊，但全都是毒素堆積的元兇。血液原本應該是鹼性的，這些狀況卻使得血液的酸性升高，而血液酸性的成分照理講應該得降低，這正是我的治療養生法的理論基礎，也是下一章內容所要討論的。

　　我所說的毒素堆積並不單指那些已公認的，對身體會產生毒性的物質，像是一氧化碳、氮氧化物、碳水化合物、環己基氨基磺酸鈉（一種有害的糖精）等等，我指的是較常見卻不教人起疑的物質，特別是有些特定的食物，雖然不會影響一般人的健康，卻偏偏會和乾癬病患作對。它們對乾癬患者來說便是過敏原，能讓人從天堂掉進地

獄。要達到控制病症的目標，病人必須學會辨認對身體產生有毒酸性反應的食物，盡力避開這些食物。

▎腸壁變多孔的原因

當腸壁變薄而受損，就很容易被念珠菌感染。酵母在腸絨毛的皺褶處累積（起因於血液pH值酸性過高，常歸因於食用過多酵母超量的食物，尤其是含糖及白麵的製品，或是服用抗生素過量），結果可能從正常、有益的酵母轉變為念珠菌，念珠菌生出根（rhizoids）來，穿透腸壁尋求血液裡的養分，進而為這些有毒的大分子開了通路，入侵血液循環系統。所形成的「小孔」便是造成所謂「腸漏症」的緣由，廢物或毒素本該排出體外的，如今卻找到了一條通往血管的路。若能除掉念珠菌叢，腸道便能恢復正常，使毒素不再滲透到血液裡。最好的方法便是忌吃造成問題的食物，避免過多的碳水化合物和糖分，同時攝取能矯正問題的食物，像是橄欖油、大蒜、富含活菌的原味有機優格，復原的機會便會大大提高。有關腸道滲透性（腸漏）檢測的資訊，可請家庭醫師與熱那亞醫學檢測中心（Genova Diagnostics）聯繫，電話是：1-800-522-4762。

了解營養與疾病的關聯性

假如患者不深入了解營養與皮膚息息相關，這注定會成為一場打不贏的仗。在許多案例裡，外用的油膏、藥膏，甚至紫外線的確有效地解除了病症，然而這些方法治標不治本，通常沒多久便會復發，而且往往會更嚴重。對那些相對極少數曾經歷過即刻的緩解，再也沒有復發的患者，我只能說他們該感謝幸運之神的眷顧，冥冥之中，這些少數的幸運兒竟能逃過一劫，不必面對一生的折磨和痛苦。

對沒這麼幸運的人，我會說，振作起來！還沒到認輸的時候呢！有一個方法可以度過難關，一個天然、也有許多成功案例證實有效的方法。以下幾頁的內容裡，我的病患和我非常樂意與讀者分享這個另類療法的背景知識。

Chapter 2 這個對治方案有效嗎？

　　我對乾癬開始產生興趣，是早年在科羅拉多州丹佛市擔任實習醫師的時候。我的第一個病例是住在紐澤西州南部的酪農，親切又熱心的D. H.先生。由於同鄉的情誼，我們超越醫病關係而發展出友誼。那時我對他的病症所能提供的幫助很有限，但他仍每年來丹佛一次，順便享受科羅拉多州風和日麗的好天氣。他說即使只是這樣，他的皮膚狀況都會改善一些。他與乾癬長達二十年的對抗歷程深深地感動了我，也燃起了我想盡力深入學習與乾癬有關的一切的熱情。想不到十五年之後，我才在D. H.先生在紐澤西的家中再見到他，並與他分享我的成功案例。

　　在那十五年中，我全力不停蒐集有關乾癬的資訊，然而直到我成為維吉尼亞州維吉尼亞海灘的愛德加‧凱西基金會的會員後，才得以接觸到對治療乾癬有幫助的研究檔案。〔凱西基金會是「探索和啟蒙學會」（the Association of Researches and Enlightenment），簡稱ARE的姐妹機構，也是凱西文件檔案的總部〕無論是專業的研究人員，或是超過三十一萬的基金會會員，甚至一般大眾，都可以使用基金會所收藏的無以計數的檔案。

　　我仔細研讀了流通檔案中兩大冊有關乾癬的文件，把所有資訊依照實務工作單的順序加以濃縮整理。我想：「有何不可？」反正正統醫學都還在黑暗中摸索解答，還沒有人找到答案呢。暢銷書《一個疾病的剖析》的作者諾曼‧卡森斯（Norman Cousins）說得太好了：「療法這門藝術如今還是開拓中的專業。」我持續將資訊加以分類，轉換成臨床的實務，而就在我把工作假設公式化完成的當下，我的第一個病人就走進來了。

　　事實上，威廉‧卡爾蒙先生來找我並不是為了治療乾癬，而是為了脊椎的問題而來。（請注意，威廉‧卡爾蒙先生已同意本書引用

他的全名。）初診當天，當他解開衣服讓我診斷時，我的反應是不可置信。在我眼前的，無庸置疑是個嚴重的乾癬病患，但我決定只記錄他患有乾癬的事實，不跟這位初診病人討論乾癬，而是把治療重心放在脊椎的問題上。後來他脊椎的問題逐漸好轉，最後痊癒了，但每次看診的交談中，我會淺談我在乾癬方面的研究以及資訊來源，就這樣，他逐漸感到興趣，等到脊椎問題解決了，他已經準備好投入我的乾癬新療法的實驗。

卡爾蒙先生為了治療乾癬，遍尋良方超過十五年卻毫無斬獲。他所患的乾癬症狀跟一般人無異，流血、癢、脫皮屑等症狀，一樣也不缺。一九七五年七月二十一日，我們開始進行這個養生法，由他的太太米妮執行全套作業。當他帶著精準的指示離開時，我請他一週後回診。

他如期回診，在診間裡解開衣服讓我看原本起疹的地方。我對治療的效果訝異不已，因為症狀至少好轉五成以上！顯然治療是有效的，他原本右腿上大片的疹子，和腰部脊椎處的幾個起疹處，如今表面只呈現淺淺的粉紅色，沒有皮屑，跟七天前流血、有結痂區塊的狀況，簡直是天壤之別。

前後共花了三個月的時間，到了一九七五年十月十六日，卡爾蒙先生已經不再是乾癬病人了，他身上所有的疹子完全消失，就好像有人用橡皮擦在他的後背擦過一樣。

他同意把病歷紀錄在愛德加‧凱西基金會圖書館展出，期盼有乾癬病患看到展出後，能考慮實行我從凱西基金會所提供的資訊中整理出來的對治方案。在圖書館中特殊的玻璃櫃裡展出的病史和照片中（其中還包括我其他病人的紀錄），有一封卡爾蒙先生親筆簽名的書面證詞，內容如下：

敬啟者：

主旨：乾癬報告

茲證明本報告中所展示的照片，以及其拍照的時間順序俱為真實，沒有虛假。所有的照片都是在帕加諾博士（Dr. John O. A.

Pagano）的辦公室裡，在以下特別指明的時間點所拍攝的。

　　我過去曾為乾癬所苦長達十五年，卻在三個月之內症狀完全消除，從開始治療至今，我可以保證沒有任何復發的情況發生。

威廉・卡爾蒙

　　卡爾蒙先生有生之年再也沒有發作過乾癬。雖然他死於非相關的原因，但在我的記憶中，他永遠都是第一位實踐這套新的天然療法，並得以痊癒的乾癬病人。由於卡爾蒙先生無私的態度以及自律的精神，他對所有的乾癬病人真是貢獻良多。

▶ 病人｜威廉・卡爾蒙
　　年齡｜六十五歲　　　病齡｜十五年

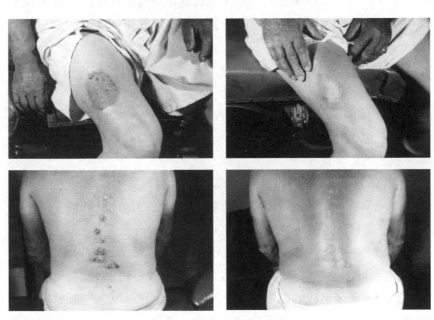

（左上）對治方案實行初期　　　（右上）不到三個月過後
（左下）對治方案實行初期　　　（右下）不到三個月過後

早期的個案

我的下一個嚴重個案是B. K.太太，她的病症總共花了四個月的時間才完全消除。接下來是一位小男孩A. S.，四個月之後，他也對治療的反應相當良好。再來就是小女孩E. L.，她花了三個月治好。其他的病患一個接一個快速地跟上來，看來大勢已定，前面的路都鋪好了，我明白我的研究注定要繼續，直到最終我可以證明這個方法不容置疑，確實可以治好乾癬。

我和我的病患們很快明白，我們真的做出成績來了。當類似上述的個案持續產生好轉的反應時，即使程度不一，我們依然可以確定方向正確，我的下一步該是學習與乾癬有關的一切知識，不僅從正統醫學的角度，也從凱西的觀點。擁有兩派學說所提供的資訊，接下來的十年，我投入乾癬病患的治療，只有當正統醫療程序無效時，我才使用其他的療法。以下所描述的，就是那些年的研究成果。

這個對治方案真的有效嗎？

凡是有心想尋求解開這個皮膚病的謎團的人，幾乎都會問這個問題。我可以很大聲地說：有效……但其實有時沒效。我不是在開玩笑，我說的是事實。

我說的有效，是指大部分認真實行對治方案的病患，效果可能好到你完全看不出來他曾經得過乾癬；更重要的是，他們幾乎都不需要回診。這樣的療效，也曾出現在兒童病患裡。

療效普通的病友，他們通常不是半途而廢（他們開始覺得無聊，決定作弊），或是心裡犯嘀咕：「好吧，我知道這個有效，那我現在暫停，先滿足我的口慾；萬一又復發了，我再回來控制飲食……嗯嗯，再說吧。」但他們很少會這麼做。無論如何，至少我們做到了一件事，就是讓他們不再害怕這個病。

之所以沒效，幾乎都是因為病人沒辦法或是不想自律，他們就是要我行我素。但是其實無傷大雅，因為我們都是凡人。然而，就像

▶ 病人│B. K.

年齡│三十二歲　　病齡│兩年

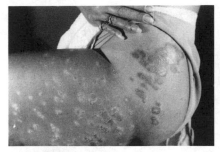 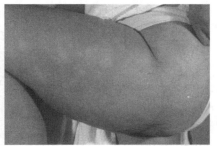

對治方案實行初期　　　　　　　　四個月過後

▶ 病人│A. S.

年齡│五歲　　　　病齡│四年

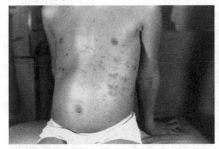 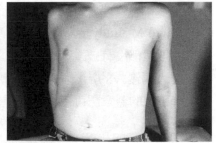

對治方案實行初期　　　　　　　　不到四個月過後

▶ 病人│E. I.

年齡│八歲半　　　病齡│一年半

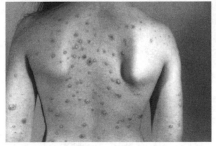 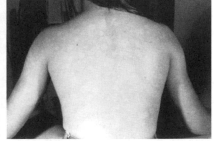

對治方案實行初期　　　　　　　　三個月過後

一個明星運動員說：「我想要成為世界上最強的跑者，但不要叫我戒菸。」這樣夢想是不可能實現的。

所以，剛剛那個問題我的回答應該是：有效！這對治方案對那些認真實行一段足夠時間的人來說，大多數是有效的；然而，對那些只想敷衍，不想認真看待，想尋求捷徑的人，答案便是：沒效。

真正的問題不是：「有效嗎？」而是：「病人有沒有認真地執行？」這是決定成敗的關鍵。

成功之路

有質疑者宣稱：「這個理論從來沒有以科學的方法證實過。」我要問他們，哪一種理論有被證實過呢？有多少人知道，所有的醫療作為當中，只有百分之十五到二十有科學研究的加持？這個由杜克大學的David M. Eddy醫生以及美國政府會計學會所提出的證據說明，有八成理論都沒有被證實過！

在人類漫長的治療史中，解藥、療效和許多病症的解除都在沒有科學專家的蓋章認可下持續在進行，如果一切都要專家認可，人類早就滅絕了。

我要勸告我的病人，別想了，就做吧！看看證據，見見其他的病患，然後自己做決定。科學家們最後還是會跟上來，但最重要的是，你會有機會好起來呢！

關於乾癬

　　一直以來，我總是訝異於一般民眾對於自身皮膚的無知，尤其是碰到乾癬方面的症狀時。我可以體會多數人的心態：只想除去病症，對深入追究病因興趣缺缺。若換成我自己得了乾癬，這態度可能還更有過之而不及。然而，我想要提出一個觀念，只要對皮膚生病的原因有一點點的認識，患者痊癒的機會便會大大地提升。即使對真相只有一丁點的理解，通常也會挑起人想要接受某種建議療法的欲望，並且會認真、持之以恆地去實行。與其總是要病人遵行醫囑，不如讓病患知其所以然還更重要，他們自然會去做該做的事，同時也知道為什麼一定要這麼做。

　　我會繼續說明這個醫病關係的新態度和治療乾癬的新方式，但現在我們先來重新檢視一些關於這種病的已知事實，好使讀者們能更深入了解我們所面對的病症，以及我們必須克服的障礙。

乾癬是什麼？

　　雖然這種病的名稱源自於希臘文的psora，意思是「癢」，乾癬病人卻不見得會癢，然而一旦癢起來卻真的要命。一般來說，我發現在我診治過的病人當中，大約有半數不受到癢的困擾。

　　另一種常見的皮膚病——濕疹，則通常伴隨著癢的症狀。在後面的章節中，我們會討論到常常被忽視的濕疹和乾癬之間的密切關係。讀者們一定會很樂於知道，只要我的病患有遵照指示進行療程，無論是濕疹、乾癬，或者兩種都有，第一個消失的症狀，就是癢。這也是證明療程有效的第一個徵兆，也就是說，皮膚表層的病變活動已經減緩，接下來會停止脫皮，患處的病變最終會逐漸消失，只差在時間的長短以及病症的韌性程度。

你的皮膚

　　皮膚是一個非常重要、有鮮活生命力的器官，我們的一生中，皮膚細胞總是持續地生出、移動與變化，而且不斷地自我更新。皮膚的功能不但繁多、驚人，而且神奇。皮膚在不知不覺中保護我們不受外界的傷害、防止我們失去體內各式組織、把我們的身體部位連繫在一起、當內在和外在溫度的變化可能造成傷害時，還會對我們發出警告、在免疫系統中扮演重要的角色、更負責其他不計其數的功能；皮膚也傳達令人愉悅的感官知覺，在保養得宜的條件下美化外表。總的來說，擁有皮膚使我們具備必要的保護屏障，因而能存活在世上。

　　我們需要理解的重點是，皮膚不斷自我更新，而乾癬與此密不可分。通常皮膚大約一個月或二十八天就會更新一次，在乾癬病患身上，這個程序卻是加速到每三到四天，皮膚就更新一次。不需要天才之資也可知道，這樣的異常代表皮膚已經出毛病了。

　　我們的皮膚基本上有兩層，較深的一層稱為真皮，由血管、神經、腺體等組成，新的皮膚細胞也是在這裡形成的；表層叫做表皮，

典型的皮膚剖面圖

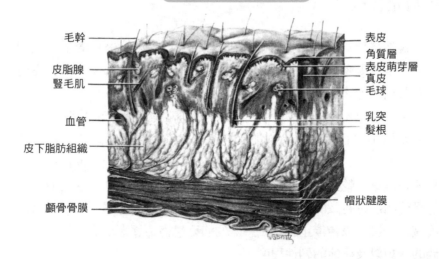

毛幹
皮脂腺
豎毛肌
血管
皮下脂肪組織
顱骨骨膜

表皮
角質層
表皮萌芽層
真皮
毛球
乳突
髮根
帽狀腱膜

較硬，不那麼細緻，負責保護布滿於真皮層中的敏感結構。

　　從真皮形成新的皮膚細胞的那一刻，它們就開始往外移動，穿越各層直到成為表皮細胞。這些細胞從真皮移動到表皮層，需要約兩週的時間，接著兩週後，這些表皮細胞就會死亡並逐漸脫落。同時間，新的細胞已經取代了舊的。在健康的人體裡，這個流程從出生到死亡不斷地進行，簡直是生物力學工程的奇蹟。

　　當乾癬出現時，一切都出錯了。真皮會試圖用驚人的速度產生新的細胞，皮膚表面會開始發紅、發炎、極度敏感、明顯腫脹並脫皮，發病部位的皮膚厚度可能腫脹達到原來表皮的三倍，這就稱為黑色棘皮症。

對照圖

　　真皮乳突往上擴大的性質使其在真皮與表皮交界處，已擴大到三倍之多，再加上三層的萌芽細胞層，萌芽細胞的總數高達九倍。因為這樣的擴增，導致表皮細胞的更生時間從正常的二十八天銳減到三至四天。

　　乾癬病人的皮膚常形成深入皮下的結痂，剝掉時經常造成流

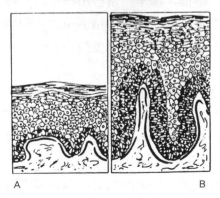

表皮對照圖

A   B

正常的表皮（A）和乾癬病人的表皮（B）對照示意圖

血，通稱奧許皮茨現象（Auspitz sign）。在這種情況下，移動到表層的細胞在各方面的功能顯然均不足，原因是時間過短，生長的歷程不夠完全，意即不夠成熟。過程不僅有礙觀瞻，而且對健康有害，因為皮膚的正常功能已經受損了，病人變得容易遭受體內或體外的損傷。

雖然早在西元一八〇八年，英國的羅伯・威蘭（Robert Wilan）已留下對乾癬病人的臨床紀錄，這似乎是首批正確的紀錄，而在那之後，相關的研究沒有間斷過。然而，美國國家衛生研究院對乾癬的最新說法是：「科學家對於乾癬的皮膚細胞為何如此快速地更生，仍然沒有頭緒。」

對於以上的聲明，我的回應是，讓我們再來看看，這次改從不同的角度來看——從裡到外，而不是從外到裡。從這個新的角度，我們能更容易地看出為什麼乾癬會在身體的表面上作祟。

毒素的出口

接續我們在第一章所討論的內容，可以進一步發現，毒素可以藉著排汗系統（汗腺）排出體外。但為什麼有些地方跟別的地方比起來，比較容易把毒素排出去呢？誰也說不準，畢竟到處都有汗腺啊。皮膚表面每一平方公分有大約一百條汗腺，差不多是一個小拇指那麼大，高度大約是八分之一英寸。

有一個說法指稱，疹子經常會出現在承受較多壓力或拉力的地方，像是手肘以及膝蓋。然而，這個說法不適用於所有的案例，有許多人的乾癬出現在沒有明顯承受拉力或受傷的地方，譬如腹部或背部。

最常見的發作部位是頭皮、手肘、膝蓋、腰背部以及小腿。然而，確實到處都有可能起疹，包括腳趾下方和手指甲處，以及黏膜的敏感內襯。就治療乾癬來說，疹子為什麼會出現在某處或到處都是，那並不重要。

各種型態的乾癬有特定的名稱，但必須牢記在心的是，無論病情輕重或症狀如何不同，這都是同一種病。實行本書養生法的許多患

者都發現，症狀不同的人接受大同小異的療法，卻同樣地有療效。從現實面來看，病齡二十年的人不該期待能像病齡兩個月的人那樣地快速好轉，雖然有時也不無可能。患病的時間越久，通常代表體內的污染就越嚴重，自然需要多一點時間來清除並補充體內的細胞。

最常見的乾癬類型

常見的乾癬類型共有七種，詳列如下：

● 尋常型銀屑病（Common vulgaris）。
● 滴狀（Guttate）。
● 屈曲性（Flexural）。
● 紅皮性（Generalized／erythrodermic）。
● 膿皰狀（Pustular）。
● 剝落性（Exfoliative）。
● 乾癬性關節炎（Psoriatic arthritis）。

尋常型銀屑病有時也稱為斑塊型乾癬（Plaque-type），外觀就像膏藥貼在皮膚上，彷彿很容易就能撕下來。發病處很明顯地拱起來，出現時間較久遠的顏色較深，鄰近的皮膚則維持正常，在治療的過程當中，這些斑塊經常合併在一起，接著原本不同的斑塊，外觀會變得一樣。（請參見病例J. R.的照片區。）

滴狀乾癬看起來就像小水滴，發作的範圍有大有小。年齡層介於八到十六歲的年輕乾癬病患，通常是從這一型開始的。喉嚨鏈球菌感染常常是這種病症初期的前兆，有時這種乾癬會自然痊癒，若不然，便可能惡化到較嚴重的階段。（我經常會問表示病症疑似始於喉嚨鏈球菌感染的病人一個問題：他們的乾癬是在吃抗生素之前或之後才開始發作的？這是一個值得深思的重點。）

剝落性乾癬好發於皮膚天然的皺褶處，例如腋下、乳下皺褶、恥骨、生殖器官、鼠蹊以及臀部的皺褶處。這些發病處發炎很嚴重，

但由於身體自然分泌的油脂，結痂的皮並不多。由於這些身體部位幾乎曬不到陽光，藥膏擦起來感覺特別刺激。你可以想像在實行體內潔淨法之後，這些疹子一掃而空的成就感所帶來的歡樂！

紅皮性乾癬是大面積發作的類型，幾乎布滿全身。我曾經治療過幾乎全身每一寸皮膚都起疹子的病人，全身都發紅（erythro就是「紅色」的意思），看起來宛如煮熟的龍蝦，而且皮屑脫落嚴重、奇癢難耐，要是再合併關節炎，病人更是受雙重的罪。這種乾癬有可能用天然的方式治好嗎？可以，而且已經在病患A. M.和L. G.身上有成功的案例可見。（請參照照片區。）

膿皰乾癬是一種發病處以膿皰的型態展現的類型，就像燙傷引起的膿皰一樣，這種現象顯示有白血球介入。（請參照J. C.病例裡的照片區。）雖然這類的乾癬極罕見，卻可能擴及全身，伴隨著發燒和虛弱的症狀，這便是所謂的馮·卒姆布胥病（von Zumbusch's disease），源自首位描述此病病症的醫生姓氏。最常見的好發部位是手掌以及腳底。（請參見第十三章的插圖。）

剝落性乾癬是最可怕的一種乾癬類型，患者全身的皮膚都會起疹，伴隨著嚴重的發炎和脫屑症狀。有可能是從急性滴狀乾癬惡化而來，也可能是最嚴重等級的急性滴狀乾癬，或是其他病症的急性爆發。剝落性乾癬患者通常在發病後兩至三年內死亡。

乾癬性關節炎總是伴隨著關節腐蝕的症狀，有時非常嚴重，通常會擴及許多關節處，特別是手指。當病症惡化時，會造成骨質脫鈣，用X光可輕易檢查出來。雖然這類疾病與類風濕性關節炎極其類似，但病人的血液檢查報告會顯示出血液缺乏一種所謂的類風濕性因子，乾癬性關節炎因此獨自歸類為一種特殊型態的關節炎。朗諾·馬克（Ronald Marks）醫師在著作《乾癬》（Psoriasis）中寫道：「大部分的調查報告中顯示，二十分之一的乾癬病人都患有某種關節炎，而二十分之一的關節炎病人都罹患某種乾癬！」

年齡與這類的乾癬幾乎無關，有人十來歲就發病，比較常見的發病期是二十歲和三十歲這兩個年齡層，然而，也有中年人患此疾病。由於重要性，我把本書一個章節標題訂為「與關節炎的關聯」

（請參見第十六章），並用了整章的內容來討論。

　　大多數的乾癬病人都知道，這種疾病是不會傳染的，然而即使不會傳染，在社交或專業領域的互動中，當症狀就擺在眼前之際，並無法帶來具體的安慰。由於病症顯眼的外觀，以至於一般人將其視為傳染病，並對於接觸病人避之唯恐不及，尤其是陌生人更是如此。這很可能造成病人自我貶抑或感覺難堪，因此，他們會使出渾身解數讓自己勉強看得過去，畢竟，對乾癬病人來說，這樣也就夠了。

　　當然，有人說某一類型的乾癬最後會發展成另一種，或者說不同類型的乾癬可能同時出現。如同前面所說的，無論是哪一種乾癬，都是同一種疾病，治療的方式大同小異。說也奇怪，我看過有些全身起疹的嚴重案例，卻比身上只有一、兩處較小疹子的人更快痊癒。發病的嚴重程度或類型並不重要，唯有病患不自設治療的期限，完全遵照所指定的養生法，讓身體自然恢復，才是成功之道。

統計資料

　　哪一種人會得乾癬？哪一種人可能得到乾癬呢？答案很簡單，任何人都可能！乾癬完全不挑年齡、人種或性別，然而乾癬確實較好發於某些特定的族群。根據NIH（美國國家健康學會）最近發布的消息，光是美國本土就有大約四到六百萬名乾癬病例，每年還多添上十五萬個新病例。全世界大約平均百分之二的人口罹患乾癬，然而出於不明的原因，在瑞典卻達到百分之三，義大利和俄羅斯的乾癬人口則估計高達百分之四。

　　這個疾病在任何時期，從嬰兒時期（這種病例不常見）到老年，都有可能發病，而發病的高峰期是十五歲到三十五歲之間。不論男女都會得到乾癬，兩性的比例相當，深色人種比白人或皮膚較白的人不易得病。

　　約翰‧奧弗克有一篇文章在《Let's Live》雜誌發表，標題為「維他命A和乾癬的關係」，列了一位利特醫生（Jerome Z. Litt, MD）首先提出的清單，稱為「十二種皮膚病」，利特醫生正是《你的皮膚的

真相，以及如何與它共存》（Your Skin, and How to Live in It）的作者。利特醫生將乾癬歸類為第四大常見的皮膚病，只排在排名依序為第一、二、三名的痤瘡、瘤以及濕疹的後面。根據喬治·路易斯醫生（George Lewis, MD）的說法，至少有一半乾癬的案例都與家庭病史有關聯。

北美、南美的印地安人的乾癬病例非常罕見，乾癬在東非土著中則很常見，在西非卻相對較少。非洲裔美國人之所以患乾癬的人數較少，據信是因為他們的祖先來自西非。日本可說是屬於低患病率的國家，然而即使如此，日本境內國民的患病數目仍相當顯著。我在日本巡迴講課的期間，發現濕疹比乾癬流行。

我經常聽說歐洲國家在二次世界大戰的前夕，乾癬案例的數目明顯很高，尤其是德國。戰爭期間，當食物尤其是紅肉短缺時，這個疾病簡直消失無蹤。戰後，一旦經濟復甦，食物的供應改善，乾癬的數目也跟著同步竄起了。這個事實本身似乎透露著某種訊息。

一九八九年十一月，我應邀參加印度班加羅爾的整體健康和醫學（Holistic Health and Medicine）的第一屆國際學會，主講我正在進行的乾癬研究。這是我首度有機會了解遠東地區的乾癬病例。從出席我演講的醫生那裡，我聽說除了印度，乾癬也正在整個東南亞地區肆虐。他們帶來幾個病患請我診斷，要我向他們介紹治療的新方法。若十億人口裡有百分之二的患病率，我們能保守地假設光是印度，便有兩千萬以上的乾癬病患，相信全東南亞的患病百分比也相去不遠。

假設統計學家沒錯，若全世界人口（估計有六十五億）的百分之二人口患病，這代表現今全世界有一億的人口患有乾癬！特別值得關切的是，乾癬病人的數目不斷增加中，特別是在年輕的族群中。

國家乾癬基金會（NPF）發表了以下與美國的乾癬病人切身相關的統計數字：

- 六千四百萬美國人患有乾癬。
- 女性患病率比男性稍微高一些。
- 病患的平均年齡是二十八歲，但從初生嬰兒到九十歲的病例

都有。

- 十歲以下的幼童占了總病患人數的百分之十到十五。
- 百分之十到二十的病人患有乾癬性關節炎。
- 每年都有十五萬到二十六萬不等的新病例產生。
- 每年所有門診病患的總花費是十六到三十二億美金。
- 每年有四百位乾癬病患被賦予資格得以享受殘障者的社會福利。
- 每年大約有四百人死於與乾癬相關的病症。
- 每年有超過一千五百萬人接受美國當地乾癬醫生的看診。

引發乾癬的機制

通常一開始乾癬病患會注意到身體某處有個小小的痛點，一直好不了。痛點似乎越來越糟，並開始擴散。接著，不同的部位開始爆發新的痛點，有些痛點依舊輕微，或終究會消失；但大多數的情況之下，這些痛點會越來越嚴重，這時，病人便會開始尋求解藥。

在一些偶發的案例中，乾癬的第一病徵是在受傷或皮膚受擦傷之後產生的。受傷的地方並未完全恢復，乾癬便開始在傷處發病，這就是所謂的寇勃納現象（Koebner phenomenon）。在傷處用力刮、抓、挑，只會讓症狀惡化。濕度過低或全身性的用藥，以及重度精神壓力都可能成為第一次發病之前的誘因。即便只是洗澡時使用菜瓜布代替柔軟的毛巾或直接用手抓，都可能刺激皮膚，造成嚴重的發炎。

在許多案例中，懷孕的乾癬病患似乎在懷孕期間好轉，但分娩後往往又復發了。

事實上，病人的體質在第一病徵出現之前，便已經是乾癬的體質了，既然乾癬的病因是始於體內的污染，首先受害的當然便是身體內部了。

由我個人見解去看，乾癬病人的身體算健康嗎？

　　由於乾癬幾乎都被認定不會危及生命，科學界因此常常認為它與其他可怕的疾病比起來，並不那麼重要。事實上，有一位乾癬界的研究專家甚至把大部分的乾癬病人形容成大致上是健康的，只是得了皮膚病。我認為這是自相矛盾的說法，乾癬症狀根本就是病人已經不再健康的第一個徵兆。

　　我的一個病人全身每一寸皮膚都長滿乾癬，他對我說：「醫生，我不懂，我明明是個健康的人，但你看看我，我簡直糟透了！」他的確看起來很糟糕──二十五年如一日，而我認為「健康」兩個字用在這樣的病例上根本是用詞不當。乾癬會帶來皮膚不適、疼痛、搔癢、龜裂等症狀，病人切身感受到自己生病了，已不再健康。我曾治療過全身大面積發病，卻沒有不適感覺的病人，他們用一種局外人、冷靜的態度在看自己的病症。不知為何，他們逃過了經常伴隨著乾癬而來的痛苦刺癢感。

　　也就是說，假使沒有隨時都令人苦惱的症狀，對有些人來說，與乾癬共存並非難事；然而，一旦病人日復一日要面對刺癢的症狀時，他們自然會傾向去尋求所有可行的方法來解症。兩者當中無論是哪一個，病人都同樣不健康，也同樣地需要治療。

療法面面觀

　　綜觀多年來發展出來的各式各樣的治療方法，可以列出一張長長的清單。這些療法涵蓋了外部的治療、內部的治療，以及雙重治療，例如光化學治療，一種利用藥物和紫外線的雙重治療。各種療法的療效各有差異，對某些病人來說，經常獲得頗為樂觀的療效，也有些病人的反應非常糟糕。跟其他的治療一樣，有人反應良好，有的卻不然。幾乎所有正統的醫療程序都會用到各種型態的外用藥，通常以油膏、藥膏或乳液的型態出現。而各種療法從浴油泡澡、光化學治療，到雷射光治療都有人做過，但如同我說過的，結果成敗或療效程

度也各有差異。超音波治療也曾實驗性地運用在一些案例上，一般的膠帶也有人用過。氟化類固醇、類固醇注射，以及醣皮質素類固醇（一種類固醇化合物）經常會用到，但即使在仔細的監控下，廣為人知的副作用仍包括皮膚變薄、發紅、表面血管擴張。

高柯曼對治方案（Goeckerman regimen）是歷史最悠久也最有效的療法，以創始人美國醫生Dr. Goeckerman而得名。這個療法創始於六十年前，進行的方式包括在皮膚敷上蒸餾過的焦油原油或精煉過的焦油，多數案例會讓病人就這樣過一夜，到了隔天早上再用超音波去刺激皮膚。這個療程大多能讓患者皮膚恢復正常，維持相當長的時間，但治療過程患者會全身髒兮兮的，對他們來說是個缺點。這個療法至今還在沿用，因為被公認大致上是安全且有療效的。

PUVA（長波紫外線光化治療，psoralen ultraviolet light type A）意指光化學治療，這種治療已在麻省綜合醫院實驗性地實行數年了。這是一種複合性的治療，病人會先口服一種叫感光劑的藥物，感光劑會讓病人的皮膚變得較容易吸收紫外線，兩小時之後，再用仔細監控的A型紫外線照射治療。雖然PUVA已於一九八二年五月由美國食物與藥品管理局（FDA, Food and Drug Administration）批准使用，但卻可能引發嚴重的副作用，像是某種類型的皮膚癌、形成白內障，甚至皮膚直接被紫外線燒傷。除了這些，由於其他林林總總的原因，研究人員只有在嚴重的案例上才使用PUVA療法，而且會勸阻病人長期使用。

血液透析是用來淨化慢性腎臟病人血液的一種治療，有人發現它對嚴重的乾癬病患有幫助，但我必須重申，其長程的療效仍屬未知，目前僅被視為治療乾癬的最後手段。

芳香烴類視黃醇是一種藥劑，與維生素A的化學成分有關，是人造的維生素A，在一些嚴重的案例有顯著的療效。然而，根據國家健康學會的報告，開此藥方必須格外小心，因為高劑量可能引發嘴唇發炎、掉髮，以及眼睛、皮膚和口腔的異常乾燥現象。

A型紫外線（UVA）若單獨使用，並不是治療乾癬的最佳選擇，如同前述，若大範圍地使用，很可能造成強烈的副作用。這類型的治

療只能在皮膚科醫師的診間或醫院裡進行。

B型紫外線（UVB）是一種最為廣泛運用在乾癬治療上的光線治療，臨床歷史已超過五十年。接受治療的病患必須逐漸加強對B型紫外線的耐受性，剛開始進行時，用小劑量進行三十秒，之後逐漸加大劑量。副作用就和普通的陽光一樣，但UVB的穿透力不像UVA那麼深。

易滅得疕福注射液（methotrexate或MTX）是一種抗癌藥，常以注射的方式治療嚴重的病患。使用MTX的病人必須定期接受肝臟切片檢查，因為據知長時間使用之後，此藥劑會對內臟的結構造成損害，尤其是肝臟。

波士頓大學醫學院的臨床研究中心主任，麥克·哈立克（Dr. Michael Holick, MD）醫生宣稱，活性維他命D乳霜治療了為數不少的乾癬病患，療效頗佳。活性維他命D也有口服的，只是可能不比霜狀的有效。

標準的外用油藥膏，例如蒽酚、PsoriGel、Estar、水楊酸混煤焦油或類固醇藥膏、帝普松軟膏等等，族繁不及備載。這些藥各有各的優缺點，但無論用哪一種，都只是治標不治本、粉飾太平，真正的禍根仍藏在身體的某處。

死海治療法：以色列境內地球最深的斷層的水體，人稱死海，因其極高的含鹽量（海水的九倍），沒有任何生命體可以存活其中，因此被稱為「死」海。數世紀以來，有能力負擔旅費、為了美容或健康理由而到死海接受治療的人都宣稱，死海的水不但能治療乾癬，還能治好關節炎和風濕症。

由於死海位於海平面以下一千二百英尺的深處，陽光需要穿透的空氣柱比較長，濾掉極多的UVB光，病人因此能照到較多的UVA光，英格蘭杜倫德萊布恩醫院（Dryburn Hospital）的院長布萊恩·狄菲醫生（Dr. Brian Diffey）如是說。「然而，」他也說：「病人必須每天在死海做日光浴八小時，持續三到四週才能痊癒。」

此種治療法還包括泡在死海裡，塗抹各種潤膚霜和保濕乳液，目的在軟化、進而剝除斑塊型乾癬病人身上較厚的痂皮。從日常生活

中的壓力脫離好好休息，加上團體治療，據信對療效也有幫助。雖然醫學權威質疑死海的真實療效，觀光客為了健康仍對死海趨之若鶩。

環孢菌素是相對新穎的全身性療法，一九七九年首次出現在有效治療乾癬性關節炎和乾癬的病例報告。一九九一年，《新英格蘭醫學雜誌》（New England Journal of Medicine，January 31, 1991, 324 no.5）選錄了一篇查爾斯‧艾立斯（Charles Ellis）發表的報告，是關於環孢菌素在治療嚴重的斑塊型乾癬病患的療效。不過，報告內容對持續使用該藥的態度是保守的，暗示由於該藥物的潛在毒性，長期使用環孢菌素可能會抑制身體天然的免疫系統，造成體內淋巴瘤的形成。該雜誌表示：「雖然環孢菌素對乾癬重病是高度有效的藥劑，但在更多的案例發表之前，或許只該用在短期治療上。」

T細胞理論

T細胞，又稱殺手細胞，建構身體第一線的抵抗力，主要對抗外來的入侵者以及各式各樣的抗原。若沒有T細胞，身體就毫無抵抗能力。

一九九五年，洛克菲勒大學的研究員在乾癬病人的發病處發現有大量的T細胞集結，斷定既然T細胞如此大量地集中，必定是疾病的元兇。因此，合理的對策便是摧毀T細胞，從而消除病症。相關研究已成功發展出一種注射的藥物，能夠尋找並摧毀T細胞，理論上能戰勝痼疾。可用的處方注射藥物種類繁多，但在本書進行的期間，或許最常見的就是愛美麗（Amevive）、特恩博（Embrel），以及瑞體膚（Raptiva）注射劑。

進一步的資訊

目前還有幾種可用的新進藥方，可供需要醫生開立處方的乾癬或乾癬複合乾癬性關節炎的患者使用。

有意尋找更多有關非處方產品以及處方藥品的論述者，請洽國

家乾癬基金會（National Psoriasis Foundation, 6600 SW 92nd Avenue, Suite 300, Portland, OR 97223），電話1-800-723-9166，或上網www. psoriasis.org，找「乾癬以及乾癬性關節炎論述指南2004／2005」。 （Psoriasis and Psoriatic Arthritis Treatment Guided, 2004／2005）

還有別的路

　　令人訝異的是，我的病人大多很快便接受乾癬是體內功能失調所造成的觀念。他們一聽完我的說明，唯一的反應就是：「有道理！」我的病人當中，幾乎沒有人反對這個理論──乾癬的成因是體內的污染，最後反映在皮膚上。在我向病人們提出活生生的痤瘡個案之後，這個理論顯得更具說服力。在得病這麼久之後，終於有人用淺顯的話來解釋他們皮膚失調的原因了。

　　有了這個最新的發現，只要願意接受的病人都可以著手來進行。而這次，我們要從另一個方向對這個問題進行攻堅──從天然的另類角度著手。

Chapter 4 天然的另類療法

這個能治好乾癬的天然另類療法，建立在簡單的雙重前提上：

1.清除堆積在體內的毒素。
2.避免攝取有毒食物。

我可以毫不保留地保證，只要這兩個程序啟動，身體的再生便開始進行了，新的皮膚會開始形成，取代舊的。

凱西／帕加諾對治方案

或許讀者們會覺得我的聲明相當大膽，然而，我可以證明這些都是確實發生過的事實。在前一章裡，我曾說明新生的細胞在皮膚的真皮層裡不斷產生，移動到外層的皮膚形成表皮層，然後剝落，這是經過證實的科學事實。因此，當我們說，生出一層「新」皮，並沒有什麼不對，每個月身體都會自然地這麼做。乾癬病人的目標就是要確保下次長出來的皮膚，不要再有多出來的毒素。

每一個人解毒需要多少時間是說不準的，每個人天生身體的時鐘都不同。我治療過的重症當中療效最快的，病齡三十年，只花了三十天就痊癒了；而最費時的病人的病齡是二十八年，花了兩年才痊癒。請牢記，對這種療法來說，方向比速度來得重要。

為了達到本章提到的兩項基本需求，下列幾個做法務必實行：

1.體內淨化。
2.高鹼性、低酸性的飲食。
3.喝特定的藥草茶。

4.調整脊椎。

5.體外的保養。

6.正確的思考——治療所有疾病的根基。

我們開始進行時，會針對以上做法再次個別說明。由於病人的差異，某些做法對某些人來說，相對地比其他人來得重要，這時候最需要的，便是醫生的技巧和敏銳度，或是病人本身的感受能力。病人可以照著自己的強項和弱項來決定如何進行治療。

你很快便會明白，這個對治方案能讓你更了解，除了皮膚，全身上下所有的器官或身體系統都彼此依賴才得以生存。這便是為什麼假使某物對一個系統有益，對其他的系統自然也有益處，萬一某物摧毀了一個系統，也會摧毀別的系統。當所有的系統都運作良好，身體會達到平衡的狀態，或稱體內的動態平衡，成為一座成熟的能源工作機，達到健康的天然狀態。

整體療法

整體論，又稱整體療法，儼然已成為家喻戶曉的名詞。如今人類終於明白，許多外在看得到的現象，是由難以見到的事物引發或形成的。在考慮使用整體療法之前，務必認清一個事實，那就是人類是一個整體，由靈、心智和身體組成的，三者達到一個合適的平衡，就能構成一個人的健康和幸福。

柏拉圖在〈斐德羅篇〉（Phaedrus）裡說：「我們這個世代的醫生治療人體時犯了一個極大的錯誤，就是把靈魂和身體分開談了。」近來，有許多醫生也得到了同樣的結論。

舉例來說，皮膚病可能源自於情緒的困擾，例如心懷怨恨。除非怨恨的緣由說開了或消除了，否則同樣的怨恨仍會跟隨著這個人。頭痛的根源往往是某次被遺忘的尾椎受傷事件，也可能是飲食不當所造成的消化不良。精神疾病，包括某些型態的精神分裂症，有可能是對某些特定的微量礦物質消化吸收不良所致。

凱西資料一貫地強調三位一體的療法對健康的重要性，因三位一體的理論注重靈魂身體這三股力量的平衡，這樣的平衡是我們獲得健康幸福的先決條件，而追求健康幸福本是我們與生俱來的權利。三位一體的原則恰恰是我的研究的理論基礎。就實質上來說，只要每一個人身體裡的自然力量能夠順暢地運作，便能幫助身體的自癒。

偶發狀況

　　治療期間輕重不一的復發狀況很可能會發生，有的輕微，有的可能很嚴重。復發狀況假如相對輕微，病人可以輕易度過，只要新長的皮膚冒出來，皮膚就會全面再生。

　　然而，偶爾有些病患的復發狀況糟到令人害怕時，醫藥的介入仍是允許的。通常會由皮膚科醫生開小劑量的易滅得疤福注射液，可以把皮膚的症狀壓下來，幫助病人度過清理期，或稱好轉反應期，或科學界所謂的赫氏反應（Herxheimer reaction）期。過去幾年，我只見過兩、三個這種案例，多數人還是希望能繼續實行、徹底完成這個對治方案。他們在醫生的指導之下，可以逐漸減少易滅得疤福的注射量，直到完全不需要用藥為止。重點是，一定要度過皮膚頑抗反擊的艱困時期。要認清好轉反應的真正本質：我們的身體在淨化自己，把多年來閉鎖在體內的毒素丟出來，而痼疾就好像在做最後的困獸之鬥。

　　MTX每次都有效嗎？並不然，那經常有效嗎？是的，特別在這個時候，MTX經常發揮效用。天然另類療法（有時也叫做凱西／帕加諾對治方案）結合西藥，有時還真能產生頗令人滿意的療效。

乾癬概念「1-2-3」

　　根據我過去超過三十五年間，研究、觀察並積極投入乾癬的臨床管理所得到的成果，我構想出一套概念，稱為乾癬概念「1-2-3」。

1.乾癬是身體試圖清除體內所堆積的毒素的一種外在表現，這些毒素主要是經由變薄或穿孔的腸壁滲透並侵入淋巴、血管和細胞裡。

2.乾癬的特徵是發病處有銀白色的痂皮，會在三到四天內剝落，而非正常皮膚的二十八天週期。

3.只要按著修復腸壁的必要步驟，讓正常的排毒管道恢復暢通，並避免更多的毒素進入體內，乾癬不但會緩和、受到控制，甚至還可能痊癒。

接下來的幾個章節，我會幫助讀者從新觀點來進一步了解乾癬的基本知識，我們可以不再把乾癬的治療看成需要依賴特定藥品，而是一個過程，一個我所謂天然另類的過程。

Chapter 5 體內的淨化

　　既然要治療，有比從源頭開始治療更好的方法嗎？先掃除後裝潢更是大家都知道的道理。對乾癬的案例來說，第一個該修正的狀況就是堆積在體內的廢物。廢物污染了整個血管通道，接著受害的，就是身體的所有器官與細胞。這個步驟進行的方式是打通排毒的正常管道，主要是腸道和腎臟，接著便是皮膚和肺臟。

　　最有效率的淨化顯然要先從腸道和腎臟著手，有助減輕肝臟、膽管以及腸道在支援功能方面的壓力，使得它們所累積的廢物的排除管道得以暢通。如此一來，肝細胞可以自由地去進行最重要的工作：過濾、淨化血液和淋巴液。

　　長期的便秘與不良的排便習慣是造成結腸嵌塞的主因，而結腸嵌塞正是腸壁崩壞的主因之一。全球著名的神經學權威法蘭西斯·波廷傑醫生（Francis M. Pottenger, MD），在經典醫學教科書《內臟疾病的症狀》（Symptoms of Visceral Disease）曾詳細解說蠕動緩慢的腸道對腸壁的影響：「當腸道裡的消化物蠕動往前的速度變慢，消化物會產生某種質變，對腸壁多少會造成刺激和傷害，造成的鬱積通常也伴隨著毒素的吸收。」

結腸（大腸）

　　結腸及其正常的運作需要留意觀察，因為它的重要性不可小覷。

　　某些特定的身體異常有可能是結腸的機能失常而引起的，即使沒有像惡性腫瘤或腸狹窄之類的病變，有些人的結腸也可能過長，超過正常成人的五英尺長，造成所謂的結腸過長症。它在腹腔裡的位置也可能變得不正常，形成異常的扭曲或轉彎，使得糞便的行進速度變

得緩慢。

第59和60頁的插圖顯示幾個較常見的結腸異常狀況，我們取得《排便管理與細胞淨化的關係》（Tissue Cleansing through Bowel Management）的作者伯納德・傑森博士（Dr. Bernard Jensen）的同意翻印如下。

換句話說，結腸的功能異常有可能是結構的問題引起的，不完全是不良的飲食或是排便習慣太差所致。無論功能失調的原因是什麼，只要做得到，就該著手進行修正的步驟。幸好結腸的結構異常僅出現於極少數的案例中，較常見的乾癬元兇是宿便，以及不當的飲食習慣，在多數的情況下，這是可以矯正的，但兩者都需要病人的自律來配合。飲食方面，病人應該選擇容易消化與吸收的食物。（第六章和附件A對於飲食有深入的討論。）

不良的排便習慣比我們想像得還要普遍，有些人自認為的正常排便真是讓人訝異。舉例來說，有一次我問一個病人如廁頻率時，他回

結腸共分為四部分：升結腸、橫結腸、降結腸和乙狀結腸

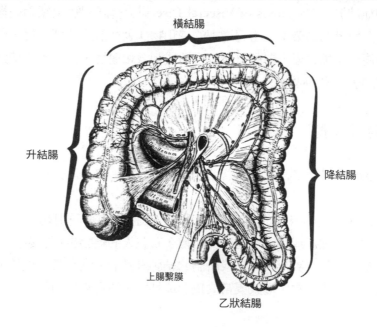

橫結腸

升結腸

降結腸

上腸繫膜

乙狀結腸

答：「噢，醫生，我沒問題啦，每四到五天我一定會上大號！」當我
向他說明，所謂的「沒問題」應該是每天排便一次、兩次或三次時，
你可以想像他臉上的表情嗎？他被多年來錯誤的觀念害得很慘，全是
因為有一位醫生曾告訴他，久久排便一次不必擔心，就他來說，這樣
是正常的。然而，經過調整每天排便之後，他的乾癬與其他健康問題

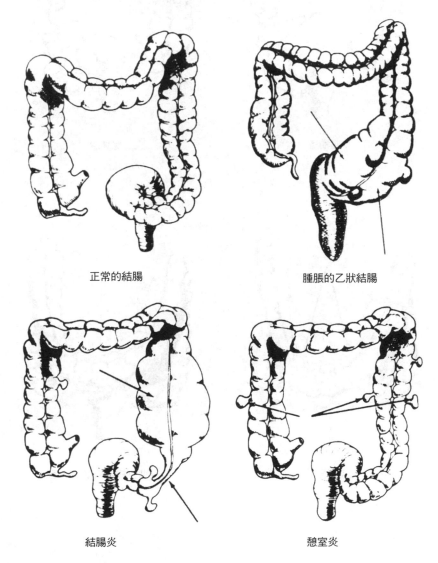

正常的結腸　　　　　　　　　　　　　　腫脹的乙狀結腸

結腸炎　　　　　　　　　　　　　　　　憩室炎

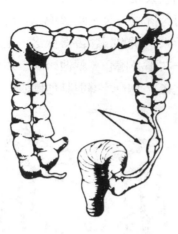

腸抽搐

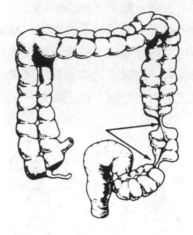

腸狹窄

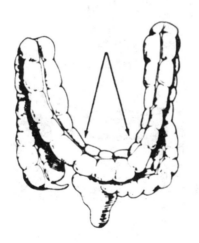

腸脫垂

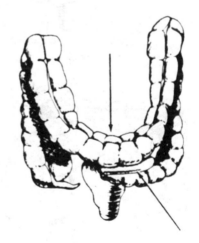

腸脫垂壓迫下方的器官

都消失了。從那時候起（八年前），他的症狀再也沒有復發過。

我的另一位病人超過一週才排便一次，照她自己的說法，她的理由是：「我不喜歡上廁所。」最後我終於明白，這是他們全家人的習慣，她從小被教導，根深蒂固地相信，排便是一件齷齪的事，非不得已不要去做。

這位病人一被說服這是錯誤的觀念後，馬上下定決心改變習慣。時候到了，療效便出來了，她全身性的乾癬症狀逐漸改善。我在辦公室裡舉辦的一場乾癬病患的聚會中，她告訴其他的病患，她從沒想過，規律的排便習慣竟然會對她的皮膚產生這樣的效果。

這個案例的重點是，無論什麼原因造成結腸的堵塞或部分堵塞，對一個人整體的健康狀況是有害的，而且造成的損傷可能輕重不一，並以不同型態的疾病表現出來。

以不同的類別來說，風濕性關節炎、濕疹、硬皮病、紅斑性狼瘡、乾癬，以及幾種全身性的疾病，很有可能由同一種主因引發。假如患者決定要走本書討論的另類療法的路線，那麼，治療的過程大同小異，無論屬於哪一種，這些疾病的治療都該從體內的淨化開始。只要依照這個順序，便可以集中火力於更快地重建身體，而非先去摧毀身體的敵人，也就是累積的毒素。由此可見，體內淨化越有效，乾癬消失就越快。

腎臟

腎臟排除體內毒素的重要性，跟肝臟、腸道不相上下，腎臟排毒的方式就是從血液中過濾具有潛在危險的雜質，每天以膀胱尿液的型態將雜質排出體外。血液每小時從腎臟過濾兩次，維生素、胺基酸、葡萄糖、荷爾蒙等等再被送回到血管裡，多餘的殘渣會被丟棄在尿液裡。蛋白質的最終產物是所謂的尿素，腎臟將尿素的量維持在特定的平衡攸關重要，如果血液中的尿素不足，代表肝臟可能運作失常了，但假如尿素的量太多，尿毒症可能接踵而至，造成生命危險。

腎臟還有許多功能，例如幫助製造紅血球、維持細胞中正常的

化學平衡，以及在酸鹼度的平衡上扮演舉足輕重的角色，這對乾癬病人來說，更是極需關切的議題。

有沒有人想過，為什麼人常會把腎臟比喻為體內的「化學大師」呢？想要維持腎臟的潔淨，避免廢物的囤積，只要每天喝足量的白開水就可以達到，建議的量是每天六到八杯，不包含其他所攝取的水分。我總是鼓勵病人隨時在冰箱儲備一加侖的高山泉水，並可隨意加上幾顆新鮮萊姆或檸檬的原汁，這不只是解渴的飲料，更是幫助清洗腎臟以及促進鹼化反應的食物。下一章我們會討論鹼性與酸性的食物和飲料的重要性，以及它們與乾癬的關聯。近年來，尿失禁已經成為一個受到矚目的問題，影響了全美一千萬人口，其中大多數是婦女。若有此病症的人同時患有乾癬，每天喝六到八杯水會讓人生不如死。幸好，有西藥的療程已臨床證明十分有效，我強烈建議尿失禁的病人可以先用藥物來矯正這個問題，然後再進行這個養生法。

如同第三章所提過的，血液透析是一種把病人血液中的雜質過濾掉的療程，專用在腎臟已無法正常運作的病患身上。我們在幾位接受血液透析，且患有乾癬的病人身上發現了有趣的現象：他們在接受養生法的過程中，皮膚出現了顯著的進步。既然血液透析唯一的目的就是淨化血液，而當血液透析在監控之下實行的同時，皮膚的反應如此良好，我認為這個現象相當值得注意。這個有趣的反應是我們在多年前無意中發現的，我們至今仍謹慎使用血液透析治療，只用於治療嚴重的乾癬病患，當作最後的治療手段。

這說明正常運作的腎臟在維持皮膚狀況的功能上，扮演著非常重要的角色。

皮膚與肺臟

一般很少人會發現皮膚和肺臟是排出毒素和雜質的管道，事實上，它們是排毒的第二器官——僅排在腸道和腎臟的後面。就在我們思考皮膚排毒功能的同時，我們也開始認清乾癬的發病、濕疹和其他皮膚異常所造成的皮膚刺癢及皮疹之類的原因。

▍皮膚

　　第三章的一張插圖顯示了皮膚剖面圖，我們討論過汗腺做為排除體內毒素的出口功能，而這也是皮膚最大的功用。但你知道嗎？除了汗腺，在八分之一英寸的皮膚層裡，還有十二英尺長的神經、數百個神經端、十個毛囊、十五條皮脂腺，以及三英尺長的血管呢！

　　在覆蓋全身十八平方英尺的皮膚裡，共有大約兩百萬條汗腺，每一條汗腺長十五英寸，如同深埋在真皮層裡細小的、纏得緊緊的管子，從真皮層往外延伸，就像是通往表皮的渠道，總長六英里。這些汗腺幾乎是馬不停蹄地把水分、鹽分以及廢物從血液裡抽取出來。這樣，你對皮膚是身體最大的器官這個事實，還有什麼疑問嗎？

▍肺臟

　　多數人對肺臟的排毒功能並不看重，實際上肺臟的具體功能是吸入外在環境的空氣、供應氧氣給血液，好傳輸到全身的每一個細胞，以及清除體內有毒的氣體，特別是二氧化碳。深呼吸運動，如同瑜伽裡教的，正確地吸入純淨的空氣、稍微閉氣，再緩緩吐出，對於每個人的身心健康有極大的功效。

　　當一個人健康的時候，幾乎不會感受到肺臟的存在。確實，有人說過，當你注意到肺臟的存在時，你就有問題了。

　　處於靜態的人體裡，肺臟一分鐘收縮舒張大約十七次，走路需要較多的氧氣，收縮舒張的次數增加到大約每分鐘二十四次，跑步的話，則翻倍到五十次。在戶外運動時，血液中的廢氣排出、並以氧氣取代的循環較不受限制，因此應該盡量避免讓肺臟暴露在充滿雜質的空氣中，例如有化學煙霧或汽車廢氣的地方。乾癬病人必須留意這些事，照章行事，因為如果能先淨化肺臟，擺脫乾癬就踏出一大步了。

　　照顧你的肺，給它們不可或缺的乾淨空氣，好教它們能好好運作，它們回報給你的，就是照顧每一個細胞、器官、你的肌肉、供應你所有的活動所需要的氧氣，從睡覺、跑步到思考，一樣也不缺。你要保衛這些生命能量的哨兵，畢竟，肺臟確實給了你生命的氣息。

肝臟

　　肝臟這個器官是如此地引人注目，以至於在有些文化中，甚至把它比喻為生命之地。若不先好好理解肝臟所執行的工作有多麼驚人，你就無法理解肝臟是如何過濾掉毒素的。只要肝臟無法正常運作，不但毒物會在體內累積，甚至情緒、行為和整體的健康狀況都會受到影響。根據研究，肝臟負責五百多項體內的活動，這些功能當中，我們最關切的莫過於毒素的分解以及排除。肝臟是體內最主要的過濾腺體之一，它的許多功能主要是由一個個單一、奇妙的結構單位，也就是所謂的肝細胞所負責的。一副肝臟裡大約包含三千億這種獨特的細胞，除了其他的功能之外，肝臟在人體休息的時候，每分鐘過濾二點五品脫的血液。一年當中，它所過濾的血液總量大到可以裝滿二十三輛牛奶貨車！肝臟的再生能力也很驚人，假如九成的肝臟被割除，剩下的肝臟仍然可以運作。事實上，它還可能長回到原來的大小呢！

　　即使肝臟的再生和功能是如此神奇，但仍有可能因為經常過度使用和超載而達到極限。除了直接的臟器損傷或病變，或兩種原因複合之外，肝臟受損最常見的原因是不良的飲食或飲酒過量。一旦肝臟因攝取的毒素而嚴重超載，肝細胞就會開始分解，從此為功能失常、感染，以及堵塞開了大門。

　　幸運的是，只要給予合適的燃料，肝臟的再生能力簡直是不可思議！因此，我們實在應該盡全力維持這個重要器官在柔軟的、沒有毒素累積的狀態之下。要達到這個目的，最顯而易見的方法，就是避免具有傷害力的食物進入體內，適當的營養因此很重要。我們如果攝取大家熟知具有體內淨化效果的食物，身體就會健康，例如我在第六章和附件A所建議的與飲食營養有關的食物類別。

　　幫助肝臟再生的一種體外治療方式，就是輕柔但徹底地按摩整個肝臟的區域，按摩時可使用橄欖與花生混合油，對花生油過敏者則除外。

　　另一個我推薦給一些病患的有效療程，是使用溫熱的蓖麻油布

肝臟與腹腔臟器的其他的結構之相對位置

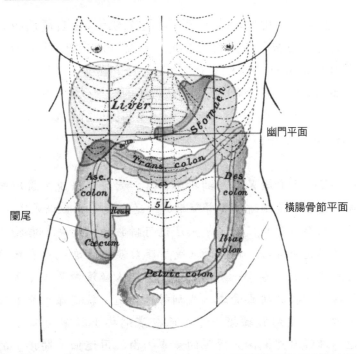

幽門平面

橫腸骨節平面

闌尾

Liver	Stomach	Ase. colon	Trans. colon	Des. colon	Ileum	5L	Caecum	Iliac colon	Pelvic colon
肝臟	胃	升結腸	橫結腸	降結腸	迴腸	腰椎第五節	盲腸	中直腸	乙狀結腸

包，直接敷在肝臟的位置。最簡單的做法是讓肝臟的區塊浸潤在蓖麻油裡，做法是把一塊溫熱、濕潤的軟毛巾（以白色的法蘭絨布為佳，厚度是四層）覆蓋在整個區域，再用保鮮膜蓋住。加熱墊設定在中溫，蓋在整個油布包上，靜置一到兩小時。我很滿意地發現，無論是按摩肝臟區或是使用熱蓖麻油布包，都是最健康的療法之一，值得推薦用來增進肝臟淨化血液的功能。

在使用熱油布包時，我建議每位病人都要很謹慎，因為大家的皮膚敏感度都不同。

肝臟與皮以及腎臟與肺臟的相互關係

　　許多人曾提出理論，探討有關體內污染對身體造成的影響，但只要提到皮膚與肺臟的失調疾病，沒有人能與亨利‧畢勒（Henry G. Bieler, MD）的大作《食物是最好的醫藥》（Food Is Your Best Medicine）並駕齊驅。我建議讀者仔細閱讀以下從畢勒醫生著作所摘錄的片段，其中提供了基本的資訊，有助理解肝臟與皮膚以及腎臟與肺臟的相互關係：

　　肝臟和腎臟是重要的排毒器官。對肝臟來說，最理所當然的排毒管道當然是腸道；對腎臟來說，通道便是膀胱跟尿道。

　　然而，當肝臟堵塞，無法進行排毒的功能時，廢物（毒素）就會被丟進血管裡。同樣地，當腎臟發炎，毒素也會在血液裡堆積，被污染的血液毒素一定要排掉，否則人就沒命了。結果，大自然就啟用了間接的排毒管道，或稱替代管道。就這樣，原本該由腎臟排除的毒素就由肺臟接手了，而皮膚則接手肝臟的工作。顯而易見地，肺臟自然做不好腎臟的差事，由於用這個「間接」的管道排毒而造成的發炎，我們可能會得氣管炎、肺炎或肺結核，一切取決於所排的毒素中所含的獨特化學成分。因此，我們可以肯定肺臟在幫腎臟代班，或者肺臟被迫上場做腎臟的替補。同樣地，假如血液中的膽毒素在皮膚爆發，我們可能會得各式各樣的皮膚炎，造成各種皮膚疾病，或透過黏膜（位於皮膚裡層）以各式的黏膜炎呈現；或透過皮膚表皮，以癬、癟、痤瘡等型態呈現。如此，皮膚成了肝臟的替補，也可以說，皮膚出現了替代性排毒的現象。

　　身體的任何部分無疑都無法與其他部分分開，每個器官都是互相連結的。污染了一個部位，就會擴散到另一個部位；而你淨化了一個部位，另一個部位也會被淨化。乾癬病人的目標就是淨化體內系統。只要達到這個目標，無論花多少時間，潔淨之後的細胞的內在狀況會反映在身體的表面上，帶來很健康的皮膚。

毒素

既然毒素的累積是乾癬的元兇，讓乾癬患者來學習「毒素」一詞所代表的含意也沒什麼不好。就算沒有其他的好處，至少可以認清你的敵人是誰。

首先，毒素是源自動物或植物細胞裡的有毒物質，當毒素入侵血管，會引發毒血症，一種血液含過量毒素的症狀。毒素是由身體細胞所產生，或是因微生物滋生而產生，會引發普通的發炎現象，此時血液裡含有毒素，但並不是細菌。當毒素累積太多，以致身體的防禦機制無法應付時，就可以說這人中毒了。症狀像是疲倦、身體不適、缺乏活力，還有經常性口臭，這都是常見的中毒徵兆。

為什麼讓乾癬病人了解毒血症，會這麼重要呢？法蘭西斯·波廷傑醫生表示：「我們發現所有毒血症的案例，尤其是急性毒血症，都有腸胃蠕動遲鈍的傾向。」（在此，他特別加重語氣）顯然，當這樣的「遲鈍」產生時，透過大腸和小腸的腸壁再次吸收有毒物質的可能性必然更大。我的論點是，這就是大多數與退化、衰竭有關的疾病的主因，以及各種皮膚病，包括乾癬也是一樣。

▎廁所設備的改善

自從二十世紀初期以來，人類的平均壽命已經翻倍，我們大多將此歸功於醫療技術、效果神奇的新藥、開刀技術等的進步，這些因素無疑對延長人類壽命貢獻良多，不過鮮少有人看到改良的衛生狀況所扮演的角色，尤其是室內廁所的出現。人類展開健康和壽命的新時代，是從室內廁所設備的普遍化開始的。

現今，人們對這樣的設備習以為常，尤其是年輕人。多年前，戶外廁所仍是人們所認定的隱密小室，由於它離房子至少幾英尺遠，要上廁所得付點代價，特別是在寒冬，因此大家都傾向於先忍一忍，不到非不得已就不去解便。有時幾天才排一次便，自然造成糞便的反壓力，經常達到自體中毒的程度，接著就成為引發許多全身性疾病的前兆了。這個理論可以從現代人的平均壽命大約是八十歲，與二十世

紀初的四十歲左右的差異找到證據。我們再也不需要因為不舒服、不方便的廁所設備，而把毒素和糞便留在體內了，只要走幾步路，就可以在舒服的室內廁所中解放了。

暴飲暴食的後果

毒素不只從我們所熟知對身體有害的物質而來，還有可能從過量攝取的食物而來。一般情況下，這樣的食物不見得有害，但由於對某種食物沒有節制的欲望，以至於有些人傾向暴飲暴食，結果就引發了我所謂的「暴飲暴食的後果」。在這類的案例中，化學失衡一定會出現，身體會以產生皮膚病症、過敏反應、淋巴功能異常，以及其他無數的病痛來回應。

心念和毒素的關係

如同先前所強調的，清除體內累積的毒素是當務之急，然而同樣重要的，是維持個人健康的精神狀態。不必懷疑，負面的有害思想也會產生酸性的毒素，以致對於一個已經污染的身體系統來說，簡直是雪上加霜。

舉例來說，你若持續感覺怨恨，一定會引發胃或肝臟的問題。負面情緒像是無法控制的怒氣或嫉妒，可能引發消化或心臟失調的問題，敵意和擔憂也只會為身體的狀況帶來更多的壓力。思想對身體內在環境的影響是無庸置疑的，這個事實如今科學界已完全接受並承認了。

你應該要學著去發現並欣賞生命中的光明面，同時要避開負面的情況以及負面的人格特質，這些就是口語裡所謂的那些真正讓人「不爽」的東西。一個充滿陽光的笑臉會帶來許多好處，不只為你自己，也為了那些身邊的人。這個重要的議題在第十章和十一章，我還會再討論。

總的來說，我們的目標就是要清除多年來累積在我們身體裡的毒素，同時也要避免再把更多同樣的有毒物質帶進體內，學習去認清

哪些是污染物（通常是特定的食物），再盡全力去避免攝取。進行療法的第一步，我們就要從體內淨化開始。

有效的淨化療法

　　既然排毒最重要的器官是腸道和腎臟，留意它們的正常運作並實行療法來幫助淨化它們，是當務之急。在維持體內潔淨的條件下，飲食計畫、藥草茶、整脊和精油等的效果，能發揮無數倍的功效。只要這樣進行，整個人就開始清新、更新起來，甚至達到細胞的層次。我認為，初步的淨化療法是治療乾癬的關鍵點，同時也是這個疾病的進程開始反轉的時間點。一旦身體不再將造成污染的物質吸收進來，同時患者也遵守淨化期間的特定飲食，如此，解毒的過程就開始了。

　　一旦淨化療法在穩定中進行，會有越來越多的毒素從體內的細胞裡排出來，在這個階段，營養品的成分能被充分吸收，身體的重建就在細胞的層次裡開始進行了。這時候，身體達到完全的更新只是時間早晚的問題了。

　　為了清除從體內的「爛泥巴」所滋生的毒素，病人需要攝取利瀉的食物和飲品來淨化大腸。另外，做蒸氣浴促進排汗加上深呼吸運動，也有利於把皮膚本身以及肺臟裡的毒素排出去。此外，每天喝足量的白開水有助於確保腎臟的淨化功能。這樣一來，身體便在自行清除累積的毒素了。為了增進療效，除了淨化飲食之外，患者也應當進行大腸水療或家常灌腸療法，本章的後半部會針對其中幾項加以討論。

▌大腸水療

　　關於大腸，我認為在所有現代人用來淨化的療法中，再也沒有比大腸水療，或所謂的高度灌腸更有效了。簡單地說，大腸水療是一種溫和又有效，用來潔淨大腸的水療法。大腸水療可清潔乙狀結腸、降結腸、橫結腸，以及升結腸，就成年人來說，平均加總的長度大約是五英尺長。大腸的內層和捲曲處可能累積陳年的糞便和廢物，由於

無數的淋巴腺直接附著於大腸外壁，毒素經常會進到附著的淋巴腺裡，進而入侵淋巴系統。若正確地使用大腸水療，可以將附著在大腸內壁的有害廢物沖洗出來。做完大腸水療之後，雜質都會沖洗出來，毒素的滲漏就不會產生了。

最大的好處就是解除慢性便秘的傾向，還能有助於防止腸鬱積（腸裡的糞便異常地緩慢推進）的產生，如同本書先前所述，摘錄自法蘭西斯‧波廷傑醫師的著作。

是否在正確指導之下進行大腸水療，對乾癬病患來說是決定成敗的關鍵。我特別強調「正確指導」，因為好的技術師對大腸水療經驗老到，並不容易找，而水療設備的衛生狀況，其本身的重要性和技術優劣不相上下。無論在哪裡進行大腸水療，嚴格的衛生條件比什麼都重要，即使大腸並不是那麼衛生的部位，但為了避免感染，仍需要用衛生的設備來清洗它。監督大腸水療的治療師通常是合格的護士，因此值得信賴，且照著嚴格的專業要求來維護他們的設備，所以應該沒有問題。假使病人對水療單位的狀況、外觀或技術師的資格感到憂心，我會勸他們假裝還要考慮一下並快快離開，若對技術師的資格或水療單位的衛生狀況有疑慮，我也勸他們不要再回去了。

近年來，一次性的噴嘴和水管已經找得到了，它們可以一次性地用在一位患者身上，用完之後立即丟棄。當然，若使用丟棄式的用具，就算無法完全杜絕感染，但至少發生的機會就大大地降低了。

在推薦大腸水療逾四十年之後的今天，我可以這樣斷定：在修復健康方面，一位真正稱職的大腸水療治療師的價值，和一位醫術高超的外科醫生相比，不相上下。雖然水療的療法並不那麼被看重，其技術也不是那麼複雜難懂，但有時，大腸水療卻有著無比的價值，在有些案例上，它甚至能讓病人免去外科的介入治療。比較頑強的乾癬複合濕疹的案例，我會毫不猶豫地推薦這類型的水療。我的一位病患進行對治方案為期兩個月，卻沒有明顯的療效，最後，她接受我的鼓動，在一週之內做了兩次大腸水療，結果療效幾乎立見，她的皮膚開始快速恢復，兩個月之內她的皮膚病變已完全消失了，她從此再也沒有發病過。她對我說，她做的那兩次大腸水療是轉捩點，從那一刻

起，她就知道她沒事了。（請參見M. F.的案例的照片區。）

　　對於大腸水療的反對者的論點的偏執，我總是感到訝異。他們提到可能造成缺鈉以及脫水、可能引發腸道感染，以及摧毀負責正常腸道功能的有益菌叢的可能性，而他們最常爭論的，似乎是患者會因為過度使用大腸水療而變得依賴。

　　如果我說，這些可能性都不存在，也是同樣的荒謬。當然，它們都存在，就像外科手術會有閃失，吃西藥會有危險的副作用一樣，就算所有必要的預防措施都採取了也一樣。從統計學的角度來看，患者接受大腸水療受傷害的機率，與那些吃西藥或接受開刀治療的病人比起來要小得多。MTX以及PUVA療法的潛在危險不但眾所皆知而且還記載在文獻裡，然而這兩種療法仍在尖端的乾癬治療中心以及私人診所被廣泛地使用。在我四十多年的臨床運用上，從來沒有一位接受大腸水療的病人經歷過任何的不幸事故，事實上，許多案例都展現了神蹟一般的療效呢！

　　我的病人每七到八週才接受一次大腸水療，接著，他們每幾個月再做一次，直到乾癬症狀完全清除。六個月之後，若有需要，會再做一次保養性質的大腸水療。然而，假如病人堅決反對做大腸水療，我們也不會強制進行，家常的灌腸或許也很有效。（大腸水療應該經過病人的醫生核准之後，在指導之下進行。）

　　十六歲以下的孩童不建議接受大腸水療，而在這種情形下，我會推薦在家進行溫和的灌腸，使用球形水唧與溫水，或「佛利特」樂利灌腸液（Fleet Enema），大多數美國的藥房均有販售。

▋家常灌腸法

　　若病人因故無法接受大腸水療，我會建議他們做家常灌腸。大腸水療和家常灌腸的差別在於灌腸通常只能清到降結腸和乙狀結腸的部分（大約十到十二英寸），而大腸水療還能清洗到橫結腸和升結腸。

　　另一個明顯的差異是，專業的大腸水療，在大多數的情況下，必須在特定的時間裡運用特定的設備，由操作員來進行；而家常灌腸

可以隨自己方便的時間，在家中隱密地進行。最後是費用的考量，尤其是若必須連做幾次大腸水療的話。大腸水療的費用每次是美金五十到一百元不等，取決於水療中心的地點；家常灌腸的成本則微不足道，除非是由專家親自指導整個過程。

以下我附上一位前病患首創的技巧，她罹患乾癬長達二十年，因著實行這個方法不間斷，她的皮膚狀況才大幅地好轉。

她的做法是仰躺在一個空浴缸裡進行家常灌腸，之後，她盡可能地讓水留在大腸裡，直到無法忍受才去排便。在仰躺著等待的時間裡，她會做溫和的活動，例如：膝蓋碰胸、手肘碰膝蓋、空中騎腳踏車等等，然後仰躺膝蓋朝上，開始橫向按摩大腸區。這是刺激大腸蠕動最有效的方式，同時還可以讓堆積在大腸壁的宿便得以脫落。

這位病人提醒大家：「在最後一刻之前就要準備棄船囉！」但她也說：「練習幾次以後，每個人都可以上手。」她平均一週做兩次家常灌腸。

遵行對治方案所指定的方法，外加實行這個療法為期四個月之後，她發現原來在她的背上的大片乾癬已經大幅度地改善，連疤也沒留下。這段治療時間過後，她就不需要再灌腸了。兩年後拍的照片顯示，她的狀況更進步了。（參見L. G.案例的照片區。）

▌三天的蘋果飲食療法

為了確保體內排毒能達到十足的效果，在進行大腸水療或灌腸之前，病人應先實行三天的蘋果飲食療法，其概要如下：（我已將凱西·愛德加原始的飲食指導加以改良。）

第一天

早晨第一件事：喝一杯溫開水，加入一顆檸檬的原汁。

一個小時之後，一整天喝大量的水並隨時盡量地多吃五爪或金冠蘋果。加入我的飲食療法的病人，第一天大多吃六到八顆蘋果。

下午的後段或傍晚時，若可以的話，我建議做大腸水療。若不然，可以在家徹底地進行灌腸。這時候，灌腸的目的是要清除開始在

大腸腸道裡累積的毒素。到了傍晚則喝一湯匙的橄欖油（最好是有機的），可以單喝，或與熱開水或蘋果汁混著喝。

注意：如果喝下一滿匙的橄欖油後引起反胃，我建議減量到一茶匙。對於膽囊或肝臟有狀況的人，可能連這樣的量都無法接受。（若產生不良的反應，橄欖油可以省略。）

第二天

重複進行第一天所有的步驟，只除了不建議做大腸水療，而是建議做家常灌腸。

第三天

重複進行第一天所有的步驟，最重要的是第三天結束前，一定要做大腸水療或灌腸。

三天的療程結束之後，吃一品脫的原味優格，這會幫助腸道裡正常菌叢的更新。一小時之後若仍感覺餓，就可以開始實行第六章和附件A所概列的飲食建議，其內容包含種類較多樣的食物。

蘋果並不適合所有的人

毫無疑問地，有人就是與蘋果無法相容，無論是生的、或是煮熟的，無論怎麼處理都一樣。蘋果可能引起腸道的不適，甚至對有些人還會造成嚴重的過敏反應。在這種情況之下，蘋果飲食療法不可輕易嘗試；然而有些人對蘋果雖有相當程度的相容性，但三天仍太多了。對於這種情況，我建議用一天的時間來進行飲食療法，而不是三天，每天傍晚喝一湯匙的橄欖油。然後隔天，我建議做家常灌腸或大腸水療。
假如在這段淨化的期間，你感覺虛弱、頭暈，或有其他不良的反應，先暫停蘋果飲食療法，改用第六章和附件A裡較開放的淨化飲食。這種虛弱或頭暈的反應，可能是血糖降低所引起的，通常只要喝一杯柳橙汁或一湯匙的純蜂蜜，或吃一品脫的原味優格，就可以解除這些症狀。

一天或三天的蘋果飲食療法結束之後，病人就可以開始進行第六章和附件A列出的飲食療法了。

蘋果食療法的替代方法

無法接受蘋果或對蘋果過敏的人，可以選擇葡萄食療法、柑橘類的食療法、或新鮮水果食療法。這些飲食療法的步驟跟蘋果飲食療法的步驟幾乎如出一轍。

葡萄食療法

這個飲食療法就是連著三天盡量吃大量的葡萄，每天至少喝六到八杯的白開水。幾乎所有種類的葡萄都適用，但我推薦美國Concord無籽黑葡萄。

葡萄食療法的第一天和第二天，下午的後段或傍晚時，我建議做徹底的家常灌腸，另外，每天傍晚都要喝一湯匙的橄欖油，可以單喝或與熱開水或葡萄汁或其他的果汁混著喝。第三天的下午後段或傍晚，若可能，應在專業的指導下做一次大腸水療。不過，取而代之，也可以在家中做一次徹底的灌腸。進行大腸淨化之前，要先吃一品脫的原味優格，一個小時之後，病人就可以開始進行第六章和附件A所概列的飲食建議了。

柑橘類的飲食

柑橘類的飲食主要包含熱帶以及副熱帶水果，最常見的是柳橙、葡萄柚、檸檬、萊姆、柑橘、金桔、橘子、橘柚，以及柚子。這種飲食療法應該要進行五天，而不是三天。你可以無限量地吃這些柑橘類水果，另外，每天還要喝六到八杯白開水。

最理想的進行方式就是第一天跟第五天的下午或傍晚，各進行一次大腸水療，第三天做一次灌腸。假如無法做大腸水療，我建議第一、三、五天各做一次家常灌腸。每天傍晚都要喝一湯匙的橄欖油，可以單獨喝或與熱開水或與柑橘類果汁混著喝。

五天的週期結束後，吃一品脫的原味優格，一個小時過後，就應開始

進行第六章和附件A所概列的飲食建議了。

注意：和蘋果一樣，有些人對柑橘類嚴重過敏，若是這樣，切勿進行柑橘類的飲食療法。所有的濕疹以及乾癬性關節炎患者應避免食用柑橘類水果或飲用柑橘類果汁。

鮮果飲食療法

鮮果飲食療法，顧名思義就是除了每天盡量喝白開水之外，還可以盡量食用各式各樣的水果，沒有限量。這種飲食應持續進行三天或五天。

選擇這項飲食療法跟別的比起來，優點是它比較有飽足感，比較能滿足口慾，也提供多樣的選擇，而且鮮果可以生吃也可以煮熟吃。根據凱西的研究資料，水果種類唯一的限制是所有品種的瓜類、生蘋果和香蕉，一定要分開吃，不能與其他的水果混著吃，若有潛在的關節炎或濕疹應忌吃草莓。

若你選擇三天的鮮果飲食，第一、二天的下午後段或傍晚應在家各做一次灌腸，第三天則做一次大腸水療。如無法做大腸水療，則應再做一次家常灌腸來取代。

若你選擇五天的飲食療法，第一、五天應各進行一次大腸水療，大腸水療或灌腸後應食用一品脫的原味優格，一小時之後，就可以照著第六章和附件A所指定的食物，進行較多樣、較有飽足感的食療法。在這三天或五天的過程中，每天傍晚仍需喝一湯匙的純橄欖油。

這些飲食不但能清除體內大量的毒素，使用者還能減重至少二到三公斤。

注意：淨化過程當中，若有頭暈或虛弱的情況，或者若病人持續有飢餓感，我建議在指定飲食之外，加一大份的葉菜類沙拉或一小勺低脂茅屋起司（cottage cheese）、低脂優格，或無糖的果凍。這些額外的食物有助於增加飽足感。

假如對於個人是否該進行以上任何一項食療法有所疑慮的話，我要強調，在開始進行之前一定要找醫生諮詢。有些人很可能無法安全地進行這些食療法，特別是若他們除了乾癬之外，還患有糖尿病、低血糖、念珠菌症或憩室炎。

水的重要性

只要了解身體主要是由水所構成的，便不難完全理解，水這個成分對於身體所有的化學反應是多麼的不可或缺，這是人從出生到死亡都不會改變的一個大自然的事實。在胚胎中，水占了身體重量的百分之九十，在成人的身體中，脂肪除外，水便占了百分之七十三，隨著年齡增長，水的百分比更是下降。總的說來，保守估計，水的組成約莫占人體的三分之二到四分之三之間。

所有活體的生物轉換都是在水裡進行的，若沒有這個共同的媒介，便不可能有生命的存在。撇開別的不說，水是身體最重要的淨化元素，水使細胞得到浸潤、腸道得以潔淨、體溫得以調節，並且體液得以維持，其他的功能簡直族繁不及備載，都得仰賴體內的水分。水的攝取，顯然是體內淨化中最重要的一環。我們水分的攝取最主要是從食物而來的，再來便是來自飲料，最後是來自氧化的過程，像是脂肪的燃燒，雖然過程所產生的水量較少，卻是主要的水分來源。

再強調一次，其他所有攝取的液體除外，每天建議的喝水量是六到八杯。進食的前後都應喝水，不但能確保消化順暢，還能促進腎臟的清洗，進而排出所累積的尿酸。

不用說，水是越純淨越好。由於現代城市裡的水加了各式各樣的化學添加物，加上我們大自然水源的污染持續惡化，我建議大家使用家用濾水器或者經認證的純淨山泉水。

蒸餾水可用於養生法，主要是當純水來使用。但作為飲用水則應限量，在每天的攝取水量六到八杯中，蒸餾水最多只能占一到兩杯的量。我仍認為蒸餾水會把必需的維他命和礦物質排出體外。

天然的瀉藥

瀉藥是用來通腸道所使用的一種通便劑，有些是西藥，有些則是天然的。我只使用後者，而且若有必要，我會強力建議我的病人使用它。大腸水療或灌腸可以清洗大腸（結腸），天然的瀉藥則能夠進一步淨化到上段的腸道。這兩個方法並用，便能夠從胃到腸一次清洗整個消化道，是最有效的療法。

大自然最好的瀉藥就是生的水果和蔬菜，燉水果也頗有效，應該盡可能常常吃。最適合用來燉的水果有無花果、蘋果、葡萄乾、杏桃、梨子、桃子和洋李乾，也可以隨意把它們混在一起。每天可分兩次食用，一次吃半杯到一杯的量，直到排便順暢。此後，養成每天食用燉水果的習慣不但有助於保持體內淨化，同時還能供應身體天然的糖分。

至於有籽的水果，例如無花果、葡萄乾等等，其果渣（籽）裡無法消化的部分在腸內的活動，慣性地刺激了腸蠕動，這些種子也刺激了腸壁神經的局部反射。新鮮水果的果皮以及生菜的纖維、全麥以及麥麩，由於它們有增量的效果，均有助於刺激腸蠕動，也因此能擴大腸壁的伸縮度。

我也特別推薦富含維他命B的食物，不只是因為它們的營養價值，也由於一個少有人知的事實，那就是維他命B有助於淨化腸道。根據查爾斯‧貝斯特（Charles Best）和諾曼‧泰勒（Norman Taylor）合著的《活的身體》（The Living Body），我們學到：「維他命B和其他維他命B群的成分，常會增強腸道的肌肉系統的張力，因此，有益於排便的自然動作。」

根據現代營養師的說法，富含維他命B以及維他命B群的食物，包括小麥胚芽、啤酒酵母、全麥生大麥、黃豆粉、全麥麵粉、蕎麥、生豌豆、蛋黃、黑麥麵包、杏仁、魚、雞肉、蜂蜜、蕪菁、甜菜、蒲公英、綠色葉菜類以及青花椰菜。

有效的組合

散肚秘錠（Senokot）是從番瀉葉萃取的一種天然的植物性瀉藥，有顆粒狀和藥丸兩種，是天然的、不會產生依賴性的通便劑。一茶匙的散肚秘錠用一杯溫的李子汁調和，便是最有效的通便劑。有些病人我會建議他們一天至少喝一杯這種調和液，直到他們能完全排空。然而，糖尿病人則不建議喝李子汁，他們應該以溫開水來調和散肚秘錠。

佛萊徹牌的瀉藥（Fletcher's Castoria）與加州無花果提煉的糖蜜

調和，是另一種最佳的通便劑。先從Castoria瀉藥六盎司的瓶子裡倒出一湯匙丟棄，然後將一湯匙的無花果糖蜜加進瓶子裡（如果是十二盎司的包裝，則倒出兩湯匙丟棄，再加入兩湯匙的無花果糖蜜），服用前先把瓶子搖勻。我建議病人每半小時喝半茶匙混合液，直到完全排空為止。

若改成Castoria與無花果糖蜜分開喝也會有效，這樣的話，病人先服用半茶匙的Castoria，然後半個小時到一個小時之間，再喝半茶匙的無花果糖蜜。重複這個過程，直到完全排空為止。

注意：無花果糖蜜的做法是，將五到六顆加州無花果放入裝冷水的鍋子裡浸泡幾小時，水深要完全蓋過無花果，大約五或六英寸高。加熱到水滾，然後改小火慢燉，加蓋讓無花果悶煮約五十分鐘。假如十五分鐘後，水蒸發掉太多，可再加水。燉好的無花果可食用，汁液（糖蜜）放涼之後裝罐存放於冰箱的冷藏室。

另一個有效的組合是柳橙汁「三明治」。幾世紀以來，蓖麻油因其清除體內毒素的強效而聞名於世，對於直接飲用有困難的人，美味與效果兼顧的方法就是與柳橙汁混合。二盎司的柳橙汁倒入六盎司容量的玻璃杯，將玻璃杯斜放，然後緩緩地將一盎司的蓖麻油加入柳橙汁裡，接著緩緩加入二盎司的柳橙汁，此時，蓖麻油仍會懸在兩層的柳橙汁中間。用這種方法喝蓖麻油較容易入口。用蘋果汁代替柳橙汁，橄欖油或魚肝油代替蓖麻油也可行。

Zilatone、Innerclean、洋車前子是我另外推薦的通便劑，這些產品有時可在健康食品店買得到，也可透過凱西產品供應商購得，請參見附件D。

以羅果子鹽（Eno Salts）是水果基底的產品，是另一項我推薦的天然通便劑，它和氧化鎂乳劑一樣，都是偏鹼性。

市面上還有許多安全、不會造成依賴性的通便劑，為了達到最好的效果，我建議可以把它們加以改良，一天服用蔬菜基底的通便劑，另一天則服用水果基底的通便劑。

▌橄欖油

直接飲用橄欖油，是非常實用又有效的通便劑。我建議病人一天飲用大約三到四次橄欖油，一次飲用半茶匙，直到腸道能良好地蠕動為止。假如有膽囊方面的問題，則建議減量。

橄欖油內服已被科學界公認為可預防血管壁內膽固醇的升高。這種油還因供應腸道營養、幫助排便以及是腸道的有益食物而被讚譽有加。

橄欖油被視為溫和的灌腸劑，因而常被用來進行結腸的徹底淨化。使用半品脫（大約四分之一公升）無任何添加的純橄欖油來進行家常灌腸，可有效地讓大腸放鬆。完全排空之後，再接續做一次灌腸，建議使用溫水。接著使用大約一公升半的適體溫水加入一湯匙的Glyco Thymoline（一種鹼性的漱口水），再做一次灌腸，當作最後的沖洗。最後這種淨化法可以預防普遍性的弱化狀態。我建議我的病人一週實行一或兩次，特別是那些有慢性便秘或乾癬痼疾的人。

▌三鹽

此混合物曾在凱西的解讀中，被推薦為乾癬病人適用的另一種有效的淨化媒介。它乃是由三種物質以相同的比例所組成：硫、塔塔粉（cream of tartar），以及羅謝耳鹽（Rochelle salts），此項產品以舒膚粉（Sulflax）之名販售，可於Heritage Store以及Baar Products購得（參見附件D）。決定要使用舒膚粉的人，我建議每天早晨按照產品的標示服用一茶匙。雖然舒膚粉不須處方箋即可購得，但仍應在全人治療（osteopath）或一般醫生的指導之下來使用。

▌高纖維食物

現今飲食中，高纖維食物的重要性不言可喻。這些食物值得強力推薦是因為它們有助於刺激整條腸道的蠕動，並利用它們摩擦腸壁的優勢來淨化大腸。

近年來，人們對高纖維食物能預防大腸癌的價值的意識越來越高漲。《新英格蘭醫學雜誌》（The New England Journal of Medicine）

所發表的一份報告指出，義大利摩德納大學的研究人員相信，高纖維食物能降低血膽固醇，因此不但可預防大腸癌，還能預防心臟疾病。研究人員相信，其中一個原因是因為高纖食物可以提高食物在小腸中行進的速度，因此，可以預防因消化緩慢而引發的某些病變。美聯社於一九八二年六月出版的一篇文章，公布了一組科學家根據他們為美國國家科學院（National Academy of Sciences）所進行為期兩年的研究所得到的結果，報告指出，富含高纖的食物如全麥穀物、水果和蔬菜的飲食，可抑制特定種類的癌症。

　　雖然科學家宣稱他們的發現尚無定論，但不可推翻的事實是，高纖食物之所以對整條大腸有淨化的效果，正是因為它們無法被消化。纖維類的食物（纖維素）加速排便的過程，使得具有破壞性，甚至可能致癌的成分來不及在大腸生根，就從大腸壁被刮走並排出體外了。這些結論，與摩德納大學的研究人員的結論殊途同歸。

　　最常見的高纖食物是全麥或碎麥粒麵包、全麥早餐穀物、新鮮水果和蔬菜，以及杏仁果。杏仁果特別有益，因為它富含纖維且性質偏鹼。杏仁果可以生吃（最好是每天吃三到四顆，每週最少三天）、或混在烘焙的食品裡，或者使用其他的烹調方式。

　　每日的飲食務必盡量包含高纖食物，這類食物有助於縮短糞便通過腸道的時間，幫助毒素（廢物）在正常的二十四到三十六個小時之間排出體外。假如你讓廢物通過的時間超過三十六個小時而沒能排出體外，反壓便開始產生，引起腸道的過敏性，進而可能導致情緒的煩擾，甚至引發致命的疾病。

　　高纖早餐的食物選擇包括米勒牌麥麩（Miller's Bran）、全麩皮、燕麥麩、卻克斯小麥（Wheat Chex）、威帝牌早餐（Wheaties）、「葡萄果仁」粒狀麥粉，以及無糖脆燕麥麩片。高纖蔬菜有綠豆、白花椰菜、紅蘿蔔、萵苣、番薯、芹菜和高麗菜（包括綠色和紫色）。其他能促進腸胃消化道功能以及解毒功能的，還有果膠、瓊脂、洋車前草、瓜爾豆（guar）、麥芽精以及橄欖油。其中，洋車前子種子纖維粉公認最為有效。（注意：高纖食物易吸水，因此攝取適量的水分很重要。）

▌煙霧浴和蒸氣浴

最古老的身體回春、淨化並刺激皮膚代謝的方法之一，就是煙霧浴或蒸氣浴。這種型態的水療法（假使找得到的話）的目的，是讓毛細孔張開，好促進毒素從皮膚的汗腺排出。若皮膚極端敏感甚至組織變薄，如同嚴重的剝落性乾癬的症狀，我則不建議使用蒸氣浴，所幸這些極端的案例並不多。這類的水療可以以購買家用設備的方式來進行，或者利用水療健康俱樂部所提供的服務。注意：若有心臟方面的問題、高血壓，或任何其他全身性的症狀者，我不建議使用蒸氣室或蒸氣箱。

即使沒有理由預設對蒸氣會有不良的反應，我仍建議要有人在一旁陪伴，萬一在蒸氣箱裡發生過熱的情況，可隨時將涼的濕毛巾放到使用者的頭部和頸部。讓蒸氣箱包住全身，只露出頭部以確保能吸入足夠的氧氣，使用者坐在這種特製的設備裡，可以讓設備所產生的蒸氣包圍住全身。

凱西建議乾癬病患將一湯匙的金縷油與大約四分之一公升（或半品脫）的水調和，倒進蒸氣箱的貯水池裡。停留在蒸氣箱裡的平均最高時間限制是二十到三十分鐘，可上下加減五分鐘，了解自己可以接受多少蒸氣而不會有不良反應是非常重要的。做完蒸氣或煙霧浴之後，最好能用溫水沖澡，不要使用香皂，因為香皂很容易再次將皮膚的毛細孔堵塞住。

在做蒸氣或煙霧浴的過程中，身體會失去大量的水分，對於這樣的水分流失，每個人的身體耐力和反應各有差異。若過度流失水分，其反應會類似中暑的症狀，因此處理的方式也與中暑相同。典型症狀是暈厥、頭暈，以及虛弱。病人極需補充細胞所失去的鹽分，因此做蒸氣浴的前後，一定要讓病人各喝一杯加了一撮鹽的水，過程中則需要喝兩杯白開水。為了預防流失鉀和鈣，最好在這個治療的前後食用富含這兩種礦物質的食物。

我不禁想起發生在一位我的前病患身上的不良反應，以致流失鹽分的經歷。在一個酷熱的日子裡，她因搭了沒有空調的公車而感到疲憊不堪，之後她又去做已經預約好的蒸氣浴。當她人還在蒸氣箱裡

的時候，就已經感到暈厥且虛弱，服務人員馬上把她從蒸氣箱中扶出來，並來電告知我她的反應。我建議給她一杯加了一撮鹽的水。她一邊喝水，一邊就發現，她的頭暈和虛弱症狀幾乎同時都消失了。這和運動員在炎熱的天氣裡服用鹽片以補充因排汗而流失的鹽分，可說是類似的經歷。

番紅花茶或番紅花水加蒸氣浴

另一個我推薦的方法，能幫助病人從蒸氣浴得到最大的效果，那就是做蒸氣浴之前半個小時到一個小時之間，喝一杯番紅花茶或一杯六到八盎司的番紅花水。蒸氣會打開皮膚的毛細孔，番紅花茶或番紅花水會連同毒素從皮膚排出，因而促進體內淨化的療程。我認為如果你能做蒸氣浴，這是最有效的做法。番紅花茶和番紅花水的做法詳見第七章。

注意事項基本上與泡鎂鹽（Epsom salts）澡相同，有心血管疾病者不應進行蒸氣或煙霧浴，並且必須有服務人員全程在一旁觀察使用者的反應，隨時準備好視需要提供協助。若皮膚對添加的金縷油過於敏感，則以簡單的蒸氣浴入門。我不建議乾癬或濕疹病人做三溫暖，除非是濕式的三溫暖。

每個人都該自行判斷自己所能接受的上限，我建議所有有意進行蒸氣浴的人都該與他們的醫生討論之後再嘗試。雖然這些治療頗有療效，但對某些人卻可能有害。

運動

運動是乾癬對治方案中不可缺少的一環，運動能刺激身體的內部結構、促進循環、加強腺體的活動力、氧化血液、張開毛孔、推動淋巴液，以及透過肝臟和腎臟過濾血液。

運動，尤其是在戶外的運動，有數不清的好處。我鼓勵我的病人參與非接觸性的運動，譬如：網球、羽球、高爾夫球、（溫和的）慢跑、走路，以及游泳。接觸性的運動應要避免，因為乾癬病人的皮膚真皮層過於敏感。你也許有印象，常有人說他們的乾癬最初是從某

一次的皮膚瘀青之後才開始發病的。

　　包含室外以及室內固定式的騎腳踏車、划船機以及低強度的有氧操，不管是在家或在健康中心，這些更多不同型態對乾癬病患有益的運動，應該以一週兩次到三次的頻率規律地進行。拉筋運動也能促進更有效的體內排毒，然而乾癬病人必須牢記，拉筋也可能讓敏感的皮膚惡化，因此必須適度、溫和地進行。跳社交舞能刺激體內深層的結構，因此，也有助於排毒的功能。

　　最有效率的走路運動是快走，戶外快走無論晴天雨天都能進行，邊走路邊進行有規律的呼吸可使效果加倍。做法是：吸氣數六秒，屏氣六秒，再吐氣數六秒。這樣做可以幫助你在日常例行的健走中建立一個模式。盡可能把每天的健走設定在一個特定的時間進行，這樣，當你走路的時候，心思才不會被自我定罪纏擾不停，否則原本期盼帶來的好處，反而會被如同黑暗的泥淖一樣的負面思想所取代。

　　有人建議，若你要預防心臟病，就養一隻狗。為什麼？因為你得定時遛狗。我們許多人都不看重走路，尤其是在傍晚的時候，因為我們寧願把時間用來看電視，因此養狗就是為了強迫我們擺脫這種久坐不動的習慣。

　　我可以以個人名譽做擔保，許多時候，在一整天忙完看診之後，我最不想做的事情就是遛我的狗Shane，但牠總會用淒婉的眼神看著我，好像在說：「好，現在該照顧我了吧！」我只好從椅子上拖著身子去拿牽繩，蹣跚地走出門，開始遛狗。沒多久，一股全新的美好感受就會籠罩全身。原本的疲憊到哪裡去了？恢復的活力又是從哪裡來的呢？也許是從所產生的安多酚來的，也就是慢跑所帶來的好處。姑且不論是什麼理由，只要我開始走路，我的感受就開始變化，體內充氧且非常清醒。我突然認清了一個事實，不是我在照顧Shane，而是牠在照顧我！

　　如果水沒有被污染的話，游泳向來被認定是最有益處的運動和身體活動。游泳是如此地有效，因為全身的每一條肌肉、每個關節和韌帶都會用上。游泳也會促進呼吸、循環以及身體的彈性，而後者是抗老化以及老化帶來僵硬最重要的關鍵之一。在清澈的水中，尤其是

在乾淨的海水中游泳，能淨化並促進皮膚的代謝，進而把毒素沖洗掉，游泳的好處真是不計其數。只要讓游泳成為你生活的一部分，無論到哪裡，體力與生命力總會與你相隨，你會散發出青春的氣息。若你能煥發出健康，在生命中的每一天，健康都會與你同在。

找個時間運動吧！若不然，除了大把的時間，大自然什麼也無法給你，因為你可能會花費所有的時間臥病在床！

解毒

前述所有有關飲食、通便劑以及淨化的方法，它們的共同目的可以用兩個字來總結，那就是「解毒」。這些其實只涵蓋了部分我所提供給我的病患的可行療法，每種選擇對不同的患者療效不一，唯有醫生與病人共同參與，才能決定哪一種療法可能最有療效。

基於多年來處理乾癬病患的經驗，使我能下這一個無可否認的定論，那就是：乾癬是備用系統的啟動，你的皮膚正在奮力地在為另一個器官代班。記得，乾癬無法被燒除或刮除，它該被沖掉！

Chapter 6 飲食和營養的基本概念

　　「醫生，我的飲食跟我的症狀有關係嗎？」這是一般乾癬病人最常問的問題，但幾乎在每一個案例中，正統醫生最常給的回答是：「不，飲食與這並不相干。」就這樣，病人繼續任意吃他們想吃的，而當病情越來越糟，藥就越開越多。這種態度並不侷限在美國，而是全世界都很普遍。我可以證明這個事實，因為我曾在全世界五大洲演講這個主題，而我的觀眾當中，常有人跟我分享如上所述的悲慘遭遇。然而，無論情況有多悲慘，不管病人受了多少不必要的苦，只要將飲食改為健康飲食，患者多半可以扭轉頹勢，從此過著不再為乾癬所苦的日子。

　　在這個章節裡，對於飲食在乾癬的治療當中所占的地位，我將依照我的觀察，仔細地提出我的解答。病人可以照表抄課地去進行，也可以選擇不予理會，但他們的選擇就決定了他們的未來。

我對乾癬的簡介

　　第一次見到H先生，是我在科羅拉多州的丹佛當實習醫生的時候。在此之前，我對乾癬的了解，只侷限於課本裡的照片與描述。就在這裡，生平第一次，活生生的乾癬病人就在我的眼前出現。

　　「從頭到腳，無一處倖免」，這是唯一能用來形容H先生病情的詞彙。窮極一生，他都在尋求幫助，卻徒勞無功。他在絕望之中的請求引發了我的興趣，我竟開始蒐集一切我所能找到的有關乾癬的資訊，並從此立下了我開始研究這個損毀人類外型最嚴重的皮膚病的里程碑。

　　那時我們治療H先生並沒有成功，他唯一暫時得到的好處，是科羅拉多州充滿陽光的好天氣所帶來的。離開醫院時他自己心裡有數，

85

知道症狀一定還會再復發，如同以往一樣。

當我再次聯絡H先生時，已經是十五年之後的事了，在那個時候，我已經成功地治好了幾個乾癬的案例。雖然我們的重逢充滿了歡樂，但看到他的外表卻使我受到很大的衝擊。他比起以往的身型瘦弱許多，看來憔悴、疲累且顯然體重過輕。他拖著步伐，每一個動作都緩慢、吃力，他說話時顯露出他真的是個歷經滄桑的人。五年前，他經歷了一次很嚴重的心臟病發作，在醫院住了幾個禮拜，康復的機會幾乎是渺茫的。然而，奇蹟似地，他竟撐過來了，但最多也只能過著接近殘障人士的生活。

H先生當時仍患有乾癬。看診時，我發現他的乾癬症狀和以往一樣，覆蓋面積很大且一樣地嚴重。我給他看我的病人治療前和治療後的照片，並跟他解釋飲食在治療乾癬上的重要性，而這在十五年前，我們是一無所知的，這時他特別表達他的興趣，接著他所告訴我的一件往事，更加強了整個理論的可信度。

在他住院的期間，連著幾週都是以靜脈注射的方式來進食，而在這段時間裡，一個奇蹟似乎發生了：他的乾癬完全消失了！醫生無法解釋這種現象，他自己也同樣感到驚奇。在他身上完全找不到乾癬所留下的痕跡，然而既然沒有人知道這個不尋常現象發生的原因，大家也就只有認定這件事超乎尋常，然後就把它拋在腦後了。H先生說他出院的時候，身上仍完全沒有任何皮膚病變，接著，他回家便恢復了以往的飲食模式。沒多久，他的乾癬就復發了，而且病情加重。

「你平常都吃什麼呢？」我問。「烤牛肉和番茄，」他回答：「我吃一大堆番茄！」不幸地，我們無法知道H先生能不能受惠於我的治療，因為我們會面不久之後，他便死於第二次的心臟病發作。

我們從中得到的事實是，在那段相對短暫的時間內，H先生是以靜脈注射的方式來進食的，沒有食用我的對治方案飲食中兩大項最該忌吃的紅肉和番茄，這讓他的身體有機會進行解毒，他的乾癬才會因而消失。

我主張治療嚴重的乾癬案例時，若能在醫療的監控下進行靜脈注射進食一段時間，或許可以加速解毒的過程。然而，這只能由醫療

當局來決定。我認為，像H先生以及其他病人所回報的經歷，似乎在在證明進一步的實證研究是必須的。將來有一天，以靜脈注射進食之類的技術來達到身體的解毒，也許會成為治療許多疾病的主要療法。

基本原則

在治療和控制乾癬的圈子裡，有效的食療法的重要性，打從乾癬相關研究一開始，就不斷地被質疑。事實上，早在一九三二年傑‧申姆伯格醫生（Jay F. Schamberg, MD），賓夕法尼亞州立大學的前皮膚科教授，就曾清楚地說明飲食對乾癬的療效。然而，他的研究成果卻大多被忽略且逐漸被淡忘。

飲食，這個具爭議性的議題造成許多的困惑與混亂，因為衛生當局的說法總是彼此牴觸，以致人民常常陷入飲食的困境。大多數的情況下，當局若能提供飲食計畫，人民一定會熱切地去執行。醫生偶爾提到飲食的時候，通常只是很潦草地帶過去，或甚至不看重地說：飲食並不重要，對緩解病症幾乎沒有或完全沒有幫助。我相信，科學界必須認清飲食的根本價值。我的研究與治療已經毫無疑問地自我證明，飲食不但占有重要的地位，更確實是治療乾癬最重要的因素。飲食不但是指定治療的基礎，它更是預防乾癬復發的主要因素。

在我治療乾癬案例的這些年間，凡病人在合理的程度上遵守我的對治方案規定的飲食的，無不取得成功的療效。當然，其他建議的療法也有效，且能產生加速治好乾癬的療效，但若少了正確的飲食作為共同的根基，所有的努力都是白費。假如這個聲明聽起來過於誇大，但我可以保證一點都不會。乾癬病人一定要完全接受並明白，無論吃或不吃特定的食物，對消除這種皮膚問題都是攸關成敗的。假如病人不願意接受這個事實，那麼，也許他們必須回到較正統的治療，而不是本書所呈現的另類路線。

我並不想誤導我的讀者去相信我所建議的方法，包括我所建議的飲食，一定可以保證成功，因為有眾多各式各樣的理由都會造成失敗。然而，在許多的案例中，沒能達到理想療效的，正是那些拒絕改

變他們的飲食的病人；或者，他們確實有實行所指定給他們的飲食，但實行的時間不夠長。當我開始發現病人有這樣的態度時，通常是在幾次看診之後，那時我就會勸他們不要再繼續療程。我的付出只為了那些至少願意給這較天然療法多一點時間，並給它機會去發揮療效的人。那些說只想花幾個禮拜試試這食療法的人，很少會成功。大部分的人似乎都忘了，毒素是花了相當長的時間才污染了體內組織的每一個細胞，最後才以乾癬的形式在皮膚上爆發出來；然而，一旦淨化的過程開始生效，令人訝異的是，身體在短短數個月，有時在數個禮拜之內，便能產生快速反應的案例，而且屢見不鮮。只要把合適的工具交給我們的身體來運作，最可怕的皮膚病變也會變得乾爽，進而完全消失。

的確，也有人曾乾癬發病，之後又莫名其妙地完全痊癒了；也有人就只是在他們的皮膚上抹抹油膏或藥膏就達到了類似的療效。當然，這些案例就不需要用到大費周章的治療或食療。然而，為了他們自己著想，他們該牢記在心，就算不嚴重，但自己確實有發病的傾向，因此應該養成並發展出一種意識，能辨認哪些食物對他們有益處，哪些食物則有害。

我最關切的乾癬病人是那些長年為這種疾病所苦，那些多年來尋求解脫的人，其中有些人甚至花了大半輩子。他們在尋求病因的解釋，也在尋求一個相對零風險、既成功又療效持久的療法，但他們遇到的是無法跨越的障礙。我要向這些受苦的人伸出援手，並熱情地宣告，他們的問題無論是關乎病因或是治療，我都有答案，而關鍵就在他們的日常飲食。

當有人問凱西治療乾癬有沒有靈方時，他的回答直接且切中要點：治療多半要從飲食下手。有靈方，但需要耐心、毅力，以及正面的思考。

飲食的改變能讓乾癬之類的疾病產生好轉反應，這樣的觀念似乎已不再是那麼難以接受或怪異了。長久以來，我們不是都說，吃什麼像什麼嗎？就乾癬病人來說，這真是再真實不過了。幸好身為人類，我們大致上都有能力決定我們要想什麼，或要吃什麼。

說到這裡，我想重申一個我認為不管是對病人或一般大眾都很重要的觀念：無論何時何地，盡可能地選購有認證的有機產品，包括肉類、水果、蔬菜或乳製品。這些產品在栽種或養殖的過程中，沒有添加那些最後會被消費者吸收的殺蟲劑、防腐劑、荷爾蒙或其他的人工成分。

酸鹼平衡

為什麼飲食對乾癬病人這麼重要呢？因為身體的化學性質維持在一個適當的酸鹼平衡是非常重要的。雖然這個主題我們在前面的章節已簡略提到，但其重要性值得我們再深入探討一番。

為了維持健康的身體，大自然的法則規定身體需要維持在一個偏鹼性的狀態下。當整個體內的化學環境偏鹼性時，身體會變得對所有的疾病和病痛較有抵抗力，關節炎病人的關節會大幅度好轉、感冒和鼻塞症狀會消除、皮膚問題會消失，而體內的器官也會變得較輕盈。

你一定會以為酸性物質不重要，其實它們當然也重要，只是比例要正確。

80／20酸鹼百分比的食物比例

人體的血液應隨時都稍微地偏鹼性，化學反應的酸鹼值應在pH7.3到7.5之間，才能維持整體的健康和免疫力在最佳的狀態。弱鹼的狀態需要靠人體天然的防衛機制來維持，同時也隨著所攝取的食物以及心理的素質而變化。後面的章節，我們會探討破壞性的思想和負面情緒所造成的影響。本章的內容是關於食物的攝取及其對乾癬病人的重大影響。

乾癬、乾癬性關節炎以及濕疹病人，或患有三種複合病症的病人，應隨時把80／20這個百分比謹記在心。意即日常飲食應包含百分之八十的鹼性食物以及百分之二十的酸性食物，簡單地說，就是所

攝取的食物中，鹼性食物的量要比酸性食物多許多。

　　我們的飲食習慣大多恰恰相反。我們總是大啖酸性食物，以致形成高度酸性的體內環境，然後對於早上起床關節僵硬還覺得百思不解。尤其隨著年紀的增長，我們還會動不動就感冒，皮膚出現斑點瑕疵，這是因為體內的酸性已經累積太多了，細胞只好向我們大聲呼救。一旦身體開始由酸性轉為鹼性，病人的身體產生正面回應的速度之快，真是令我訝異。身體關節開始變得有彈性且疼痛減輕，感冒、鼻塞以及一些過敏症狀通常都會消除，皮膚也會出現健康的光澤，而且許多斑點都消失了。只要病人症狀消除之後，沒有再恢復原來的飲食習慣，效果都可以繼續維持。

　　認識哪些是鹼性食物、哪些是酸性食物，顯然是有必要的，我們同時也該知道哪些食物絕對要忌食，譬如茄科類、所有的飽和脂肪以及糖果。

　　我的一些病人曾在不知情的狀況下，漸漸跟不上80／20的食物比例。他們發現自己吃了超過百分之二十的酸性食物，因為有些酸性食物被列在食療法中「可吃」的類別，結果皮膚病變隨之開始出現，而病人也不知道原因。但只要他們的飲食調整為鹼性食物多過於酸性食物，皮膚病變又漸漸消除了。

　　此外，特定的習慣以及體能活動也會影響身體的酸鹼反應，因此認清這些習慣究竟有益或有害是極為重要的。關於這個議題，我們後續會有較深入的討論。

鹼性食物與酸性食物

　　現代的營養學家一致同意，大體說來，水果主要是身體的清潔夫，而蔬菜則被認定是身體的建築工人。

　　所有的食物不是鹼性、就是酸性，要不然就是中性。鹼性食物是屬於較輕、含水量較多的食物，較容易消化，例如水果和蔬菜。酸性食物較重，屬於蛋白質類，例如肉類和穀類，需要充分地分解才能消化吸收。中性食物則包括乳製品，像是牛奶、優格，以及克菲爾酪

（kefir）。我倒認為，此類別較傾向於鹼性列。

▌鹼性食物

　　鹼性食物（應占日常飲食的百分之八十）如上述，包括含水量較多的水果、蔬菜類，以及蔬果汁。由於這些食物比較容易被身體分解，因此較容易消化。

　　水果大多是鹼性形成（反應），只有五項例外（蔓越莓、黑醋栗、大梅乾、李子和藍莓），是酸性形成。新鮮水果的益處和營養，跟它們當中少數是稍微酸性的性質比起來，真是大巫見小巫。因此，我通常會建議病人多吃新鮮水果，不必太在意它們的酸鹼值；但過度食用，或引發不良的反應者除外。食用太多的水果或飲用過量的果汁可能會造成三酸甘油脂升高，因為過量的果糖會留在體內的細胞中成為儲存的脂肪，患有濕疹的病人要特別留意。

　　用營養學的術語來說，水果共分成三大類：酸、微酸，以及甜三種。然而讀者不應被這些術語混淆，而以為酸的水果就是屬於酸性形成的食物，因為事實上，所謂酸的水果在體內卻大多會產生鹼性的反應。

大家都應特別留意的水果

　　● **草莓、柑橘類的水果，以及其果汁**，乾癬性關節炎和濕疹病患，以及有超敏反應的人應忌食。

　　● **酪梨**，痛風病人應忌食。

　　● **生的蘋果、瓜類和香蕉**，不應與其他的水果混著吃，例如：用來做沙拉或麥片早餐；或一頓飯當中的一部分，譬如當開胃菜或甜點。但這些水果可以當點心來個別吃，或在兩餐的中間食用。

　　● **柑橘類的水果，柳橙、葡萄柚、檸檬、萊姆、金桔、柑橘、橘子及其果汁**，不應與全麥穀類、乳製品（牛奶、奶油、優格、乳酪等等）、蛋或白麵粉製品（例如麥片、麵包、馬芬蛋糕和鬆餅）搭配著吃。唯一不受此限的例外是活動力特別強的孩童以及其他日常活動需要消耗大量體力的人。這類的人可以將柑橘類果汁與穀類產品（非白

麵製品）打汁混著喝，但必須確定沒有不良的反應。若因食用過多柑橘類水果以致皮膚產生超敏反應或發炎，我建議停止食用或減量，改以其他非柑橘類的水果替代。

　　大多數蔬菜在體內也是鹼性形成（反應），除了下列幾項是酸性形成：成熟的玉米（大顆粒的）、乾玉米、大黃、冬南瓜（哈伯德南瓜、橡實南瓜、奶油南瓜），以及球芽甘藍。（莢豆類如乾的豆子和豌豆、大紅豆、斑豆、黑豆和白腎豆；黑眼豆豆、豌豆以及鷹嘴豆；還有扁豆也是酸性形成。）雖然這些蔬菜都是酸性形成，仍可以少量地食用。我建議食用三份長在地面以上的蔬菜如萵苣、芹菜、菠菜與青花椰菜等；加上一份長在地下的蔬菜如紅蘿蔔、菜根、番薯、洋蔥等。（參見附件A所詳列的地上和地下的蔬菜）必須注意的是，無論哪一種蔬菜、水果或果汁，若食用過量，其所含大量的維他命會自動地儲存在體內（維他命A，D，E和K），以致可能引發不良的反應。因此，食用時要適量。

　　新鮮的蔬菜汁加一包原味的吉利丁，可以幫助身體吸收更多的維他命和礦物質。為達到最佳的效果，打好的蔬菜汁應在十分鐘之內喝完。

　　注意茄科類的蔬菜！這一點事關重大，所有的乾癬與濕疹病患都該熟悉這個詞：「茄科」。這個詞代表的是他們嚴格忌食的植物科，姑且不論它們的酸鹼反應如何都一樣。茄科植物包含：番茄、菸草、茄子、白馬鈴薯、椒類、紅甜椒粉。本章後段還會再討論這個主題，在此我先列出來，只為了讓大家先認識它們。

　　以下的小資訊可以幫助增加你身體的鹼性，因此應當將這些資訊與個人的飲食和生活型態加以結合：

形成鹼性體質

● 粒狀大豆卵磷脂，一種鹼性食物的補給品，加在食物和飲料裡食用。（關於大豆卵磷脂，本章稍後還會有說明。）

● 一杯熱水或冷水加現擠檸檬汁。（許多病人發現這是茶或咖啡

的絕佳替代品，它不但有助於鹼性的維持，也能促進體內淨化的過程。）

● 營養的果汁如葡萄、梨子、木瓜、杏、芭樂、芒果，以及鳳梨汁。

● 葡萄柚或柳橙汁（四份）與現擠的檸檬或萊姆汁（一份）混合。

● 新鮮水果或燉水果。

● 將生的紅蘿蔔、芹菜、菜根、荷蘭芹、羅蔓萵苣和菠菜（生洋蔥淨化效果特別好）打成蔬菜汁。

● 運動和體能活動，最好能在戶外進行。

● 每天至少排便一次。

● 正面的情緒，例如：自信、和善、幽默、大笑、原諒等等。

● 一週五天，睡前準備一個玻璃杯內裝飲用水，然後滴入三到五滴的一種鹼性漱口水Glyco-Thymoline（關於這種鹼性的淨化溶液，本章還會有更多的說明）再喝下。

● 穀類：莧菜籽、小米和藜麥是唯一鹼性的穀類，其他全都是屬酸性。

酸性食物

酸性食物（應占日常飲食的百分之二十）是比較重，也比較堅硬的食物（蛋白質、澱粉、糖、脂肪和油）。這些食物的組合，若大量食用，則容易累積血液裡的酸性成分，進而造成乾癬症狀的惡化。肉類、穀類、乳酪、糖、馬鈴薯、乾豌豆、豆類、油、奶油、鮮奶油以及加工肉品（德國香腸、義大利香腸、波隆那香腸等）都是最常見的酸性形成的食物。這些食物需要消化器官分泌更多的酸來加以分解以促進吸收。

食物在被攝取之後，最後根據它們的類別，在體內留下的不是酸灰（acid ash）就是鹼灰（alkaline ash）。比較理想的化學反應是偏鹼灰，也就是所建議的80鹼／20酸的食物攝取百分比的背後的概念。當酸性形成的食物被消化之後，所留下的是所謂的酸灰。酸性形

成的食物雖然在建議的日常飲食百分比中相對占少數,但卻是身體的成長、修復以及發育所不可或缺的。

以下的食物和生活習慣容易造成酸性在身體裡累積,因此應當盡量避免:

● 同一餐裡食用過多的酸性食物(例如:澱粉加糖、蛋白質加肉類、肉類或脂肪加糖、過多的澱粉食物。附件A詳列蛋白質和澱粉類的食物)。

● 蔗糖以及所有添加蔗糖的製品。

● 大多數的醋,尤其是紅酒醋和白醋。(唯一能喝的是蘋果醋。)

● 含大量防腐劑、人工香料、色素以及添加物的食物。

● 酒精飲料。

● 吸菸。

● 吸毒。

● 便秘。

● 不活動,心智和身體方面都包括在內。

● 負面情緒,譬如不安全感、害怕、擔心、焦慮、嫉妒、怨恨、厭惡、自卑以及所有有害的思想。

毒血症對酸鹼平衡的影響

我懇請我的讀者仔細去思考法蘭西斯‧波廷傑醫生在他的著作《內臟疾病的症狀》裡所揭開的以下科學事實。作者清楚地闡明毒血症(血液中含毒性)對身體細胞的酸鹼反應的影響:「當毒血症狀持續,身體的鹼基會流失,造成細胞的酸鹼平衡改變而成為偏酸性,中毒症狀的產生及持續與此有極重大的關係。治療此病症需要控制身體的鹼度,可以用攝取鹼性食物的方式達到,或者服用鹼鹽。這種情況在有些疾病中較明顯,有些則不然。」

所有的疾病當中,乾癬病人身體的化學反應相對較明確地轉變

為偏酸性。因此，乾癬病人必須看重維持正確的平衡的重要性，並願意照著所規定的時程，遵守我所建議的飲食和養生法。

Glyco-Thymoline漱口水

第五章提過的Glyco-Thymoline漱口水是一種鹼性的腸道消毒劑，這種物質由乾癬、乾癬性關節炎和濕疹病人來內服（一杯水加四到五滴，睡前飲用，一週喝五次）很有幫助，因為它可以提高鹼性並淨化腸道，進而減輕毒血症狀。

有些案例中，病人將Glyco-Thymoline大量地塗在小範圍的發病處，已證實能緩解嚴重的搔癢症狀。

雖然這是非處方項目（漱口水），但病人決定要內服之前，仍必須經過醫生的同意。若當地的藥局買不到，讀者可向Baar Products或Heritage Store訂購（參見附件D）。

大豆卵磷脂

我建議我所有的乾癬病人都應當經常吃大豆卵磷脂。大豆卵磷脂是由黃豆中分離出來的，富含非動物性蛋白質而且屬強鹼，許多營養學家都認定它為脂肪乳化劑。簡單地說，它能把血脂維持在懸浮液的狀態，因此能預防血脂（膽固醇）累積在血管裡。動脈硬化就是脂肪堆積在血管壁而引發的，人們相信大豆卵磷脂能預防這種病症。然而，也有人的說法與這理念對立。一九八九年美國塔夫次大學（Tufts University）的《時事通訊》（newsletter）所登出的一篇文章，聲稱大豆卵磷脂的價值還有待商榷。這篇報導指出早在一九四三年就有研究結果指出，大豆卵磷脂並沒有降血膽固醇的功效，並指稱有關它有益處的說法並沒有任何事實可作為根據。

然而，其他研究仍認定大豆卵磷脂是對健康有益的，包括它對思考過程的影響。德國的科學家聲稱：「沒有磷酸，就沒有大腦。」磷，以磷酸的形式存在，是大豆卵磷脂的成分之一。磷酸對人類的生

理來說是不可或缺的，尤其是大腦和神經細胞。大豆卵磷脂還被用來開給退化性疾病的患者做治療的藥方，例如：硬皮病、風濕性關節炎，還有與神經系統有關的疾病，如多發性硬化症（MS）與肌萎縮性脊髓側索硬化症（ALS或漸凍人症）。

▌大豆卵磷脂與乾癬

在她的著作《讓我們好起來》（Let's Get Well）裡，阿黛兒·戴維斯（Adelle Davis）這麼形容乾癬：「類似濕疹的皮膚病，其實根本就是用錯了脂肪的結果。」這位世界知名的營養學家的報告指出，她每天給兩百五十四位乾癬病患四到八湯匙的大豆卵磷脂，一週後，病人都沒有任何新的疹子出現，而最嚴重的案例在五個月之內就完全復原了。她也指出，通常身體會有這種異常狀況的人，他們的皮膚和血液裡膽固醇的量都過高。一旦他們的血膽固醇恢復正常，他們的乾癬症狀就減輕了。即使戴維斯已公開了這些研究的結果，我親眼看到我病情嚴重的病人當中，他們大多數的驗血報告卻是完全正常的，其中有些人的膽固醇指數還意外地低！我做這個比較是為了要顯明，血全像並不是診斷乾癬時唯一的參考因素，人稱SMA-12與SMA-24的驗血項目，加上尿液分析，也可能驗出醫生該注意的異常狀況。

大豆卵磷脂除了無害、不會上癮、鹼性、能幫助消化之外，它還有一個對乾癬病人格外重要的好處：它對排便確定有效！我發現大豆卵磷脂是絕佳的天然通便劑。

我建議成年病人每次吃一湯匙粒狀的大豆卵磷脂，每天吃三次、一週吃五天；小孩則每天可吃一茶匙，對黃豆或黃豆製品過敏者則例外。服用的方法不拘：可以加到白開水或果汁裡喝，也可以撒在沙拉或早餐穀物上面吃。一旦病人的皮膚康復，我建議大豆卵磷脂每天食用的量可降到一湯匙，一週吃五天。

大豆卵磷脂在貨品齊全的健康食品店、藥局或超市都找得到，共有三種型態：液態、片劑、顆粒狀。我個人較偏好顆粒狀，因磷脂的成分在這種型態裡是最高的，而大豆卵磷脂裡能夠乳化血脂的成分就是磷酸。我承認，液態的大豆卵磷脂較方便吞嚥，然而要吞下九顆

膠囊（每顆劑量是1,200mg）才相當於一湯匙粒狀大豆卵磷脂所含的磷酸的量。但應注意的是，如同所有的非處方產品一樣，大豆卵磷脂也不可服用過量，否則會影響鈣質的吸收。

▌一個典型的例子

如同先前說過的，大豆卵磷脂的療效很廣泛，且有時頗出人意料之外。有一次，我參加一個晚宴，我坐在一位親密的朋友身旁，注意到她對端上桌的菜異常地挑剔。以往我並沒有注意到她對入口的食物有這麼挑嘴，無論哪一種食物她似乎總是能夠去欣賞。當我問她為何如此挑食，她說過去幾個月她完全沒辦法吃含脂肪的食物，尤其是牛奶以及動物脂肪，吃下這些食物會讓她產生可怕的不適症，像是出現抓痕、喉嚨緊縮，以及皮膚出疹。對於這些對食物的突發反應，似乎沒有人能找到任何合理的解釋。我建議她考慮每天吃大豆卵磷脂，雖然她對於這個產品並不熟悉，她仍答應要試試看，畢竟它的成分是天然的。

當下一次我又在晚宴上見到她的時候，擺在她面前的食物她樣樣都吃，也沒有任何不良的反應。她告訴我，她開始吃大豆卵磷脂之後，無法消化脂肪的問題幾乎馬上就消失了。從那時候起，她持續規律地食用大豆卵磷脂，至今仍沒有問題，她把康復完全歸功於大豆卵磷脂。並不是所有的人吃大豆卵磷脂都會有相同的反應，然而，這個特殊案例的療效非常神奇，確實值得在此一提。

天氣對酸鹼平衡的影響

一般大眾都知道，大多數的乾癬症狀在夏天通常會好轉，進入冬天則會加劇。冬季的月份裡，室內的暖氣使空氣裡的濕度降低，以致皮膚過於乾燥，加濕器通常有助於改善這種情況。夏季裡，由於衣服穿得少，有益的陽光得以穿透皮膚，帶來治療的效果。加上夏季的月份裡，大家通常都喝較大量的水，正好幫助體內淨化的過程。

我有機會接觸到威廉・彼德森基金會（William Peterson

Foundation）的川普博士（Dr. W. S. Tromp），他就關於人體隨著季節所產生的生理變化，將所得的觀察結果做成的系列圖表，真是引人入勝！米歇爾‧高魁林（Michel Gauguelin），《大氣壓狀態如何影響你的健康》（How Atmospheric Conditions Affect Your Health）的作者，他是科學作家，也是法國索邦（Sobonne）的心理學暨統計學的研究學者，他於書中提出這些圖表來說明季節對消化腸道的酸鹼值的影響。在列出來的無數影響中，他提出一個事實：冬季裡胃酸升高，夏天則降低；而胃鹼則是夏天較高，冬天較低。這個研究結果為酸鹼平衡與乾癬有關的這個概念，加添了可信度。

忌吃茄科類食物

如同本章前述，乾癬病患一定要熟知茄科（nightshade）這個詞，因為它代表了一群他們最不該碰且應忌食的物質。茄科，有些讀者也許已熟知，它含有致命的毒素。大多數的人只認得顛茄素（belladonna），不過其用途僅限於醫學用藥。

諾曼‧柴爾德斯博士（Norman F. Childers, PhD）正在進行一項史無前例的研究，他先前任教於羅格斯大學農業系，現今在附屬於佛羅里達大學，位於佛羅里達州的蓋恩斯威爾（Gainesville）的「食物與農業科學學會」（Institute of Food and Agricultural Sciences）繼續他的研究。他已匯集了大量的證據證明茄科類的植物對關節炎病患能產生危害，甚至可能是疾病的主因。我認為乾癬和關節炎是密切相關的疾病，因為我發現本書所倡導的養生法經常對這兩種病患同樣有效。就這個觀點，我在第十六章還會進一步討論。

茄科類植物
● 番茄
● 菸草
● 白馬鈴薯
● 茄子

- 椒類（香料用的黑胡椒除外）
- 紅椒粉

　　番茄。在我多年的研究生涯裡，我親眼見到許多乾癬病人都愛吃番茄。早在我接觸到柴爾德斯博士的研究結果之前，我就注意到番茄對我的病人的危害，而把它從病人的飲食中拿掉了。只要我一這麼做，他們的症狀便開始好轉，速度雖慢卻進步明顯。在我與柴爾德斯博士通信的期間，我得知他也得到相似的結果。因此，番茄和其衍生物（番茄汁、番茄醬等等）是所有該禁吃的食物中的第一名。

　　菸草。既然菸草也是茄科類植物，吸菸就該完全禁止，或者最起碼也要嚴格地限制。吸菸毒害呼吸系統，造成微血管收縮，以致引發心臟疾病；並且，其他的因素姑且不論，抽菸還會使身體酸化。就算你堅持抽菸，也該試著控制在一天只抽幾根就好。

　　一份最近的統計報告顯示，大約百分之二十五的乾癬案例都是在病人開始抽菸時發病的。若你還在迷惘，我現在就可以告訴你，二手菸的傷害與一手菸並沒有差別。

　　白馬鈴薯。「白」指的是馬鈴薯裡面的顏色，不管是外皮或內裡，白馬鈴薯都不該吃。一九八七年康乃爾大學做的一項研究結果指出，白馬鈴薯的皮含有一種稱為配糖生物鹼（Glycoalkaloids）的毒素。雖然一般人對這些物質可能有免疫力，然而對於有過敏體質的人來說，卻可能產生極嚴重的不良反應。此外，柴爾德斯博士下定論說，馬鈴薯皮含有大量的毒素。（番薯，或稱地瓜，屬璇花科植物，並不屬於茄科，因此它們無論是皮或肉，只要經烤或水煮或蒸熟都可食，但油炸則不建議。）

　　這裡是與凱西有牴觸的地方，他強烈建議一般大眾食用馬鈴薯皮，但建議不要吃馬鈴薯肉。然而，我們必須記得，我們是在面對乾癬，同一個東西也許不會對一般人造成影響，卻可能嚴重地影響乾癬病人。因此，我建議我的病人，白馬鈴薯皮連同肉都要戒吃。

　　茄子、椒類和紅椒粉。由於它們在乾癬病人身上會產生極嚴重的中毒反應，這些食物都必須忌吃。我的一位病人特別把他病症產生

極大的改善，歸因於放棄兩樣他最愛的食物：茄子和椒類。辛辣、重口味的食物，特別是茄科類蔬菜當材料的，要嚴格地禁吃。（我相信印度乾癬的高發病率，大多是因為這個國家辛辣並重口味的飲食。）

披薩──美國人最愛的食物

美國人是全世界出了名地愛吃披薩，跟媽媽的蘋果派相比，披薩已經變得更像是美國的國民美食，並且在全世界都越來越風行。然而，披薩對乾癬病人來說，是最糟的食物。披薩所有的組成分子幾乎都會形成酸性的體質。舉例來說，披薩底通常是用白麵做的，再抹上番茄醬（茄科類），整張披薩上面再鋪上滿滿的乳酪。椒類同樣是茄科類，是做披薩最常見的配料，香腸也不例外，義大利辣香腸、辣香料以及荳蔻，把它們都放在一起就成了乾癬病患的夢魘。

一位病人告訴我一個值得在這裡轉述的故事：她曾經住進紐約市一家大型的皮膚診所，花三週的時間進行密集的PUVA治療。療程結束共花費兩萬美金，她出院時皮膚完全復原了，結果，僅僅一天的時間病症就全面大爆發。當我細讀她的病歷時，我發現她在診所治療時完全沒有討論到她的飲食。事實上，當病人對飲食顯出興趣來的時候，他們僅淡淡地帶過，彷彿暗示飲食並不重要。當她說她即將出院時，醫院為她這組全是乾癬的病患舉行一個慶祝趴時，你可以想像我有多關切嗎？什麼樣的慶祝趴呢？就是披薩趴，想不到吧？

用比喻的方式來說，你若吃披薩，很快地，你就會長得像披薩。假如這樣還不夠說服你，我鼓勵讀者們去看看A. M.這個案例，請參見照片區。你絕對無法想像，她每天只吃披薩，除了披薩其他的都不吃。對她來說，她是在絕望中強迫自己去尋求一條另類的路線。不用說，我當下就把披薩從她的飲食中拿掉，並讓她進行我為她設計的養生法。結果所得到意想不到的療效，不言自明。

雖然我剛剛說明了有關食用披薩的種種不是，但我並不反對病人偶爾吃一片披薩，只要它是用天然、健康的食材所製作的，例如，全麥麵粉、新鮮蔬菜、雞肉、火雞肉、低脂／低鹽白乳酪、溫和的香

料和橄欖油;而不是傳統的白麵粉、番茄醬、香腸、莎樂美腸、椒類、義大利辣香腸、全脂乳酪、鰻魚以及辛香料。

沙拉淋醬與橄欖油

　　既然新鮮的綠生菜沙拉是飲食中重要的一環,沙拉淋醬的選擇對我大多數的病人來說,就成了一個重要的考量。我最常建議的沙拉醬是現擠檸檬汁,或橄欖油,或兩樣加在一起。花生油、芥花油、椰子油、葵花油、芝麻油、大豆油或紅花油,可少量地使用來替代橄欖油。也可使用原味低脂優格或茅屋乳酪(cottage cheese)、零膽固醇低脂美乃滋或架上販售百分之百天然、無添加物或防腐劑的沙拉醬。避免選用那些含酒或穀類釀造的醋、番茄或其他茄科類植物,以及添加辛香料及調味料的沙拉醬。花點時間仔細地閱讀標示。蘋果酒醋可以少量添加,但要確定沒有不良的反應。

　　裝飾菜可用切成碎末的全熟水煮蛋蛋黃、菲達乳酪、豆腐、荷蘭芹碎末或其他新鮮香草,以及溫和的香料和調味料。

　　橄欖油的益處比其他市售的油品都要來得多。近年來的研究都將它歸類為單一不飽和脂肪酸,能降低血液裡造成動脈阻塞的膽固醇。地中海國家像希臘與義大利的中風案例相對地稀少,因為根據位於達拉斯的德州大學健康科學中心的斯卡特‧格蘭帝(Scott Grundy)博士指出,兩個國家的橄欖油消費量都相當地大。天然的橄欖油是人類所知效果最強、最有益的解毒劑之一。然而,烹調時若以高溫加熱則易變質成為所謂的自由基,對身體的細胞具強大的破壞力。因此,盡量在橄欖油天然的狀態下使用它。

甲殼類的海鮮

　　我的研究顯示,所有的乾癬以及濕疹病患都應當完全不要去碰甲殼類海鮮(龍蝦、蝦、蛤蜊、牡蠣、螃蟹、干貝、蝸牛、蚌等等),以及以甲殼類海鮮製作的醬汁。另外,需要注意的是小卷(魷

魚）雖沒有殼，卻同樣歸類為甲殼類海鮮。小卷雖是低脂，膽固醇和熱量的比例卻最高。

我認為，小卷含大量的嘌呤基（purine bodies）是相當值得注意的一個事實。嘌呤合成物經代謝之後，最後的產物是尿酸，尿酸的升高與痛風經常是相關的。我注意到在有些乾癬的案例上，當病患血液裡的尿酸升高（高尿酸血症），可能會導致次發性的痛風。因此，甲殼類海鮮所含的嘌呤基是引發乾癬與濕疹病人身上類似過敏反應的元兇，應是合理的懷疑。

▌典型的案例

在此我轉述一位病人的事蹟，在甲殼類海鮮對乾癬病人的病情控制上是否占很重要的地位的這個議題上，我認為多少可以當作一個典型的案例。

E. G.太太的乾癬病情是我所見過最嚴重的，這位婦人在二十五年之間親身經歷了所有為人所知的各式各樣的治療，但即使有一點點的改善，也只是曇花一現。

經我一番尋常的引導之下，E. G.太太便著手進行養生法。雖然養生法實行起來是如此地費力又無趣，但不久之後，她便開始感受到新療法帶來的效果。我老實告訴她，可能要花上一年或更長的時間，一刻也不鬆懈地實行養生法，她答應堅守養生法，好轉的速度雖緩慢但卻持續沒有間斷。她感覺整體好轉，結痂減少了，她的努力所帶來的成果對她自己和她的同事來說，都是清晰可見的。

然而，屢試不爽地，她無法抗拒自己來做個實驗，她想確定飲食是不是真的那麼重要。她來電告訴我她一切都很好，直到：「我吃了幾隻螃蟹，帕加諾醫生，隔天，我的背整個爆發起疹，我真是無法置信！現在我終於相信，我絕不能違背指定的飲食。」我問她「幾隻」螃蟹是什麼意思，她說：「嗯，也許一口氣吃了八或十隻吧。」我告訴她，八或十隻不等於只是幾隻，也許，她若只吃一、兩隻螃蟹，她的身體還有可能應付得了，但八或十隻便引發了過敏反應，導致嚴重的發病。我告訴她，這樣很好，因為她現在就知道她的身體是

無法與甲殼類海鮮相容的，至少像她吃得那麼多是不行的。

　　然而，在我的一位年輕的病患B. M.身上卻說明，對有些人來說，即使只是少量的甲殼類海鮮便會引發過敏反應。在這位年輕的女性的滴狀乾癬完全痊癒達兩個月之後，她吃了一隻半的螃蟹，她的母親轉述，三個小時之內，她的臉、膝蓋和手肘便開始出現疹子。她即刻進行蘋果食療法並做了一次灌腸，夜裡乾癬便開始消除。開學之前一週，她的皮膚又發病了，她用番紅花茶蒸氣蒸臉、用蓖麻油包敷她的肚子，加上用鎂鹽泡澡，很快地就把病情控制住了。自從她實行養生法反應良好，至今已經幾年過去了，她到現在仍然沒有發病。

　　如同前一個案例E. G.太太一樣，B. M.也不需要再向自己證明飲食對控制乾癬是如此地關鍵。兩位女性都知道，若她們的皮膚惡化，她們只能怪自己。

魚肉、雞肉與羊肉

　　魚肉、雞肉與羊肉是動物蛋白質中較容易消化的，可做為身體每天所需要的兩成酸性食物的來源。

▌魚

　　我強力推薦魚肉，因為它是維他命、礦物質和蛋白質的主要來源。魚肉很容易消化且含Omega-3脂肪酸，可預防膽固醇與其他血脂肪在動脈血管壁累積。這些令人極為滿意的魚油的最佳取得方式，是透過直接攝取魚肉，而不是仰賴營養補給。最佳的Omega-3的海鮮來源是新鮮或裝罐的鮭魚、沙丁魚和長鰭鮪魚。幾乎所有的魚類都有益處，尤其是白肉、寒帶鹹水魚種。有些魚確實含油量較高，例如：鯖魚、竹筴魚、鯡魚以及鮭魚，顏色越深、魚油越多越好。我建議我的病人盡量常常吃這些種類的魚，因為大家都熟知牠們富含Omega-3脂肪酸，現今已知可促進腸壁的修復。

　　魚可以用火烤、燒烤、爐烤、水煮或蒸的方式料理，但不要油炸。每餐應吃四到六盎司的魚肉，一週至少吃四次。根據美國醫藥學

會（AMA）報告，一週吃一次魚能降低五成心臟性猝死的風險。新鮮的魚總是最好的選擇，但冷凍魚也可接受。盡可能地選購野生種，尤其是罐頭魚。

我建議的魚類有：長鰭鮪魚、鱸魚、竹筴魚、鱈魚、比目魚、鰈魚、石斑魚、黑線鱈、大比目魚、鯖魚、鬼頭刀、鱸魚、紅笛鯛、鮭魚（野生的優於人工養殖的）、沙丁魚（新鮮的較佳）、小鱈魚、千舌魚、鱘魚、劍旗魚、鱒魚、鮪魚、馬頭魚以及白鮭魚。（用糙米和從淨水裡撈獲的魚肉做成的壽司，以及生魚片可以吃。）

不建議的魚類有：鯷魚、醃製或奶油　魚、燻鮭魚、甲殼類海鮮（蛤蜊、螃蟹、龍蝦、蚌、蠔、干貝、蝦、小卷等等）、甲殼類海鮮做成的醬汁、裹炸的魚肉（麵包粉或麵糊）、油炸或燻黑（印第安風格料理）魚、用辛香料或紅椒粉調味並與茄科類蔬菜一起料理的魚，所有鹽漬、風乾、煙燻或醃漬的魚。

▌禽鳥類

不用說也知道，一般說來，禽鳥類是主要的蛋白質來源，放諸四海皆準。二〇〇五年，塔夫次大學的「時事通訊」裡對於禽鳥身為動物蛋白質的來源有詳盡的描述：「去骨、去皮的雞胸肉料理非常方便，同時也是取得蛋白質的好途徑（光是三盎司的雞胸肉就能滿足半天蛋白質的需求量），脂肪含量不高（總共只有三公克，包括僅僅一公克的飽和脂肪酸），熱量也不高（一百四十卡，只有百分之十八來自脂肪）。可以火烤、爐烤或燒烤，就是不要油炸，這樣做，雞肉就是你最佳的選擇。

對於食用雞肉或其他種類的禽鳥類的病人，我的建議是，當你要選購任何種類的禽鳥時，盡可能選擇有機認證和自由放牧的。野生的禽鳥比有商業品牌的更理想，如此就可以避免吃到企業產品所添加的抗生素、荷爾蒙以及其他可能有害的添加物。

○ **我建議**：雞肉、火雞肉、春雞以及其他低脂的野生禽鳥類（例如雉雞、珍珠雞和鵪鶉）。禽鳥類可以使用任何低油的料理方式來處理，例如，烤、蒸、燉煮、爐烤、焙燒、燒烤以及水煮，但不要

使用油炸。所有的禽鳥類在料理前應當不要去皮，但食用前應該去皮。根據美國農業部人類營養資訊服務中心的營養管理師瑪格莉特‧厚克（Margaret Hoke）的說法，並沒有任何證據顯示，在烹調過程中，脂肪會從皮傳遞到肉的部分。去皮的白肉較佳，紅肉可以偶爾吃，但一次不要超過四到六盎司，我建議一週大約吃兩次即可。

　　✕ **我不建議**：禽鳥的皮、紅肉（針對痛風病人）、炸或煙燻禽鳥肉、任何沒煮熟透的禽鳥肉、裹麵糊、麵包屑或沾厚厚一層麵粉的油炸禽鳥肉、油炸禽鳥肉、過度調味並搭配奶油醬汁、肉汁或辛香料的禽鳥肉、以紅椒粉、番茄、椒類、白馬鈴薯或茄子（也就是茄科類）裝飾或烹調的禽鳥肉。

▌羊肉

　　相對說來，羊肉是所有美國人食用的紅肉當中，最不受歡迎的一種。羊肉是一歲以下較幼嫩的羔羊肉，在羊肉的許多營養素當中，鋅是最有價值的，因為鋅對免疫系統有直接的功效。既然我們最關切的就是加強免疫力，與抑制免疫力的藥物的效用正好相反，那麼吃羊肉，正好可以補充飲食中可加強免疫力及重要的礦物質，鋅。

　　◯ **我建議**：我唯一會建議病人食用的紅肉就是羊肉，它不但相對地容易消化，同時也富含蛋白質。我建議每次食用四到六盎司，一週吃一到兩次。羊肉可以用烤、焙烤或燒烤的方式料理，但再次強調，不要油炸，而且要煮熟透，此外所有的脂肪在料理以及食用前都要切除。

　　✕ **我不建議**：任何其他的紅肉（牛肉、豬肉、小牛肉以及所有經加工的肉類，如香腸、德國香腸、莎樂美腸、火腿、波隆那香腸、五香燻牛肉、粗鹽醃牛肉、波蘭香腸、德國大香腸等等）、內臟（心臟、腦、腎、肝、小牛胸腺）、與羊肉搭配的大分量澱粉類（麵包、豌豆、玉米、飯、冬南瓜等等）。

　　即使是豬肉和豬肉製品也該禁吃，若病人實在無法克制口慾，可偶爾吃一片酥脆的培根。

乳製品

　　乳製品基本上是禁吃的，除非是脫脂或低脂且低鈉的。有些患者，尤其有關節炎傾向者，特別是患有乾癬性關節炎的患者，經常會因食用不拘哪一種的乳製品，而產生不良反應。症狀包括便秘、拉肚子、關節疼痛、僵硬、手、腳踝或腳腫脹以及消化不良。這些症狀在在說明他們與這類的食物是無法相容的。只要曾有一次或兩次發生這些反應，便應該完全停止食用所有的乳製品。鈣質的其他來源還有豆腐、無花果乾、葡萄乾、椰棗、芹菜、萵苣、蕪菁、綠葉菜類、羽衣甘藍、芝麻、罐裝鮭魚和連骨頭一起吃的沙丁魚。

　　我經常發現有些病人可能天生或在某個階段產生對乳製品不耐的症狀，但奇妙的是，他們可能在別的時間點卻沒有表現出任何症狀。總之，最好的方法就是聽從身體的指令，也就是說，一旦產生反應，我建議應完全停止食用任何的乳製品；若沒有任何反應，則每天可食用少量的乳製品，但要選購低脂且低鹽的。

　　○ **我建議**：牛奶〔脫脂或低脂牛奶、白脫牛奶、奶粉、特別推薦給濕疹病患的羊奶、豆漿或杏仁奶（非乳製品）〕、奶油〔甜味或無鹽、杏仁或芝麻奶油（非乳製品）〕、乳酪（只限低脂、低鈉、白乳酪）、茅屋乳酪以及奶油乳酪（原味、低脂、低鈉）、酸奶油及優格（原味、脫脂或低脂）。

　　✕ **我不建議**：任何全脂乳製品、高油脂或高糖或高鹽的乳製品、人造乳製品。

　　低脂或高脂或打發的鮮奶油、冰淇淋和牛奶凍、橘紅色或上色的乳酪、加鹽的或加工的或人造的奶油、加氫化油的乳瑪琳、以蔗糖或人造糖漿或巧克力香料當甜化劑的乳製品、用全脂牛奶製作的甜點或卡士達、添加柑橘類水果或果汁或燉水果或乾果的乳製品（牛奶、乳酪或優格），也不建議食用任何會造成過敏反應的乳製品。

穀類

關於穀類，我給病人的勸告很簡單：不要吃白麵包以及所有以白麵粉製作的產品。全麥麵包可以吃，但不應過量，因為它們都是酸性形成的，只有小米和斯佩耳特小麥除外，它們極偏向鹼性。

有些乾癬病人在不知情的情況下，為一種叫乳糜瀉（celiac disease）的病症所苦，這是一種腸胃功能的異常，也是一種對麩質產品的過敏症。這種案例的病人應當禁食小麥、燕麥、裸麥和大麥產品，若禁食後十天之內病情有明顯進步，即表示病人對麩質不耐，接下來應當進行進一步的測試。

如此說來，全麥應可作為占每日飲食比例兩成的食物。麥的麩皮（糠）和胚芽（種子）富含維他命、礦物質和蛋白質，全麥因其高纖成分而利於排便。

其他可攝取的穀類有燕麥、大麥、小米、蕎麥、裸麥、去殼穀粒（卡沙蕎麥片）、麩皮、小麥（全麥、全麥粗粉、角片全麥粉、碾碎的乾小麥、小麥胚芽）、玉米和玉米粉、米（糙米和野生米），以及整粒的種子（南瓜子、芝麻、葵花籽、亞麻仁籽）。（為取得最高的營養價值，所有種子在食用前應先浸泡在水裡二十四小時。若病人患有大腸憩室炎，所有的種子都應當忌食。）

以全麥製作的食品包括麵包、麥片（熱的或冷的）、馬芬蛋糕、蘇打餅、椒鹽脆餅、鬆餅和格子鬆餅、餅乾、蛋糕、派皮、義大利麵、米，甚至披薩。貝果會造成便秘，應當避免。

○ **我建議**：以全麥製作的麵包和馬芬蛋糕，包括燕麥、麩皮、全麥和角片全麥粉、裸麥、黑麥麵包、燕麥麩皮等等。這些產品經烘烤過後食用最為理想，若需要，也可略略抹一點橄欖油、無鹽奶油、低脂乳瑪琳（以冷壓油品製作）、低脂乳酪奶油，或少許的蜂蜜或天然果醬。

用來製作麥片的穀物（高纖且全麥）如：麩皮、全麥（角片全麥粉、全麥粗粉）、小米、燕麥麩皮、燕麥（傳統燕麥、即食燕麥、刀切燕麥）、碾碎的乾小麥等等都可以接受。

你也可以食用熱或冷的麥片，例如：Cream of Wheat（一種以混合小麥製作的燕麥粥）、碎小麥、小麥泡芙、Ralston熱小麥麥片、Maltex、Wheatena、Nutri-Grain、Seven-Grain Cereal、Uncle Sam Cereal、Total等品牌的麥片以及燕麥粉（燕麥粥不宜煮過久，以免破壞其維他命和礦物質成分）。鹼性的麥片穀物有莧菜籽、小米和藜麥。

可添加：脫脂或低脂牛奶、小麥胚芽、肉桂、杏仁薄片或碎片、少許的蜂蜜、純楓糖或糖蜜（限少量使用），還可添加任何水果（生蘋果、香蕉、瓜類、柑橘類乾果或燉水果則除外），但僅限於少量使用。乾癬性關節炎的病患不可使用草莓。

或許最該記得的一個基本重要規則就是：避免在同餐中以柑橘類水果或果汁搭配全穀類，同時若食用全穀類產品會產生過敏反應者，應當避免。

▌義大利麵

義大利麵在許多國家都是最受歡迎的食物，乾癬病人沒有理由不能享受義大利麵，只要它是以全麥或蔬菜製作的（而不是以白麵製作）就可以。

〇 **我建議**：耶路撒冷朝鮮薊（洋薑）、紅蘿蔔、菠菜、玉米、黃豆、蛋、綠豆、全麥以及蕎麥麵。用賽璐玢米粉（cellophane，一種透明類似冬粉的米粉）來替代一般的白麵義大利麵、通心粉和麵是很理想的。最近在超市和專業美食商店漸漸地可以找到較創新的產品，像是紅花麵以及荷蘭芹大蒜通心粉。

這些通心粉可以用較溫和的香草、香料以及新鮮、蒸熟或水煮的蔬菜來料理（pasta primavera，春天的義大利麵之意），或以青醬（羅勒、大蒜、橄欖油、杏仁或松子），或用橄欖油和大蒜為基底調製的醬汁來製作。Dreamfield's通心粉則是低碳水化合物的美味通心粉的代名詞。

千萬要避免的是：以番茄、奶油、鮮奶油、甲殼類海鮮、蛤蜊醬（白醬或紅醬）以及辛香料做成的醬汁。

▌米

米是全世界的主食，全世界每一個角落都找得到它。米維繫全人類的生命，價值非凡，對東亞地區的人們更是如此。

關於米，對於乾癬病人來說，只有一件事要記得，就是不要吃白米。我告訴我的病人，不要吃白米，也就是精米，而只要吃糙米或野生米。需要牢記在心的是，米是穀類，因此是酸性形成，所以再次容我提醒，可以享受它，但不要過量。可以吃煮過或蒸過的米，但不要吃炒過的。

○ **我建議**：全麥米糕是理想的點心。建議可食用的種類包括裸麥、芝麻、蕎麥以及多穀混合。再次提醒，白米製作的米糕應該避免。

米糕上面的配料可使用：蜂蜜（一茶匙）、天然的果醬、果凍和蜜餞（一茶匙）、低脂白乳酪（一片）、低脂瑞可塔乳酪或茅屋乳酪（一茶匙）、白肉的火雞或雞肉（一片）、原味低脂優格或任何非柑橘類的水果。

我的病人經常問到蘇打餅乾、椒鹽脆片和爆米花，我建議吃無鹽的馬佐餅（matzo）、裸麥脆片、低脂且無鹽的薄餅（saltines）、無鹽的小麥燕麥麩蘇打餅、無鹽的全麥椒鹽脆片以及無鹽無奶油的氣爆爆米花。

因此，總體來說，關乎穀類，需要謹記在心的重點就是，要酌量享用；只選用全麥產品，避免白麵精製品，同餐不要把穀類和柑橘類產品混著吃。只要你遵守這些簡單的規則，穀類不會帶來問題，事實上它們反而會添加美味並提升日常飲食的營養價值。

糖果

對於乾癬、乾癬性關節炎以及濕疹病患來說，最重要的不外是要從飲食中把大部分的脂肪、白麵製品以及含糖製品（加糖的麥片、糖霜、糖果、一般或低糖汽水等等）排除在外。事實上，仍有天然且營養的替代品可食用，同樣可滿足身體對糖的渴望。

對於喜歡甜食的人：新鮮水果或水果沙拉、經乾燥未經硫化的熱帶水果果乾、以燉煮或其他方式煮過的水果（無花果、加州李、杏、蘋果等等）、手工蘋果醬或百分之百天然市售的蘋果醬、焙烤蘋果搭配蜂蜜、楓糖或灑上黑糖和肉桂粉、果汁（葡萄、梨子、杏和木瓜）、Knox牌不添加人工香料的吉利丁與切丁的水果、水和果汁混合、原味、有機且低脂的優格、低脂的冷凍優格、新鮮水果製成的冰沙、百分之百天然的水果冰棒，以及全天然的全麥餅乾。

蜂蜜和楓糖及糖蜜一樣，是天然食品中最完美的選項之一，但只能少量地食用。這些天然的甜味劑用來淋在麵包、馬芬蛋糕和麥片上面，是最佳的選擇。

角豆（carob）不同於大家的想像，並非巧克力的理想替代品。根據公共利益科學中心（the Center for Science for Public Interest）指出，角豆含豐富的脂肪，可能比牛肉更容易引發心臟疾病。

因為糖果大都是酸性形成的物質，應當仔細挑選。天然的糖果主要是以新鮮或乾燥水果製成的，能供應必要的糖分以形成能促進適當消化吸收所需要的酒精。

若因任何理由，以致上述的建議都無法滿足你對糖果的口慾，那麼你可以偶爾放縱一下，吃一小份你最喜歡的甜食。

▌人工甘味劑

特定的人工甘味劑如糖精，由於可能致癌，食品藥物管理局（FDA）已經嚴格把關好幾年了。《美國醫藥學會雜誌》（the Journal of American Medical Association）於一九八五年十一月的月刊中提出相關研究結果，該文章清楚地證明糖精是致癌物，同時也指出該證據並無法證實糖精與人類癌症的關聯性。美國醫藥學會的科學事務委員會宣稱：「已知的證據指出……糖精與日漸增加的膀胱癌案例並沒有關聯。」接著又指出：「美國醫藥學會並沒有暗指該機構同意縱容糖精的使用。」然而，美國醫藥學會確實支持糖精可用來當作食品的添加物。

一九八五年七月，美國醫藥學會下定論指出，以NutraSweet之名

在坊間出售的另一種甘味劑阿斯巴甜（aspartame），在正常使用之下，與重大健康問題並沒有任何的關聯。然而，報告卻進一步提到NutraSweet對某些個案曾產生不良反應，症狀包括頭痛、頭暈和癲癇發作，尤其好發在青少年身上。要釐清這個議題需要時間與更深入的研究，總而言之，我雖然同意我的病人使用人工甘味劑，但只限於最低用量。我總會提醒他們，人工製品對人體最終極的影響仍是個爭議性的話題，而消費者現在已買得到天然的甘味劑了，目前最熱銷的是善品糖（Splenda）、甜菊果糖（stevia fluctose），以及木糖醇（xylitol），那是一種天然的、低升糖指數的代糖。我的烹飪書《Dr. John's Healing Psoriasis Cookbook…Plus!》裡有更多這方面的說明，可以上網搜尋資訊。

飲料

液體的攝取，尤其是白開水，對乾癬病人的幫助最大。細胞的浸潤、腎臟的沖洗、小腸與大腸從頭到尾的蠕動，以及身體的化學變化過程，即使不完全，但也很大程度地需要仰賴一個健康並充滿液體的環境。當然，所選擇攝取的液體應當相對地沒有毒素、污染物、有害的人工添加物、防腐劑、色素，或任何其他可能有害的產品。最佳的選擇是那些有淨化效果、促進健康，並能增進而不是阻礙以上所敘述這些重要的體內運作的東西。

水

在我與許多新的乾癬病患做初次問診時，經常很驚訝地發現鮮少有人每天喝白開水，事實上，我極少碰見有人每天喝一、兩杯以上的白開水。大多數的人以為他們每天的水攝取量，透過他們所吃的食物和所喝的其他液體，如無糖汽水、酒、啤酒、咖啡或茶，便已足夠。顯而易見的，有許多人並沒有慢性皮膚的症狀，因此他們的身體還能應付毒素如此地累積；然而，對乾癬和濕疹的病患來說，如此違反身體的需要，只會讓原本已經過度污染的身體系統更加惡化。

我不想老是把規則掛在嘴邊，但假若我要堅持遵守一個規則，那就是：每天要喝六到八杯白開水，不包括所有其他所攝取的飲料。事實上，我發現乾癬病人若能把白開水當作他們唯一所攝取的液體（茶飲除外），他們會更容易對治療產生反應，尤其是剛剛進入養生法幾個月的病患。

　　水不但方便、便宜、零熱量，且能有效地抑制食慾。每當你感覺餓的時候，或用餐之前，我建議你喝杯水，因為水不但沒有味道，也有助於抑制吃糖或喝其他飲料的欲望。

　　除了白開水，另一個選項是，你可以在一加侖的氣泡、過濾或瓶裝水中加入四到五顆現擠的檸檬或萊姆汁，然後放入冰箱冷藏，隨時想喝就喝。這會幫助身體進行淨化、潤滑與鹼化的過程。（參見第五章「水的重要性」。）

▌水果和蔬菜汁

　　不含糖的果汁和蔬菜汁應盡量常常喝，若因喝太多柳橙汁或葡萄柚汁而起疹或皮膚變得敏感，則應減量或停止飲用。所有的果汁都應當現做，若是店售，則應選購玻璃罐裝的，或以冷塗蠟紙盒裝的果汁，應該避免所有的罐裝果汁。

　　一杯四到六盎司的柳橙汁或葡萄柚汁可加入幾滴到四分之一杯的檸檬或萊姆汁，我也建議純葡萄柚汁以及其他營養豐富的果汁，如鳳梨汁、梨子汁、木瓜汁、芒果汁和杏汁。此外，我還建議飲用以上這些果汁所調和的綜合果汁。

　　跟果汁一樣，蔬菜汁最好用家裡的果汁機現打現飲。關於蔬菜汁，只有一個規範，就是不要用番茄汁以及一切有番茄成分的果汁。偶爾可在一杯水果或蔬菜汁裡加一包Knox牌的原味吉利丁，可確保最佳的營養吸收。

　　請謹記在心，任何一種食物只要過度攝取，就算是在允許的食物類別清單中，也可能在體內產生毒素。例如，食用太多紅蘿蔔或飲用太多紅蘿蔔汁，可能引發高胡蘿蔔素血症（hypercarotenemia），產生假性黃疸（pseudojaundice）。水果食用過量，血液中的三酸甘

油脂則可能升高，造成皮膚的反應。總之，凡事都應該避免極端。

咖啡

關於咖啡對於人類有機體所產生的效用，相關的爭論已經持續進行五十多年了。一九八六年，科學的資料公布指出，凡每天喝咖啡量達三杯以上的，不但有鈣質吸收障礙的風險，還可能形成心臟疾病。根據一份巴爾的摩的約翰斯霍普金斯大學（Johns Hopkins University）所提出的報告，凡每天喝咖啡達五杯或五杯以上的，其心臟產生問題的風險是每天完全不喝咖啡者的兩倍。這份調查在一千位受訪者身上進行長達二十五年才完成。

然而，一九九〇年十月，一項新的發現於《新英格蘭醫學期刊》發表，其內容完全反駁了先前的發現，揭露了這項在四萬五千人身上的研究，顯示咖啡提高心臟疾病或中風的風險是沒有證據的。

我們能怎麼辦呢？聽專家的，你會發現自己陷於疑惑；照自己的意思呢，又可能危害你的健康。最後，我覺得照著常理的判斷才是答案。我建議我那些對咖啡無法拒絕的病人每天喝少於三杯的無咖啡因的黑咖啡，也就是不加牛奶、鮮奶油或糖；至於那些對咖啡幾乎沒有興趣的，則應當完全不要去碰。我覺得問題不在於咖啡本身是否有害，而是在於喝咖啡的量。不合理的攝取量可能不止於會造成身體的反應，還會造成心理的影響。

一個典型的案例

A. G.先生走進我的辦公室，身上的乾癬相當嚴重，他的病齡已經長達二十年了。他主要發病的部位是整個上背、從肩膀往下延伸到兩隻手臂。然而，最困擾他的，卻是他雙手上滿滿的嚴重皮疹。由於職務需要，他得與大眾近距離接觸，因此為了避免尷尬，他無所不用其極地盡量不露出他的雙手。

我很難得有這麼合作的病人，從來不問問題，也從不抱怨，A. G.先生對我言聽計從。雖然病情進步緩慢，但持續地好轉，幾個月過後，他的背、肩膀和幾乎兩隻胳臂的上半部的疹子都消除了；然而，他的雙手仍維持原樣。他發現整個週間他的手並沒有那麼紅腫，但到了週末，雙手卻整個爆發到他無法忍受的程度。同樣的模式，每週都重複一遍。

我們坐下來試著為這種循環找出一個原因來。是A. G.先生做了某件不該做的事，或者是某件該做的事他卻沒做，才導致這種負面的反應總是在週末發生呢？最後找到了，他喝太多咖啡了！週間他忙著旅遊銷售的工作，一天要喝七到十杯咖啡；到了週末，他成了拍賣商，工作使得他承受極大的壓力，以致他一天要喝多達十六到十七杯咖啡。不用再找其他的原因了，我提醒A. G.先生，雖然黑咖啡在允許的食物清單上，但一天喝十六杯咖啡實在太荒謬了，最多我只能允許他一天喝三杯。A. G.先生決定不只在週末減少喝咖啡的量，而是乾脆把它戒掉！他向我證明，只要下定決心，他什麼都做得到，最後他果真做到了！

效果並不是立竿見影的，三週過去了，他的病情並沒有明顯的變化，正當我要放棄「咖啡就是元兇」這個想法的時候，改變開始產生了。他下手臂僅存的疹子開始變乾爽了，他因體力大幅改善而開始感覺整體都有好轉，最重要的是在他雙手上的變化，在他雙手上原本的紅腫幾乎都消失不見了。我們兩人如今都相信，就是他在週末喝了超量的咖啡才是不斷起疹的主因。

雖然一天喝三杯咖啡在食療法的飲食上是被允許的，但我的幾位病人在乾脆戒掉咖啡之後，都向我回報說他們的皮膚狀況產生明顯的好轉。幾位病人用熱水加檸檬或萊姆汁來代替咖啡，他們似乎還挺滿意這樣的替代品。

▍藥草茶

我用來治療乾癬和濕疹的茶是天然的藥草茶，能促進體內的淨化過程，並幫助腸壁的修復。藥草茶多半不含咖啡因、可可鹼或單寧，因為這些都是潛在有害的成分，可能造成緊張、失眠、心跳加速以及血糖水平的破壞。然而，普遍受歡迎的市售茶都含有這些對健康有害的成分，因此，乾癬病人都應當避免。

最有效益的藥草茶是美國產的黃番紅花（非西班牙產的）以及榆樹皮（slippery elm bark）粉茶，關於這些茶及其泡法，請參見第七章。

其他的藥草茶

其他可用的藥草茶還包括西瓜子茶、甘菊茶、毛蕊花茶，以及無咖啡因的綠或紅茶，也有人說烏龍茶有助於濕疹的案例。

牛奶

一般來說，牛奶很難消化且可能造成便秘。牛奶會產生大量的黏液，而對受訓中的運動員來說，確保呼吸順暢是非常重要的，因此，把全脂牛奶從他們的飲食中拿掉是有益無害的。牛奶不在酸性形成的類別中，因此食療法的飲食中包括牛奶，但只允許脫脂或低脂牛奶，也就是未消化型態（predigested）的牛奶，例如，低脂白脫牛奶和低脂優格。另外也有人發現濕疹病人的體質與豆漿和羊奶較能相容。

碳酸飲料

無酒精的碳酸飲料含大量的糖、防腐劑、人工香料和色素，雖然一般汽水和低糖汽水也含有這些有害成分，但無酒精的碳酸飲料是最受大眾喜愛的飲料。既然血液的淨化是治療乾癬的主軸，這些飲料應當被所有的乾癬病患視為毒藥。如同前面章節所提到的，肝臟可說是體內最活躍的過濾腺體，它必須維持在最佳的狀態，而沒有任何阻塞或障礙才能合適地運作。過度飲用汽水對肝臟的損害是如此地巨大，以至於有些專家覺得即使一天只喝一杯都算是過量。

杭特博士（Dr. S. H. Hunter）曾在麻省大學（University of Massachusetts）的一場演講中說：「喝碳酸飲料成癮的人跟有酒癮的人，得肝硬化的機會可能差不多。」他的理論是，含糖的「零卡」汽水使人減少對健康有益的食物的攝取量，以至於造成蛋白質攝取不足，進而形成肝臟的硬化。對於這種病症，標準的治療方式就是給病

人高蛋白質、低碳水化合物的飲食，加上補充維他命以排出所有喝進去的軟性飲料。

至於軟性飲料的替代品，我建議可以偶爾喝一杯冰的天然氣泡水，如沛綠雅（Perrier）、聖沛黎洛（San Pellegrino）、薩拉托加（Saratoga）牌的瓶裝水，或塞爾脫茲氣泡水（不是蘇打水）。這些水冰鎮後再加檸檬汁或萊姆汁飲用，不但對體內有淨化效果，還能解渴、好喝且能解饞。我有許多病人甚至發現這種飲料可以在社交的場合代替酒來飲用。

▌含酒精的飲料

在所有乾癬病人必須犧牲的事物當中，對有些人來說，戒掉酒精飲料是最困難的，尤其是當病人是個「酒國英雄」的時候。假如我在進行治療的初期，就發現病人不願意面對這個事實，也就是他必須接受一定要戒掉任何型態的烈酒，我一定會不假思索地請他們不要再繼續接受治療。

幾年前，有一位內科醫生轉介一位乾癬病人給我，她對我的建議百依百順並很明確地遵照所有的囑咐。短短幾週之後，她的乾癬大幅消除；然而，之後便再也沒見到她了。幾個月過後，我見到將她轉介給我的那位醫生，我提起他那位病人沒再繼續治療這件事。他點點頭，彷彿了然於胸地說：「約翰，你並沒有失敗，她的確對治療的反應極佳，但她就是沒辦法放棄她的馬丁尼，她只是不好意思直接跟你說。」

以乾癬和濕疹的案例來說，無論任何型態的酒精，包括啤酒在內，完全都不能碰，這件事事關重大。關於喝酒，我給病人唯一的空間就是偶爾一杯紅酒或白酒，最多二到四盎司，並且要在接近傍晚的時候與晚餐或一片黑麵包搭配飲用。根據凱西的研究，酒，特別是紅酒，與全麥麵包的組合是強力的造血食物。若以這樣的方式來攝取，它們可當作「食物」來看。紅酒本身含鐵和原生質，對身體是有益的；至於偏好白酒的人，我建議他們喝汽酒（spritzer：一半白酒加一半塞爾脫茲氣泡水，冰鎮後再加一片檸檬）。再次提醒，這只能偶爾

為之，不應養成習慣。警語：若病人正在服藥或患有痛風，則無論如何都不可以喝酒。

「醫生，我可以作弊嗎？」

這個問題常常會浮現出來，可不可以在飲食上作弊一下呢？我的回答是，有些人作弊一下無妨，但有些人就不行了。對大部分的人來說，剛開始實行所指定的對治方案的頭幾個月就破戒，是很不明智的。我鼓勵大家堅守飲食規定直到痊癒，等到這個目標達到之後，可以慢慢地把曾經喜愛的幾樣特定食物加進來；若不良的反應開始產生，也就是皮膚狀況復發，則應當馬上回到原來的指定飲食，並實行一段較長的時間。關鍵的因素是，現在的身體是否有辦法過濾掉並排掉因酸性形成的食物所產生的毒素。

減重的預期

本書內容所涵蓋的飲食建議能帶來一個附加效益，那就是健康地減重，這對大多數病人來說是求之不得的。許多乾癬病人身上背著4.5公斤或超過4.5公斤，如同過重行李一樣的累積脂肪。他們一聽說他們能靠著這個飲食減重，就被鼓舞起來，因為知道不只是乾癬，連同他們身上過多的體重也可以除去。由於減掉過多的體重已經成為經常性的治療反應，以至於若沒有明顯的體重減輕，我便知道這是一個明確的指標，說明病人並沒有確實地遵照飲食規範，即使他們試圖要否認也無濟於事。

當病人的朋友或親戚對他們的明顯減重表達過度關切時，有些病人就會開始擔心。通常，這些心懷善意的朋友根本是不習慣看見他們眼前苗條的身型。在多數情況下，實行食療法的人會感覺到前所未有的舒服、體力旺盛，甚至瘦到能穿時尚的衣服，而光是這點，就能提升個人的自信。

對於那些覺得減重太麻煩的人，我建議可以多吃列於「百分之

「八十」類別裡所允許的食物，也就是水果、蔬菜和果菜汁，但不可過量。必須注意的是，除了所食用的食物類別應格外留意之外，同樣需要看重的，是每一份食物的量以及正確的食物組合，這些因素就決定了食物對身體的效益。實行食療法的人也不該挨餓，因為若他們挨餓，是因為他們沒吃到足夠建構體肌的食物。

適度的彈性

雖然盡力遵照飲食法的規範是如此重要，但實行上也需要有適度的彈性。整體的飲食概念不該由於對每一項食物過度一絲不苟，以致成為令人煩躁、感覺綁手綁腳的日常瑣事。允許自己幾次預料中的失敗，然後照著基本的飲食建議實行一段較長的時間，通常能帶來令人滿意的療效。

縱然食療法裡有特定的限制，像是含脂肪的食物以及茄科植物，但其實病人在實行大多數的飲食時，都享有一定的自由度和彈性，且不至於影響整體的療效。我認為在實行食療法幾週之後，偶爾滿足一下對某種食物的口慾也無妨，但必須以不過量且沒有任何的不良反應為前提。

若下定決心盡力讓指定的飲食變得有趣、好吃且有變化，綁手綁腳的感覺會減輕，也比較不會感覺沮喪。目前坊間有許多營養食譜書，內容包含利用食療法允許的食物來做料理的實用烹飪建議。只要你熟悉這些料理的方法，整個實行的過程會變得較簡單、較吸引人，甚至，較能使人樂在其中。

西元二〇〇〇年，我完成了我的食譜書，書中共包含超過三百道食譜，以及許多與乾癬和濕疹病患有關的養生相關資訊。《Dr. John Healing Psoriasis Cookbook…Plus!》目前全世界均有出售，本書使得過健康的生活更容易、更歡樂，且更有效率，不只是對病人而言，對下廚者更是如此。欲訂購者可上我的網站www.psorasis-healing.com查詢。

過食

為了讓食療法達到成功療效，適量地食用所允許的食物是很重要的。我曾碰過幾個案例中，病人吃這些食物過量，以致延遲了好轉的反應。

病人對所建議的食物食用過量，以至於沒能對治療產生反應，這樣的案例屢見不鮮，特別是與肉類或糖果扯上關係時。因此，如同先前所說的，一定要對食物的用量特別留意，就算某一種食物是被允許的，並不代表就可以藉機大吃大喝。

我記得告訴過一個病人，一天可食用幾顆杏仁果，結果他一個晚上吃了整整0.4公斤重的杏仁果。他的想法是，既然杏仁果被列在建議的食物類別裡，那麼應該是吃越多越好啊！而另一個病人則是在實行食療法數個月不見任何療效之後，決定將允許的食物減量食用，結果，不但體重減輕，而且乾癬也同時消除了。脂肪減少之後，舒適感取而代之，顯而易見地，是因為減掉多餘的體重，連帶她的心臟、肺臟、肝臟和皮膚的負擔也舒緩了。因此，只要能選擇多吃或少吃，你還是少吃吧。

食物過敏

即使某種特定的食物出現在飲食清單中，有些人吃了可能也不會有正面的效果。對於某些人來說，被允許的食物卻可能引發過敏反應。記得第五章中所提到的蘋果食療法嗎？這是清除體內毒素最有效的方法之一，我的病人當中絕大多數都能毫無障礙地實行這種療法達三天之久；然而，一位病人卻告訴我，無論任何品種的蘋果，只要她吃了，就會引發劇烈的過敏反應，她的喉嚨會收縮，甚至可能危及她的性命。她的嘴唇一碰到蘋果，就會腫脹到她幾乎無法開口。想當然，蘋果食療法並不適合她。而在另一個案例中，病人能隨意地吃紅蘿蔔，只是絕不能碰觸它們，因為只要一碰到，她的手指就會起水疱並引發皮疹。我的一些病人也曾在吃了乳製品、柑橘類水果和果汁以

及小麥製品之後，產生同樣的反應。所有的食物，只要病人已知道自己吃了會產生危害的，即使在本書的飲食清單上列為被允許的食物，仍應當避免。

現今食物過敏之氾濫與影響之深遠，遠遠超過以往。找出食物的過敏源並不在本書的範疇之內，但我仍列出以下引發大多數食物過敏的食物以作為讀者的參考：牛奶、蛋、魚（鱸魚、鰈魚、鱈魚）、甲殼類海鮮（螃蟹、龍蝦、蝦）、樹上堅果（杏仁果、核桃、胡桃）、花生、小麥和黃豆。

下面兩種過敏／敏感測試提供給有興趣的讀者：1.細胞毒性試驗（cytotoxic test），最多能夠分辨兩百五十種食物或添加物，和2.白血球抗原敏感試驗（the leukocyte antigen sensitivity test or LAST），多數人公認後者比細胞毒性試驗來得徹底也較準確，但這兩項測試應當僅限於在合格的醫學機構中進行。

維他命和礦物質

治療乾癬時，病人最常問醫生的問題就是：到底需不需要補充維他命？我的研究顯示，只要病人遵守飲食規範，維他命的重要性並不高。從天然食物所攝取的必須維他命，例如從水果和蔬菜和蔬果汁中所攝取的，比起那些人造和工廠製造的要優良許多。然而，若從心理的角度來看的話，也有案例顯示它們可能也有些許價值。

最常被認為與乾癬相關的維他命和礦物質是維他命A和D。根據維爾巴哈醫師（Melvyn R. Werbach, MD）在他的經典著作《營養對疾病的影響》（Nutritional Influences on Illness）中，歷經十年乾癬治療實驗性質的研究裡，一百五十五位病患當中，有一百一十八位對純化粒狀的大豆卵磷脂有反應。除了給他們少量的維他命A, D, B1, B2, B6和泛酸鈣，同時也給病患每天三到六公克的粗卵磷脂。當在控制基礎之下給他們外用的維他命D3時，五位病患當中，五位全數顯示「顯著的進步」。其他的資料來源指出，當給他們外用的維他命E時，也得到類似的結果。我發現一項特別值得注意的事情是，維爾巴

哈醫師在另一個實驗性質的研究裡，也引證在淨化的飲食上，六位病患當中，六位全數都病情好轉。

總之，補充維他命在某些案例上可能證明是有效的，而且一般來說對病患並不致造成風險。然而，無論是內服或是外用，每個人都應先向合格的健康管理師諮詢，再著手進行維他命的治療法。

保健補充品

保健補充品的人氣很高，尤其是天然的保健補充品，最近的人氣簡直衝到最高點。貫穿整個人類的歷史，橫跨主流的文化和文明，天然的藥草曾經是治癒或緩解疾病的唯一方法；接著西藥廠出現了——還需要我多說嗎？接下來就是大家都知道的歷史了，又或者該說是現狀？

有人假定所有人類已知的病症都有天然的藥方可以醫治，這樣的假定不是我可以驗證的，但這個議題我會在下個章節裡加以討論。

現今有特定的藥方與治療乾癬的關係極為密切。一九九九年，《讀者文摘》出版了一本大規模的書《維他命、礦物質和藥草的治療力量》（The Healing Power of Vitamins, Minerals, and Herbs），其中包括一篇相當值得一讀的文章，主題是乾癬以及濕疹，它同時涵蓋了可能是乾癬病患所能找到最清楚、最仔細的補品列表。以下，我取得同意，並複製與一九九九年出版時如出一轍的清楚版本。這是我所見過最值得細讀的清單（甚至連劑量都有）。

針對濕疹的案例，表上指出大多數同樣方法仍適用於濕疹（異位性皮膚炎），只是要外加一種含洋甘菊或甘草的藥膏（甘草次酸藥膏，glycyrrhetinic acid cream）。這些藥草可減輕皮膚的發炎狀況，並且當一天使用三到四次直接塗抹在起疹處，會有意想不到的舒緩效果。

補充品建議	
必須脂肪酸	劑量：魚油每天服用三次，每次1000毫克； 　　　亞麻仁籽油每天早晨喝一湯匙（14公克）。 備註：糖尿病患者每天的魚油服用量不得高於2000毫克； 　　　劑量過高可能導致血糖控制不良。
葡萄籽萃取	劑量：每天服用兩次，每次100毫克。 備註：標準化劑量中含92%至95%的原花青素 （proanthocyanidins）。
硫辛酸	劑量：每天早晨服用150毫克。 備註：可於餐中服用或單獨服用。
維他命A	劑量：每天25000IU連續服用一個月，之後每天服用 10000IU。 備註：已懷孕或計畫懷孕的婦女，一天服用量不得超過 5000IU。
鋅／銅	劑量：每天可服用30毫克的鋅和2毫克的銅。 備註：只有在連續服用鋅一個月之後，才能再加上銅的攝 取。
牛奶薊	劑量：一天服用兩次，每次150毫克。 備註：標準化劑量中含至少75%的水飛薊素（silymarin）。

*你已經服用的補充品中，或許已包含了以上劑量當中的一部分。補充品相關問題，請在服用前與您的主治醫師或營養師進一步討論。

*維他命A補充品目前在臨床研究上比較少，皮膚科在Psoriasis的常用藥物上，外擦與口服用藥就是維他命A的衍生物（亦稱為A酸），因此臨床上不會建議病友另外補充維他命A。它為脂溶性，有致毒性，必須小心謹慎，請在服用前與您的主治醫師或營養師進一步討論。

眼不見為淨

　　一種讓食療法較容易進行的最有效的方法，就是只買那些建議的食物，避免購買不建議的食物。冰箱和廚房的櫃子裡應隨時儲備這些食物。當然，如果你獨居就比較好辦，但決定跟病患一起實行食療法的家人、配偶和室友們經常會跟我說，這對他們也有幫助，因為他們不但整體感覺較舒服，甩掉多餘的體重，並且同時還能幫助他們的朋友或他們所愛的人，鼓勵他們繼續堅持進行食療法。

外出用餐時

　　有許多人由於他們的職業、工作或生活型態，必須經常或大多時候在餐廳用餐，但即使是這樣，當外食時，請人特別為你備餐並不是不可能的。目前，有許多餐廳會特別留意個人喜好，他們會樂意去遷就他們的常客，照著他們的意思來為他們備餐。我鼓勵大家利用這個機會來表達自己的意願。

　　我告訴我的病患，外食時要做到以下幾點：

● 選擇蒸、烤、翻炒、水煮、爐烤、燒烤或直接用食材所含的水煮熟的烹調方式。

● 點魚、脫脂的禽鳥類，或羊肉。不要點牛肉、豬肉、小牛肉或甲殼類海鮮。

● 避免點油炸、焦黑、奶油、鮮奶油、焗烤或裹麵包屑，以及搭配油膩醬汁的料理方式的餐點。

● 向服務生詢問餐點的料理方式。

● 請主廚在烘烤之前不要塗奶油，沙拉醬另外放在旁邊，且用低脂乳酪代替高脂乳酪。

● 用餐前把肉或禽鳥肉上以肉眼可見的脂肪都切除，食用之前，禽鳥肉的皮要先去掉（帶皮烹煮無妨）。

● 選擇全麥的麵包或麵包棒，不要點高脂的可頌、玉米麵包或

餅乾。

● 盡量單點，可以保有較多的選擇性。

● 為了滿足對甜食的口慾，可以點新鮮水果、低脂優格、自然甜的水果冰，或任何型態的低脂甜點。

● 若在義大利餐廳用餐，可點菜單上註明affogato（蒸或水煮的）的料理。

● 在中國餐廳用餐時，選擇點蒸的蔬菜料理、水煮魚料理，以及蒸的禽鳥料理。避免吃牛肉、豬肉，或甲殼類海鮮，以及用MSG（monosodium glutamate，味素）料理的食物。

● 避免選擇辛辣、重口味的餐點；選擇調味較清淡的餐點。

● 隨時都可以點大分量的綠色生菜沙拉，如花園沙拉，但避免吃任何茄科類的食物，沙拉醬則以橄欖油和檸檬汁為優先選擇。

一個小小的回顧

治療乾癬多年的經驗使得我最終下了一個不容置疑的結論：你所避免放進自己身體裡的，加上你所沖掉的，是治療乾癬最大的幫助。記得，乾癬是毒素累積所造成的，因此，應當把累積的毒素排出去，而且不要再放進更多的毒素了。

這些毒素最主要是從你所吃的食物而來，這些食物或許很好也很貴，但卻是不該吃的。

▌可以攝取的食物種類

令我感到意外又開心的，就是自從本書的初版於一九九一年出版以來，許多營養學上的事實已經被公認，進而加強了我在原始文本裡所率先敘述的食療法的價值。舉例來說：

● 綠葉蔬菜、被允許的新鮮水果和魚類（非甲殼類海鮮），是最有價值的食物。（請詳見附件A）

● 喝大量的水極其重要。咖啡、無酒精飲料、啤酒和一般的市售

茶飲並不是白開水的最佳替代品。為了避免喝進去的空氣比水還多，可以用吸管喝水，而不要用杯子或水瓶裝水來喝。（注意：營養學家現在相信冷水比室溫水更容易被身體吸收。）

● 切勿進食中喝水。若你這麼做，會混淆身體分泌酵素酶的信號。酵素酶會分解食物以利有效吸收，但假若酵素酶被沖走，消化就會產生障礙。應當在進食前、後的半小時內喝水，而不是在用餐中。

● 若你有腎臟病或充血性心臟病或服用利尿劑，則增加飲水量之前，應當向你的醫生諮詢。

● 根據由加拿大國家消費者學會（the Canadian National Consumer Institute）所贊助的專家小組（The Record, May 4, 1998）指出，食用多一點水果和蔬菜的好處，遠超過對於使用殺蟲劑的風險的考量。我主張食用前將新鮮水果和蔬菜徹底洗淨，並且，我也盡可能地選購有機栽種的水果蔬菜。

● 對於乾癬病人（或任何人），最有價值的綠葉蔬菜就是羅蔓萵苣。根據凱西的研究，像羅蔓萵苣這類的綠葉蔬菜能淨化血液。不過，萵苣和綠色蔬菜食用前一定要洗淨。

● 美味又營養的蔬菜汁組合，就是將一把紅蘿蔔、一至兩根美國芹跟一顆小到中號的甜菜根榨汁飲用。

● 一種很棒且極受歡迎的茶飲，就是將綠茶、一茶匙的蜂蜜和一茶匙的人參攪勻飲用。許多人會用這種茶飲來代替早上的咖啡。

● 番薯（牽牛花科，不是茄科）被認為是所有的根莖類蔬菜當中，對所有的人都是最有益處的，特別是乾癬和濕疹病人。

● 我可以毫不猶豫地宣告，對乾癬和濕疹病人來說，最重要的營養補充就是omega-3魚油和亞麻仁籽油，人們發現其價值主要來自於它們在腸壁黏膜上的作用。與榆樹皮一樣，它們有助於修復已損傷的腸壁，而這正是我們所有注意力的焦點。其他的油，如貓爪藤油、月見草油和橄欖油也有同樣的功效。近來，從各面來的報導也指出有機特級冷壓椰子油（或至少要是天然的椰子油）的功效，無論是內用或是外用。

omega-3最好直接從魚肉本身攝取。omega-3含量最高的魚類是

那些脂肪含量較高的魚，如阿拉斯加鮭魚、鯖魚、竹筴魚類、鮪魚、新鮮的沙丁魚、大比目魚和鯡魚。一九九八年，NIH（美國衛生研究院）有關omega-3的報告中，魚類、菠菜和南瓜被列為最佳來源。

▌致命的七物

我們若有任何的病痛，多半總會吃點什麼讓自己能夠恢復。從小我們就是這樣被教導的。當然，很多時候的確是這樣，但我們有沒有想過，或許正是我們吃進去的東西，導致這些問題的產生？果真如此，最好的解藥當然就是遠離這些東西。

我稱它們為「致命的七物」，它們代表的七樣東西是我多年來處理乾癬和濕疹的病例時，所發現的致病元兇。切記，很可能你的整個治療的關鍵就在於你所需要忌吃的東西。

1. 飽和脂肪酸——如紅肉和加工肉品。
2. 茄科類——尤其是番茄、椒類和辛香料。
3. 過量的糖果。
4. 抽菸。
5. 喝酒。
6. 垃圾食物（大人和小孩的都一樣）。
7. 油炸食物。

你一定會訝異於有多少患者都向我回報說，他們光是做到上述一項或一項以上，幾天之後他們的病情便進步了。把它們研究一下，寫下來，牢記在心，然後幫幫你自己，這些東西都不要碰！

▌美好的七物

以下是冠軍食物，它們是能保證成功的食物：

1. 白開水——一杯八盎司的水每天喝六杯（你可以加現擠的檸檬汁或萊姆汁）。

2.蔬菜，尤其是綠葉蔬菜，還有根莖類蔬菜。這些蔬菜的比例應該是三份地上的蔬菜比一份地下的蔬菜。為了保持酸鹼平衡，蔬菜水果應當占每天飲食的百分之八十。

3.新鮮水果——它們能淨化身體。但若感染念珠菌或真菌，則應避免。

4.魚類、禽類和羊肉，可以作為蛋白質來源（素食者應考慮糙米和豆類的組合，以確保足夠的蛋白質攝取量）。這些應構成每日飲食的百分之二十。

5.含活性菌的有益菌（優格、克菲爾菌）。

6.橄欖油、大蒜和檸檬汁，尤其是感染念珠菌的患者。

7.只選擇全麥麵包，但不可過量，因為它們是酸性形成的食物。

記得要讀標示的內容，並選購含碳水化合物和糖最少的產品（因碳水化合物會轉化為糖）。這對某些人來說或許很難做到，但這是孰輕孰重的問題，你是不是真的想康復呢？你的回答就決定了你未來的健康狀況。

結語

無論實行哪一種飲食的對治方案，你總要運用一點直覺的判斷。也就是說，假如某種特定的食物與你並不相容，那麼，就算它被列在允許的食物清單上，還是要避免。若當下感覺虛弱或飢餓時，只要多吃點滋補的食物，但千萬不要到暴飲暴食的地步。總之，無論對於所攝取食物的量或是種類，都必須維持自我規範的態度。

說到這裡，經過挑選的食物在乾癬的治療上極其重要，應該是顯而易見的了。科學界最終仍必須承認營養在治療皮膚病上的地位。附件A裡有我給病人的額外營養攝取建議，附件B裡也有一份七天的示範菜單和幾道食譜。

全世界的乾癬病患都來聽聽希臘的醫學之父希波克拉底的智慧之言：「讓你的食物來做你的藥——你的藥就是你的食物。」

Chapter 7 藥草茶

　　當我還是小男孩的時候，便對埃德加‧賴斯‧巴勒斯（Edgar Rice Burroughs）的名著裡所描述的泰山歷險故事著迷不已，特別是對於泰山能夠運用藥草來醫治所有的傷病，我簡直佩服得五體投地。泰山總能夠從各種藥草中析出汁液，直接敷在傷處或口服以醫治內外傷，但說也奇怪，這件事對我來說竟然再真實也不過了。

　　泰山的故事當然是虛構的，但這位原始森林裡的大夫所用的方法，難道有這麼難以置信嗎？我們只要平心靜氣想一想就會發現，從物質面來看，我們的生存空間裡所有的東西，都是從地球來的。打從人類的歷史萌芽之初，藥草和藥湯就一直被用來治病，而現代的西藥大多仍是從植物提煉而來的。雖然如今我們的藥大多做成膠囊型態，但即使經過精確的計量以及外表精美的包裝，它們的源頭仍是來自於大自然。

　　市售的茶飲經常含有咖啡因、可可鹼和丹寧，這些都有可能危害身體的健康。若以上的成分太強或攝取的量過高，則可能引發焦慮、失眠、心悸，以及破壞血糖的平衡。相反地，大多數的藥草茶都不含這些可能傷害身體的成分，甚至其中有些茶對治療乾癬還很有幫助。為此用途我推薦五種茶，這些茶為：1.美國黃番紅花、2.榆樹皮（以黑色的樹皮粉末或膠囊或口含錠的型態出售）、3.洋甘菊、4.毛蕊花、5.西瓜子茶。

　　有些皮膚科醫生會推薦烏龍茶來舒緩濕疹的症狀。皮膚學文獻（Archives of Dermatology）二〇〇一年一月期刊公布的一項研究當中，一百多位病患的報告指出，每天喝一加侖的烏龍茶可以大幅度減輕發炎和搔癢的症狀。

　　我建議病人持續照著指示喝藥草茶，同時也要相信只要這麼做，必然在乾癬的治療上會往前一大步。

注意：本章所提到的藥草茶在多數貨品齊全的健康食品店都找得到，或者，也可以向附件D裡詳列的供應商訂購。

番紅花茶

針對治療乾癬病患的番紅花是美國黃番紅花（carthamus tinctorius），而不是「正牌」或「西班牙」番紅花（crocus sativus），後者不只在西班牙有種植，亞洲西部、法國、澳洲和伊朗也有種植。大多數的人都會被西班牙番紅花的昂貴價格嚇到，其市價高達至少每盎司美金二十五元，這是因為每七萬五千朵花只能生產出0.4公斤重的成品。早在所羅門王的時代，其價值就廣為人知；三千年前，番紅花被用來加在油膏裡當染料，也用在希臘的大廳、宮廷和羅馬浴池當作芳香劑；今天，由於它昂貴的價格，通常只用在特殊的醫療用途，並主要當作香料，用在幾個特定的料理當中。

美國黃番紅花大多產於美國、英國和地中海沿岸的國家，常用來當作西班牙番紅花的替代品。對於乾癬病患來說，它比西班牙番紅花更好，並且只需要十分之一的價錢。

美國黃番紅花經常被當成藥方開給罹患各式各樣病症的病人，而不只限於乾癬病人。番紅花茶能發揮療效的病症主要有：乾癬、撕裂傷、排泄不良、吸收與排泄失調症以及消化性潰瘍。從這個清單中，我們可以肯定地斷定，番紅花可以在胃和腸道發揮療效，有助於緩解因消化道功能異常所引起的皮膚疾病。

需要注意的是，我不建議懷孕或計畫懷孕的婦女服用榆樹皮和美國黃番紅花草茶，因為在極少的案例中，它們疑似曾造成流產。

▌番紅花茶的做法

先把四分之一茶匙的番紅花茶置於杯中，然後倒入煮沸的水攪拌、放涼，濾掉花茶再飲用。記得，每次要服用之前才當場沖泡。注意：番紅花茶最好是晚上就寢前服用，但有些病人說他們也很喜歡白天時喝個幾杯。這種茶最佳的效果乃是清洗肝臟和腎臟，促進排

汗並加強腸道病變的修復。番紅花茶曾被稱為腸道的消毒劑，因此理當被視為治療養生法當中非常有價值的一環。這種茶應當要持續喝到直到皮膚恢復，或至少一週喝五次，之後再定期喝，目的是為了保持腸道的潔淨，以利適當的排泄。

番紅花水是番紅花茶的另一種做法，對於嚴重的乾癬案例也可能有幫助，其概念就是在病人的飲水中加入一些番紅花。雖然番紅花水不及番紅花茶來得那麼濃，但它的淨化功效卻是數一數二的。

番紅花水的做法是，將一加侖的水煮沸，加入一茶匙的美國黃番紅花茶，然後靜置二十分鐘，這個時間正好足夠讓水呈現出黃色的色澤。待冷卻，將花茶濾掉並倒入一個玻璃或陶瓷容器或原來裝水的加侖壺，然後放入冰箱冷藏，當作飲用水隨時飲用。我建議每天喝二到四杯番紅花水，當作每天六到八杯的飲水量中的一部分。只要病人遵守對治方案的其他規定，時候到了，番紅花水的淨化效果自然會產生出療效來。

若膝蓋或小腿有腫脹的情形，則減少一半的喝水量（包括番紅花水），因為這種症狀顯示所攝取的液體已過量，以致造成水分滯留體內。遇到這種情況應當向醫生諮詢，討論是否使用利尿劑來減輕腫脹。

偶爾，你也可能產生一種剛解尿完便馬上有尿意的感覺，這可能是歸因於番紅花茶的淨化效果。經過一段時間的沖洗腎臟，番紅花茶會讓大量的尿液不斷進入膀胱，飲用的人解尿的頻率會比以往來得頻繁，造成膀胱的內膜略為疲勞，特別是位於膀胱底部與尿道交接的括約肌處，進而造成受拉纖維受到刺激，產生了即使並沒有需要解尿卻有想要解尿的感覺。當這種情況發生時，停用花草茶直到症狀消除。

番紅花蒸氣對於治療臉上的乾癬，或許也能產生效果。雖然皮膚狀況較不常出現在臉上和手上，但乾癬發作在這些部位的案例卻為數不少。這種狀況很可能為病人帶來極大的焦慮感，畢竟這些部位很容易暴露在別人的眼光之中。頭和手暴露在陽光下當然能減少這些部位起疹的機會，但若日曬不足以至於這些部位發病時，我的一些病人

曾用臉盆裝熱水，裡頭用番紅花或洋甘菊浸泡，然後用一條毛巾蓋在頭上，頭俯向臉盆，讓蒸氣溫和地刺激臉部的皮膚，這個方法讓他們成功地把臉上的乾癬消除了。（此法與使用維克斯牌蒸氣藥Vicks Vapo Steam來去除頭部的寒氣類似。）

此法在一位病人身上更是發揮了奇效。蒸過臉之後，她在起疹處抹上蓖麻油過一夜，直到隔天早上再用古古皂（cuticura soap）洗臉之後，她看到了明顯的改善。然而，真正的復原乃是來自於整體的體內淨化，此案例中的病人證實了這個道理，她明白了蒸氣治療的效果最多只是暫時的，因此她在幾小時之內喝完半加侖的番紅花水。由於這個方法，排尿變得非常頻繁，她臉上的疹子竟然在一天之內便完全消除了！她把這個神奇的療效歸功給她所喝的大量番紅花水，因為肝臟和腎臟被全面地沖洗，幫助身體排掉了累積的毒素。這位病人的臉到今天仍是乾乾淨淨的，而這正是她想要的。

美國番紅花茶是最難找的茶種之一，即使在貨品齊全的健康食品店也是一樣。我建議我的病人與Baar Products或Heritage Store（見附件D）聯絡，直接向他們訂購。

赤榆樹皮茶

中國人利用赤榆樹的許多功效由來已久，他們認為赤榆樹皮是大自然最佳的鎮痛劑以及營養補充，並利用它來吸收體內的惡氣，藉著其溫和、舒緩的作用來治療腸炎（腸道的發炎）以及大腸炎（大腸的發炎）；加上它舒緩的、黏液的性質，可使排便較順暢、較有效率。

從以上的敘述，加上中國人的影響看來，我們可以下定論，赤榆樹皮可用來當作整個上、下腸道的腸內壁的保護膜，因此，不但可預防毒素滲出，也可促進已變薄且多孔的腸內壁的修復，並幫助排便。

赤榆樹皮茶的做法

將四分之一到半茶匙的赤榆樹皮粉倒入一杯溫水中，攪拌並靜置大約十五分鐘後再飲用。勿放置超過三十分鐘，以免變質。一大早需於早餐前至少半小時便飲用此茶。盡可能在實行養生法最初的十天當中每天都喝，接下來可減量到每兩天喝一次，症狀嚴重者除外，務必一直喝到皮膚的症狀消失為止。大多數的人認為將赤榆樹皮茶喝下去並不是難事，但若有困難的話，加入冰塊也許會有幫助。

另外，也可購買赤榆樹皮直接用嚼的。對有些人來說這並不困難，但大多數的人都覺得很為難，且認為不雅觀。另一個較可以接受且較方便的選擇，是在健康食品店或貨品較齊全的藥妝店購買Thayer's牌的赤榆樹口含錠。每天吃幾顆這種口含錠，也可以達到一樣的效果。

喝番紅花茶和赤榆樹皮茶的重要性，無論怎麼強調都不為過，尤其是對嚴重的或頑固的乾癬案例而言。這些藥草茶會影響整個胃部胃液的流動，並刺激腸道的內壁以促進已損傷的部位修復。

切記，我們治療乾癬的方法主要是建立在飲食、修復腸內壁並確保排便的順暢之上，因此，規律地服用赤榆樹皮粉，無論是茶或可嚼的口含錠，是療程中不可缺少的一環。我認為這應是強制性的，而且只有一個非常重要的例外：如前所述，懷孕的婦女或計畫要懷孕的婦女，應當避免喝赤榆樹皮茶或番紅花茶，因為它們或許會造成流產。

關於這些藥草茶，最重要的一個條件是，飲用不同的茶的時間的彼此間隔不可太短，這也就是說，喝赤榆樹皮茶和喝番紅花茶的時間，要相差至少八到十個小時。

注意：可隨你的意思把喝番紅花茶的時間與喝赤榆樹皮茶的時間對調，也就是說，早上喝番紅花茶，晚上則喝赤榆樹皮茶。也可以照著你的工作時程來安排。記得，喝這兩種茶的時間不要彼此太靠近，因這樣會抵消它們的療效。赤榆樹皮茶能包覆損傷的腸內壁，促進修復的功能；而番紅花茶可清洗肝臟和腎臟以及消化道。

▌迴腸炎與乾癬有關聯嗎？

我注意到有幾位迴腸發炎（腸炎）的病人，也顯示有乾癬的發病徵兆，這在嚴重的迴腸炎案例中特別明顯。涉及迴腸炎研究的醫生們認為這兩種疾病之間有關聯，但他們找不到原因。若根據本書到現在為止所提出的論述，可能的原因就呼之欲出了！若我一直以來所在研究的理論是正確的話，毒素是從腸壁滲透出來，並侵入淋巴和血液的循環系統的。造成腸壁崩壞的原因也會進而讓同樣的滲漏再發生，使得病人產生罹患敗血症（毒素在血液裡累積）的傾向，接著乾癬或其他的皮膚問題便自然接踵而至，因為身體會試圖自行將堆積的毒素排出去。迴腸炎，特別是嚴重的案例，幾乎都會損傷腸壁，如此更加強了我所提出的這兩種疾病的關聯的合理解釋。或許西方的研究學者應當考慮將赤榆樹皮茶用在迴腸炎患者的治療上，畢竟幾個世紀以來，中國人使用它都獲得了成功的療效。

洋甘菊茶

洋甘菊（Anthemis nobilis）茶是最古老、最廣為人知的家常藥方之一。洋甘菊生長茂盛，幾乎到處都見得到。大多數的健康食品店架上都有這種茶。洋甘菊茶偶爾也可以用來取代番紅花茶，因據信，這兩種藥草對身體的功用類似。

洋甘菊有無數的功效，包括解除腎臟、氣管和膀胱的問題，另外，洋甘菊與蜀羊泉結合作成藥膏，還可以消除瘀傷和扭傷。然而，洋甘菊最廣為藥草學家所使用的用法，卻是作為身體的滋補。它同時也是所有的藥草茶當中最芳香，也是口感最令人感到愉悅的。

如同前述，我的一些臉上有乾癬的病人曾用番紅花浸泡在熱水中，利用上升的溫和蒸氣包住整張臉來治療，而得到意外且可喜的療效。用同樣的方法但改用洋甘菊，也能得到相當程度的療效。雖然我也推薦洋甘菊茶，但番紅花茶更應當經常喝。洋甘菊茶的泡法與番紅花茶一樣。注意：若患者有豚草過敏症，則不推薦洋甘菊茶。

毛蕊花茶

　　毛蕊花（Verbascum thapsus）是我開給乾癬病人的第四種藥草茶。若買得到，最好是用新鮮的葉子來泡茶；若買不到，用乾的葉子也行。毛蕊花茶應在開始飲用赤榆樹皮茶大約十天之後，再開始喝。

▌毛蕊花茶的做法

　　揉皺或搗碎一茶匙的毛蕊花葉，置於杯中，接著倒入一品脫的沸水，靜置三十分鐘讓它浸泡。濾掉葉子，放涼之後飲用，不需要一次喝完，而是三到四個小時之內飲用完畢。

　　需要注意的是泡毛蕊花茶時，一定要使用一滿茶匙的葉子，並且飲用前一定要浸泡滿三十分鐘。該注意的還有毛蕊花和其他本章所討論用來泡茶的乾藥草一樣，都需要隨時冷藏保存。如果不這樣，它們可能會長蟲，尤其是夏天，即使包裝得很好也一樣。

西瓜子茶

　　西瓜（Cirtrullus vulgaris）子茶利尿的效果早就為人所知，數世紀以來被公認能有效地治療膀胱發炎。我建議病人喝這種茶來代替番紅花茶，以促進泌尿系統的清洗。西瓜子茶有市售，散裝或茶包都有。

▌西瓜子茶的做法

　　兩湯匙的西瓜子在一品脫的水裡煮五分鐘，加蓋靜置放涼，然後飲用。建議一次喝一杯，一天喝三到四次。

Chapter 8 脊椎的重要性

　　脊椎在乾癬診斷上的重要性遠超過一般人的想像。本章所討論的脊椎以及它與神經的連結，或許對一般讀者來說有點過於專業，不過我希望可以幫助其他的人，特別是專業人士，去理解為什麼凱西把整脊當作治療中非常重要的一部分。我的目標是為無論外行或專業的讀者，盡力提供一個簡單又清楚的解答。我盼望能鼓勵大家盡量積極地利用整脊，因此我會讓大家知道，整脊背後的論證是扎扎實實地建立在科學的事實上的。

　　若你很難看出脊椎跟皮膚病的關聯，那麼其他人也沒有好到哪裡去。有一段很長的時間，連我自己都不覺得它們之間有什麼關係，而我大多數的整脊同仁與醫療界的朋友也半斤八兩。然而，現今有一種接受萬物是一體的意識形態已經出現了，但這種一體的概念其實並不是新創，早在帕拉塞爾蘇斯（Paracelsus）、希波克拉底和畢達哥拉斯的年代，它便曾被討論並推崇了。但在我們現今的世代，這個概念又重新被喚醒，且通常被稱為所謂的整體論（holism）。如前述，當它被運用在保健上，我們會稱之為「整體醫學」。我承認，若沒有身體運作的基本了解，就想要理解健康與疾病的整體觀的合理性，那是幾乎不可能的。法蘭西斯·波廷傑在他的著作《身體疾病的症狀》裡提到：「疾病無法歸類為某種臟器的疾病，因為人體是一個單位，一個部位生病了不可能不影響到另一個部位，先了解一個器官與其他器官的關係，以及它與整個身體的關係之後，才有可能真正了解一個器官。」這個原則便是整體治療法的根基。

　　神經系統控制全身各式各樣的功能，是個很容易理解的觀念。若神經系統的運作失調，全身或某部位便會受到程度或大或小的影響。

　　既然我們最終的目標是要追根究底找到乾癬的根源，而我們的

理論又牽涉到腸道內壁的保養，那麼我們至少該探討一下它的神經連結，也就是找到它們的源頭，並了解若正常的神經脈衝被改變，會產生什麼樣的後果。

上腸道的神經脈衝由上背中央的脊骨（就在左右肩胛骨的中間區塊）發出，只要因受到直接傷害而傷到這些神經根，造成脊椎彎曲或半脫位（脊椎錯位），神經能量的正常神經流就會被干擾。事實上，凱西在他的一篇論述裡曾清楚地表示，即使只是半脫位都有可能造成乾癬，原因是受影響的神經或神經束影響了部分腸道的腸壁的血液循環，而阻礙了正常的循環之後，會造成這些腸壁的營養供應不足，最後終於造成這些腸壁的崩壞。結果會進一步使得毒素更容易滲漏，腸壁變薄不但可以預見，而且是早晚的事。用顯微鏡可以看得出來，腸壁的穿孔情況若嚴重到一個程度，毒素便能利用滲透作用，自由地進入淋巴腺和血管；若不阻礙這個「中毒」的進程，身體最重要的兩個過濾系統（即腎臟和肝臟）便會過勞，身體只好召喚第二順位的候補系統——皮膚，上場來執行排毒的工作，結果就是最後爆發出來的乾癬。

你的脊椎

只要對脊椎精細的運作原理進行探討，你便會發現你簡直是鑽入了一部神奇的活建築和運轉中的機器。每節脊柱與其他的脊柱的相對位置都不偏不倚，以便能發揮最大的力量和彈性；有時，又好似一位舞者在模擬蛇的蠕動一樣，這就足以把人類的脊椎提升到生物工程的奇蹟的等級了。再加上脊椎當中保護人體的生命線的重要功能——脊髓，你就可以看出端倪，究竟為何科學家估計竟需要一億年才能進化出人體機制當中的各樣性能。

在成人骨架的兩百零六塊骨頭當中，有三十三塊結構型骨幹，或稱脊椎，這三十三塊骨頭就是所謂的椎骨。與其他的骨頭比起來，椎骨算是比較小的，但它們的功用可是一點也不小。這三十三塊個體，各自獨特、設計精良的骨頭被歸類為五大部位，最小的骨頭組別

是頸椎，比起脊椎其他的部位，擁有較大的活動度。胸椎共有十二塊脊柱，建構了上背區，從頸椎的第七節以下開始起算。比頸椎來得厚重的胸椎也在所謂的關節面（articular facet）的骨頭連接處，負責固定肋骨的位置，而這些關節面就是所謂特殊的盤狀凹槽。接下來便是位於下背的五節脊椎，稱為腰椎，幾乎承受了全身的重量，每一節脊柱的關節面的位置都攸關於相鄰脊柱的相對位置，所以在所謂的脊柱半脫位和脊髓損傷上，占有極其重要的地位。

脊椎

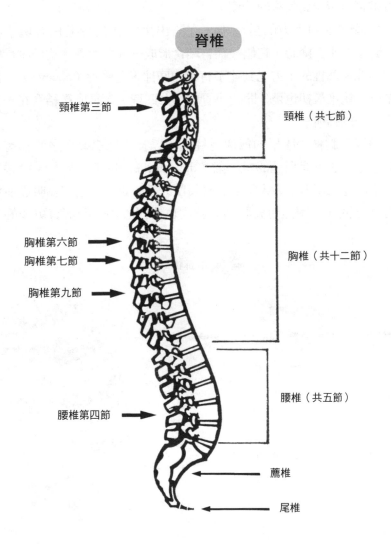

頸椎第三節 →

頸椎（共七節）

胸椎第六節 →
胸椎第七節 →

胸椎第九節 →

胸椎（共十二節）

腰椎（共五節）

腰椎第四節 →

薦椎 ←

尾椎 ←

成人的脊椎在四個地方有獨特的彎曲，然而剛出生的寶寶則只有一個連續的彎曲，即所謂的一般化凸面（a generalized convex）或稱為駝彎（kyphotic curve）。當孩子開始發育，出現低頭的動作之後，凸的頸部彎曲，或稱為前凸（lordotic）就出現了。類似的變化也發生在下背，造成腰椎的前凸彎曲。這四個獨特的脊椎彎曲在本書第139頁有圖示說明。注意：我特別指出了胸椎第六、七節、頸椎第三節、胸椎第九節和腰椎第四節，原因是由於它們的神經連結，這幾節脊椎直接牽涉到乾癬的治療。

　　位於腰椎的下方的是薦椎，在剛出生的嬰孩身上是五塊小椎骨，到了二十五歲時，它們最終會結合形成一塊楔形骨，位於兩片臀骨的中間。薦椎的下方已到達了脊椎的底部，是尾骨（coccyx），俗稱尾椎。尾椎最初也是分開的小骨頭（共四塊），長成後結合在一起形成單一的結構。

　　頸椎、胸椎和腰椎的每塊脊柱之間以及腰椎與薦椎之間都有專有的墊子，也就是所謂的椎間盤（the intervertebral disks）。這些墊子全部加起來便占了成人整條脊椎長度的四分之一，是專為吸震並避免脊柱之間彼此摩擦而設計的。它們也使得脊柱之間擁有更多的彈

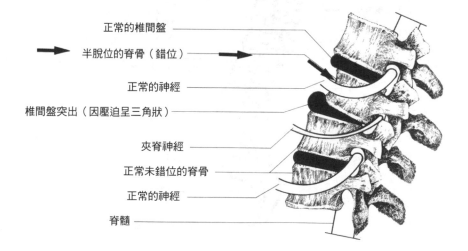

脊椎半脫位

正常的椎間盤
半脫位的脊骨（錯位）
正常的神經
椎間盤突出（因壓迫呈三角狀）
夾脊神經
正常未錯位的脊骨
正常的神經
脊髓

性，並讓身體的平衡得以改變，因它們相對較柔軟、較有彈性，能輕易地隨著姿勢的改變而調整。由於椎間盤隔開脊柱，因此也為源自脊髓的神經提供出口，使神經能毫無阻礙地在脊柱之間穿梭。這些出口稱為椎間孔（intervertebral foramina），它們的大小和形狀可能會由於受傷、姿勢不良、脊椎的缺陷或不明原因而產生不尋常的改變。

只要在一個出口有這樣的改變，便會使位於那個出口的神經根產生壓迫點或發炎。若從整脊的理論來判定健康與疾病，結論即這種所謂的半脫位的症狀是體內產生異狀的主因，甚至可能造成範圍極廣的症狀，從疼痛到生理功能的異常都包括在內。骨科醫學便是用「脊髓損傷」（spinal lesion）這個專有名詞來形容與上述基本上完全一樣的症狀。而兩種專業領域的治療基本上也是相同的：利用脊椎的矯正或操作治療（manipulation，一種古法）來消除壓迫點。

針對脊髓與腸道的神經連結去做精細的解剖學上的探討，對本書的目標並無助益。簡單來說，重點就是與上腸道，特別是十二指腸懸肌（flexure）處有關的神經分布（nerve supply），乃是源自於脊椎的背部中央處，主要相對應的脊骨是胸椎第六和第七節。

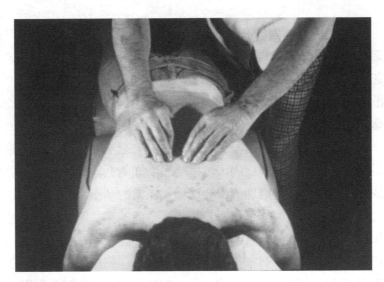

胸椎第六和第七節的觸診

皮膚的神經分布

　　你能相信脊椎矯正有辦法直接幫助皮膚的治療，並活化負責排便與中和毒素的器官嗎？我說：不但可以，而且已經是事實了，尤其是全身性的脊椎矯正。

　　皮膚是一個器官，事實上它是全身最大的器官。人體中每一個器官的每一個細胞必須接受電（神經）能量才能維持健康的狀態，這個器官也是一樣的。皮膚的確是有它自己的神經分布，而如同波廷傑所說的：「生理學家們到現在為止最多只能確定，皮膚的結構僅僅擁有少得可憐的神經，來接受從胸椎和腰椎骨上方三節而來的神經支配。」

　　因此，從胸椎第一節往下直到腰椎第三節，總共十五個脊椎節段當中，脊椎與皮膚結構的關係，是由這些脊骨之間發出來的神經所連結起來的。根據這個解剖生理學上的事實，脊椎矯正確實對皮膚的結構有益處，無論是否有皮膚病都沒有差別。

理論彼此矛盾？

　　到現在為止，對於我所說的，或許你會有一些疑問。以下在前幾章用大篇幅討論過的幾個假定似乎有彼此矛盾的地方：第一、乾癬是起因於上腸道的腸壁變薄；第二、是長期便秘引起的；第三、不良的飲食習慣也是元兇；而現在則是脊椎錯位。以上這幾點陳述的合理性難道都一樣嗎？難道沒有一個病因適用於所有的案例嗎？

　　讀者們必須明白的是，這些乾癬的各式病因可能彼此交錯。由於某種原因，所有的乾癬病人當中唯一明顯的共同變數，就是乾癬病人的身體無法在體內處理毒素的累積，正常的情況下能清除毒素的器官已經無法有效地運作，以至於皮膚—身體的第二道防線——被迫上場操刀。假若我們把乾癬定位成一種症狀，而不是一種特定的疾病，我們就不會去尋求一個單一的病因，而是去仔細檢視各樣的原因。病人累積毒素的原因該是由治療的醫生來判定的，只要醫生解開這個謎

題，就能明智地進行指定的治療。這樣，只要時間足夠，後續多半都會有療效出現。

整脊：基本原理和技巧

通常當人們在某個脊椎部位感到疼痛時，便會考慮找有水準的整脊師或整骨醫生來幫他們做脊椎矯正。這很好，因為大多數像這樣的案例確實需要矯正，並且若脊椎錯位是主要的病因，則問題幾乎都可以解決。

然而，很少人會明白特定的器官的功能也可能需要脊椎的矯正，尤其是腹腔裡的內臟，因為當一個或一個以上的器官運作不良，通常病人並沒有任何疼痛的跡象。當然，可能會有其他的徵兆，如黃疸、不適或頭痛，但人們不太容易將這些症狀與脊椎聯想在一起。我相信這就是為什麼有些病人無法理解脊椎矯正對乾癬治療有益處的一個原因，他們對於整脊師或整骨醫生在處理疼痛時所扮演的角色較為熟悉，而對於他們能矯正脊椎以釋放使腹腔器官能正常運作所需要的神經能量，較不清楚。若能很快地參考一下眾所公認的解剖和生理學課本，或許大家便能接受脊椎矯正在乾癬治療上確實占有極重要的地位，並且也能認同這樣的智慧。脊椎矯正對消化道、腺體中心和皮膚本身可能帶來的益處，的確值得大家認真地來考量。

想要嘗試去證明是否確實有半脫位的狀況，最後總是以挫敗收場，原因是，許多案例都無法在臨床時找到證據。然而，臆測是可以的，病人是否反應良好才是最重要的，說實在的，這也是病人唯一在乎的。波迪隆（J. E. Bourdillon），北美操作治療醫學院（North American Academy of Manipulative Medicine）的前院長以及位於英格蘭的格洛斯特郡皇家醫院（Gloucestershire Royal Hospital）的前顧問骨科醫生，在他的著作《脊椎操作》（Spinal Manipulation）中成功地提醒了我們，復健治療師的主要目標向來都只在於實際的療效，而不是科學的分析。現代對科學的偏重使得我們很容易就忘記：「只不過在幾個世代以前，醫學還只是門藝術，而大多數的醫學和外科治療

都是根據實務經驗的療效，而不是堅不可摧的科學理論基礎。」

為什麼脊椎矯正對於乾癬病人如此至關重要呢？因為它不但可以促進修復腸壁使其恢復到正常的完整結構，也就是解除病症的關鍵；此外，還可能達到乾癬病人最渴望的：永遠斷根。若整個乾癬的症候群是起因於脊椎半脫位，那麼，矯正這些半脫位就是為了對抗這個疾病所發動的第一波攻擊。因此，根據邏輯和理論，我的結論是，若病人做了必要的脊椎矯正並徹底實行養生法要求的其他所有的方法，永遠斷根是有可能做到的。

只有時間以及更深入的研究才能為達到永遠的斷根提供解答。然而，在實行這套另類的療法時，有一件事是可以肯定的，就是：若能成功，病人便知道他們從此便可以將病情控制住了。

脊椎的整復與電療

脊椎矯正（或脊椎的調整）可以追溯到古埃及的年代。這個古老的治療於一八九五年的現代再次被復興起來，始於愛荷華州達文波特的帕爾默（D. D. Palmer），有一次他幫一位名為哈維·利勒的男性徒手矯正了他的脊椎，並在進行操作療法時，治好了他的耳聾，在此之前，患者於十八年前一次跌倒之後，便為耳聾所苦。那次的事件，開創了現代的整脊運動。

有些人只是由於調整時所發出的聲音便反對整脊，因為聽起來好像醫生把骨頭弄裂了，即使他們並不是真的這麼做也一樣。那種「喀啦」的聲音是由於兩節脊骨輕微地移動所產生的真空釋放，而疑似存在的半脫位也因而能得到紓解。

應當調整並／或刺激的主要脊椎區域，如下圖示：

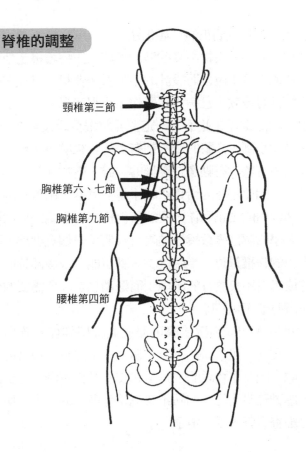

脊椎的調整

頸椎第三節 →

胸椎第六、七節 →→

胸椎第九節 →

腰椎第四節 →

　　即便不喜歡接受整脊的人也不約而同都很享受以徒手按摩或其他各種療程所帶來椎骨部位的刺激感。我所謂的療程主要包括三種：由醫生或助手所進行的電刺激，利用Morfan Master電動按摩器以及Oster手動按摩器。在有些案例中，這些器材甚至可以取代整脊且確實頗有療效，或者也可使用它們來配合脊椎矯正。使用這些器材的目的是為了刺激源自椎骨之間（尤其是胸椎第六、七節）的神經根，以及周圍的組織。

　　這些器材（電刺激器除外）一般大眾都很容易買得到，按摩器有許多品牌，品質不一，應當貨比多家，若能得到醫生的認可，則可購置於家中以供隨時取用。這是活化脊椎並刺激神經的安全方法，加上用起來確實很舒服！

近年來，脊椎半脫位矯正的「活化法」（activator method），在專業的整脊師和他們的病人當中受歡迎的程度，正持續穩定地成長。一個專門為紓解或解除半脫位而設計的手動機械器材，已經在許多案例中臨床證明相當有療效，且病人在操作上也很簡易。

　　脊椎半脫位的認定標準並不是一定要非常嚴重或甚至在X光片中顯明出來，光是微小到一公釐的錯位都有可能帶來劇痛。相對地，即使僅僅用最輕微的調整（有點像是輕輕的一聲「喀啦」），都有可能帶來症狀的解除，因此整脊的活化法越來越受歡迎，由整脊師使用活化器材執行一個輕微的矯正動作，便能獲得極不可思議的症狀解除。我還記得我在大學的解剖學教授曾經告訴我們，一個寬度比一張紙的厚度大不了多少的脊椎錯位（半脫位），就可能造成該部位的發炎反應，並引發造成患者不良於行的劇痛；而好消息是，所需要的也僅僅是微微地矯正調整便可以解除。

　　總之，脊椎的操作或刺激治療可促進並維持神經系統那極其重要的協調功能。因此，可想而知，若一個人得了乾癬，他必能從脊椎的調整得到益處，因為事實說明了腸道和皮膚結構本身，是由源自胸椎的神經來供應神經脈衝的。如同希波克拉底所說的：「一切疾病的根源，只要仔細查看脊椎就知道了。」

Chapter 9 外用藥

　　關於外用藥，只要抓一個重點，就是所有的外用（局部的）藥均只能治標，無法治本。就算它們有些在舒緩乾癬病人發炎的皮膚上頗有成效，卻仍無法處理到疾病的根本源頭。油膏和藥膏能讓皮膚變得較有彈性，使皮膚較不易龜裂和破皮，這一向是許多乾癬病人最頭痛的問題。這些護膚霜或油膏所帶來的一項附帶效果，似乎就是去除皮屑以及較不易產生新的皮屑。我個人則是相信它們能促進表皮細胞的修復，因為它們在皮膚病的發病處所發揮的療效，與在一般的傷口處的作用如出一轍。

　　沒有人能否認陽光和紫外線治療都對皮膚表面的疹子經常是有幫助的，也能使有些病人可以維持幾個月都不發病。然而，幾乎有為數不相上下的個案反而經歷了疼痛和病情回復的挫折，甚至比以往更嚴重的都常有所聞。病情回復的原因顯而易見，就是擦在皮膚表面的外用藥對疾病的根源無法發揮效果。

　　我建議用以下的方法來舒緩表層的皮膚，同時至少緩解幾個令人苦惱的症狀，尤其是搔癢。即使它們無法直接處理病症的根源，至少在體內主要的病因還未矯正之前，還可以發揮一點安慰的作用。經過反覆的試驗，我的病人選擇了他們覺得最有效的方法，在此我只提出使用方法比較簡易，以及較容易找到的產品。

- 橄欖油和花生油的混合油。
- 蓖麻油。
- Cuticura香皂、藥膏和洗髮精。
- 樹脂酚。
- 凡士林（白色）和新出品的凡士林可可油、Baker's牌P&S藥水、Ray's牌藥膏（髮線專用）。

- 維他命E。
- Epsom牌浴鹽或Dead Sea（死海）浴鹽。
- 煙霧浴或蒸氣浴，濕式三溫暖。
- 陽光或紫外線光。
- 用碳酸氫鈉（小蘇打）泡澡以及用Aveeno（艾惟諾泡澡劑）泡澡。
- 金縷油、李施德霖漱口水、針對生殖器部位的Glyco-Thymoline坐浴。
- 電刺激和超音波治療（由專業人員進行操作）。
- 用橄欖油和沒藥藥酒按摩。
- 親水性的藥膏。
- 居家復健治療。
- 有機的純椰子油。

橄欖油和花生油混合油

橄欖油與花生油以一比一的比例混合，是最能舒緩的方法之一（對花生過敏的病人則不可以塗抹花生油）。這種混合油可以用來按摩全身或單獨用在起疹的部位，能預防較乾燥的疹子產生破皮的現象。這種油在冬天最好用，因為室內使用暖氣的緣故使得濕度變得較低的時候；同時也最適用於頭皮，尤其當患者感到像被老虎鉗夾住頭那樣疼痛，而疹子外觀像白雪蓋頂那樣的白色，且外觀和感覺上，整個頭皮都布滿了突起的疹子的時候。

我建議在家時使用橄欖油花生油混合油可多過其他外用的油品，且應經常使用，因如同前述，它可促進表皮細胞的修復，增進皮膚的彈性，並且當在頭皮上塗抹時，也相對較容易清洗。使用的技巧請詳見第十二章。

若疹子較厚、外觀醜陋並布滿整個軀幹時，我建議病人將混合油徹底按摩深入起疹的部位，然後用像乾洗店裡那種塑膠袋蓋在軀幹上。在頭部和手臂處剪洞當作出口，把袋子剪到腰部的長度，然

後穿在睡衣底下。到了早晨，再把塑膠袋脫掉並丟棄。塑膠袋也可以用在大腿或整條腿上，但不可與軀幹同時使用，因為身體表面必須要有足夠的體積暴露在空氣中，以確保皮膚能呼吸順暢。無論如何，絕不能把塑膠袋或保鮮膜用在孩童的身上，因為有造成意外勒斃或窒息的風險。

即使是最嚴重的案例，一週兩到三次的塑膠袋療法通常也就足夠了。當然，若病情改善，便可以減少次數直到不再需要進行。類似的做法也可以用在手臂上，尤其是手肘；做法上唯一的差異是使用保鮮膜而不用塑膠袋，目的是為了要完全把皮膚密封起來。我發現這個方法可以有效地取代有些乾癬患者所使用的較精心製作的遮蔽衣（occlusion suit），塑膠袋或保鮮膜使用後即可丟棄且成本低廉。

有些患者認為直接把塑膠袋或保鮮膜蓋在皮膚上很為難，他們覺得很悶熱、易出汗，就是不舒服。因此他們在使用橄欖油花生油混合油或蓖麻油按摩手或腳之後，取而代之地戴上白色的棉手套或襪子；至於大面積如背、胸或腹部，他們則將油深深地按摩進部位的深處，等幾分鐘讓油吸收進去之後，再穿上一件外套式的襯衫或運動衫，然後去就寢。老實說，比起把塑膠袋或保鮮膜直接蓋在油上面的那種年代久遠的方法，我還是較偏好這種方式，再怎麼說，這種方法舒服多了，布料也能讓皮膚較容易呼吸，且較沒有束縛感。然而，兩者之間的明顯差異，就是棉製衣物無法用後即丟，使用後得洗衣服就成了必要的例行公事，但許多患者仍覺得使用棉製衣物來取代保鮮膜的好處，還是遠遠大過於洗衣的不便。況且白色棉衣也不含有色衣物所含的染劑，因此較不會刺激皮膚。

清洗油漬的衣物有一個妙招，就是在洗衣機運轉時，於水中加一杯碳酸氫鈉（小蘇打）增強去除油污的效果。想當然，同一個洗衣槽裡應當只放沾染油漬的衣物，這可能代表你得在髒衣籃裡累積幾天沾染油漬的衣物，才能進行洗衣。要知道，無論洗得多徹底，衣服或床單上一定仍會殘留些許的污漬，因此患者不該用他們最高級的衣物或床單來做這個治療。

使用橄欖油花生油混合油唯一的缺點就是，你可能會聞起來像

盆沙拉！雖然我比較偏好無香料的版本，但市售有一種添加令人愉悅的杏仁香氣的橄欖油花生油混合油，用起來的確很不一樣，可透過Baar Products和Heritage Store訂購（參見附件D）。

蓖麻油

大多數的人並不知道蓖麻油妙用無窮，不僅內用可當作天然的瀉藥，蓖麻油外用於幾種看似無關的病症上，也非常有效。我曾經成功地將它運用在治療病毒疣和運動傷害的扭傷和拉傷上，甚至有一次我自己腎結石發作也用它來治療。

在乾癬的治療上，蓖麻油應當被拿來當作外用藥，特別是用在厚重的、界線分明的疹子上（參見照片區的J. R.的案例）。蓖麻油應選購「冷壓」的特級油（cold-pressed AA-USP），可透過Baar Products和Heritage Store訂購。蓖麻油的最佳使用方式是將大量的油輕柔地按摩深入起疹的部位，靜置一晚或至少幾個小時。由於蓖麻油的濃稠性質，並不適用於頭皮或用來按摩全身，因為清洗相當困難；然而用在較小、界線較分明的疹子上，則最為有效。

有幾種組合方式，可以讓蓖麻油的效用更上一層樓。將蓖麻油揉深入起疹處，然後即刻在上面塗抹樹脂酚，幫助緩解起疹處的搔癢症狀。將蓖麻油和小蘇打調和成藥膏，然後按摩深入厚重、脫皮的後腳跟或其他結厚痂的起疹處，此法已經在許多病人身上展現了絕佳的功效。然而，若皮膚有破皮的現象，則應等癒合之後再使用，因為這種組合的藥膏可能多少有點腐蝕性，若在這種情況下，則可用橄欖油花生混合油或者純蓖麻油來取代。其他可舒緩的外用藥還有凡士林可可油和椰子油。

Cuticura香皂、藥膏和洗髮精

Cuticura香皂、藥膏和洗髮精是現存最古老的沐浴用品，這種香皂在我的養生法中被廣泛地運用在乾癬的治療上。如前述，只有當病

患對其中一種成分有過敏反應時，我才不會使用它。Cuticura藥膏對於大面積的乾癬向來都非常有效，特別是尋常性的乾癬，其特色是界線分明且從皮膚的平面上突起（黑色棘皮症scanthosis）。此藥膏可以單獨使用或與蓖麻油配合使用，使用時以保鮮膜覆蓋在起疹處是必要的，以免弄髒衣物或床單，而這種組合很容易造成嚴重的污漬以及褪色的現象。威廉‧卡爾蒙先生，其案例詳述於第二章，曾因大面積地使用Cuticura藥膏與蓖麻油的調和油而獲得極佳的效果。Cuticura洗髮精對頭皮經常是有效的，但可能需要透過當地的藥局或Baar Products才訂得到貨。

樹脂酚

我建議使用樹脂酚來預防搔癢。如同前述，若找不到Cuticura藥膏，我發現樹脂酚與蓖麻油的調和油相當有效。現今止癢的產品琳瑯滿目，我建議大家只要有效的都可以使用。

凡士林、Baker's P&S藥水和Ray's藥膏

這三樣產品可沿著髮線，塗在長在頭皮上小小的、界線清楚的疹子上；長在耳後的則用凡士林、Baker's P&S藥水和Ray's藥膏。雖然成分差異頗大，但用在這些部位上卻都有效，而且屢試不爽。

維他命E的用法

雖然先前並沒有提到維他命E與乾癬的關聯，但有一位病人曾嘗試著把它揉進嚴重脫皮的部位，她使用液態或霜狀的維他命E，結果得到了令人振奮的療效。

那位病患說Cuticura藥膏的確能讓皮屑脫落，但使用維他命E較不需要那麼激烈地推揉，就能讓皮屑較快速地脫落，並能使疹子較快速地分裂。她只用維他命E霜（5,000 IU），而且每天睡前再也不用

塗抹油膏或藥膏了。維他命E的性質能預防疹子增厚，容易塗抹，相對較便宜且幾乎沒什麼味道。另一個好處是它也能讓皮膚整天都保持柔軟。親水性的藥膏經常也有類似的功效。

Epsom和Dead Sea浴鹽

Epsom浴鹽是大多數病人能容易購得的最有效的清潔用品之一。泡澡用的水必須是讓人舒服適溫的熱水，浴缸裡水的高度要足夠讓全身脖子以下都浸泡其中。水裡應加入大約1.8公斤重的Epsom浴鹽，對大多數乾癬案例來說，僅僅用一、兩杯是沒什麼效果的。若使用Dead Sea浴鹽，則在舒服的熱水中加入一杯半便足夠了。

我建議在浴缸裡浸泡約二十或三十分鐘，並在水冷卻時不時地加熱，最好把溫度維持在攝氏41.1到42.2度之間，但以你所感受的舒適度為主。盡可能至少每週泡兩次這樣的澡，之後再好好地用橄欖油花生油調和油按摩一番，然後再去就寢。

然而，使用者仍須留意觀察以預防意外。若有以下的情況，則不可使用Epsom浴鹽：

- 有心臟或血壓的問題。
- 皮膚有破皮或敏感，以至於對鹽產生火燒般的疼痛感。
- 使用者單獨在家（有頭暈或暈眩的狀況）。
- 若年長或患有關節炎，而沒有人可以協助進出浴缸者。

重點是要「謹慎」，只要有好的判斷力，不要在匆忙中進行，Epsom鹽浴可以說是乾癬病人所能經歷的最舒緩、最溫和的清潔方式。我總是堅持病人一定要留意預防措施，好讓他們能安心地享受。

煙霧浴和蒸氣浴以及三溫暖

這個主題已經在第五章相當深入地討論過了，我在這裡再提出

來，原因是它也可歸類為外用療法的一種。在本質上，你可以將煙霧浴或蒸氣浴想成是一種幫助體內淨化的外用法，因此我認為在這兩章中都討論到這個療法是適當的。

陽光和紫外線

天然的陽光是對乾癬病人最好的紫外線來源，但有兩項規定需要遵守：絕不能曝曬到曬傷的程度，以及絕對不要在早上十一點到下午三點之間做日光浴。考量到近年來氣象學家對於太陽黑子活動增加以及保護地球的臭氧層遭到驚人的破壞所發布的警告，這些規定適用於每個人，並不限於乾癬病人。更多的太陽黑子活動意味著更多的輻射光進入大氣層，造成更多的皮膚癌案例。不要想一次攝取過多的陽光，即使避開白天的時段也是一樣。

由於大家對陽光的敏感度不同，我們無法確切地說究竟多少才是曝曬過度。十分鐘對某人或許效果不彰；卻可能把另一個人給曬傷了。若使用防曬乳，則SPF值至少要十五以上，並塗抹在沒有疹子的地方。在北方的海邊如北大西洋的海岸曬十分鐘，跟在熱帶豔陽下如加勒比海曬十分鐘，差異簡直南轅北轍！漸進式的曬法是最安全的，只有時間與經驗能告訴你最適合的做法。若對你來說，出門曬曬太陽只是時間早晚的問題，那麼就快點出來吧！

若真的曬傷了，我建議塗抹Glyco-Thymoline、稀釋的蘋果醋水，或任何臨床證明有效的曬傷專用乳液。雖然稀釋的蘋果醋水已經臨床使用有療效，但我不會把它用在有破皮的疹子上，但若用在沒有疹子的地方，其效果簡直有如神助。最好先小範圍地試用再觀察反應。一如往常，我仍盼望大家謹慎行事，畢竟有些人仍可能會有不良的反應。

最重要的是，要運用個人的判斷力，例如對陽光格外敏感的人就該避免讓自己的皮膚暴露在陽光底下。然而，只要穿件輕薄的外套，陽光中的紫外線對乾癬病人卻是有益的。即使對陽光不那麼敏感的病人，也該小心避免過多的曝曬，應當謹慎地選擇一天當中最合適

的時間來做日光浴。一般來說，在乾淨的海水中游完泳之後，再適度地曬曬太陽，我認為這是對乾癬病人最有益處的體外治療。

人工紫外線

出乎意外地，我在治療乾癬病人的時候，幾乎都不用紫外線體外療法。對於家中有紫外光設備的病人，只要照著皮膚科醫生的醫囑並遵照正確的指示進行，我並不反對他們使用。但即使一切都照著以上的條件，危險性仍然存在。在幾個案例中，病人過度使用家中的設備造成了最嚴重的反應，症狀是眼皮腫脹、皮膚產生超敏反應、嘴唇腫脹，數天之後症狀才會消除。

雖然日曬沙龍在美國的生意蒸蒸日上，民眾應當認清可能潛在的危險性。美國醫學會（American Medical Association or AMA）在一九八五年所出版的學會刊物當中的一篇文章標題為「AMA關於日曬機的警告」，文中對美容日曬機的使用提出警告，該文並聲明AMA的立場為：

美容日曬並沒有任何已知的醫學效用……AMA科學委員會引用一項近期的研究，該研究的結果斷定，即使是從最新、最安全的儀器中發射出來的紫外光輻射線，對人類的健康仍沒有任何已知的效果，反而有潛在的危險性。報告指出短期和長期的曝曬會造成皮膚變質，降低皮膚對疾病的抵抗力，造成皮膚的退化以致較易形成惡性腫瘤。

無論是乾癬病患與否，凡被日曬機一窩蜂的流行風潮影響的人，都該留意這些警告。

碳酸氫鈉（小蘇打）和艾惟諾泡澡劑

一般的癢或搔癢症是乾癬病人最常遇到的惱人問題，尤其是治

療的最初階段。病人千萬不能做的就是抓癢！因為帶來的後果只有更嚴重的刺癢、流血、造成感染的可能性，並產生新的乾癬疹子。

許多案例中，在一缸適溫的熱水裡加入大約0.4公斤重的小蘇打來泡澡，臨床證明對於解除搔癢非常有效。有時，我也建議在泡澡水中加入0.9公斤重的小蘇打。並不是每一個案例都一定有效，但這種不花錢的做法當然值得一試。另一個產品是艾惟諾泡澡劑，它的成分以燕麥為基底，也是將其倒入裝好水的浴缸中來使用，效果大致上很不錯，此產品在美國的藥局均有販售。重點是，每一個病人都應當找到自己適用的產品來加以利用。以小蘇打調和蘋果醋做成膏狀來敷在界線分明的疹子上，通常能解除搔癢。

最有趣的是，至少有一位病人曾在一杯開水中加了一茶匙的小蘇打之後喝下去，全身的搔癢幾乎即刻解除，他來電告訴我這個經歷，他說他喝下水短短的幾分鐘之內，原本難以忍受的搔癢即刻就減輕了。無庸置疑，他的體內產生了化學變化，碳酸氫鈉使得身體較偏鹼性，或至少中和了他全身系統裡的酸性。無論如何，這種方法無害且非常有效，對全身性搔癢發作的病患可能會有幫助。

金縷油、李施德霖漱口水和Glyco-Thymoline漱口水

乾癬病患進行煙霧浴時可添加金縷油來增進療效，用法如同前述：取半品脫的水加入一湯匙的金縷油，放在蒸氣櫃裡。除了幫助排毒之外，在煙霧浴的水裡加入金縷油還能帶來附加的效果——解除搔癢。有時候，當你無計可施之際，直接將它塗抹在搔癢的部位也能緩解。以棉花球來塗抹，若無開放性的裂口則用手指或手掌直接抹在皮膚上。

李施德霖漱口水是最暢銷的喉嚨消毒水，當搔癢難耐時，可將它用在頭皮的部位。用法是直接灑在較小的疹子上，或用溫水稀釋（大約一公升，水與李施德霖漱口水的比例是八比二），洗髮之後用它來沖洗。

Glyco-Thymoline是一種紅色的鹼性漱口水，在市場上已經銷售

許多年了。可以請美國當地的藥局代訂，或透過本書附件D所列的廠商訂購。可以直接把它擦在皮膚上來緩解搔癢或曬傷，也可以稀釋後用在洗頭時最後一次的沖洗。有人也建議用Glyco-Thymoline來當作鹼性飲品兼腸道的消毒水，大多數患者會於睡前在一杯水裡加入四、五滴之後飲用。凱西的資料裡將它當作消化道的淨化劑開給病患使用，乾癬病患，尤其是乾癬性關節炎的患者特別適用，通常一週五天於晚間服用。

▌生殖器部位的乾癬或濕疹

長在生殖器官的乾癬的疹子或濕疹的皮疹，可能是人所能經歷最刺激、最不舒服，且最令人痛苦的煩惱了。我們發現臨床使用Glyco-Thymoline或Lavoris（兩者都是漱口水）來進行坐浴，是所有外用藥中最有效的。依病人的體型準備一個裝滿溫水的臉盆，大約七分半滿，放在空的浴缸裡，然後加入一杯Glyco-Thymoline或Lavoris漱口水，病人隨後坐在臉盆裡，將整個生殖器的部位泡在水裡大約十到十五分鐘（年長的病人可能需要協助）。之後病人起身並將浸泡部位擦乾，不必沖洗，十五至二十分鐘之後，病人可以沖澡。（Glyco-Thymoline可向本書附件D所列的廠商訂購；Lavoris則在美國大多數的藥局均有販售。）

電刺激和超音波

這裡我所說的電刺激是指一種復健治療器材——肌肉刺激器所發出的電刺激。此種治療僅限定由復健師進行，主要將電刺激施放在直接與乾癬有關的脊椎部位，也就是頸椎第三節、胸椎第六、七、九節，以及腰椎第四節（參見第八章）。

藉著貼在這幾個特定部位的小型電熱墊，脈衝可以刺激從這些脊骨之間發出來的神經根，促進並確保連結到相關的淋巴和內臟的神經流的順暢。這種治療很溫和、放鬆，而且一般來說對全身都有幫助。此治療與脊椎矯正連同沿著脊椎的深層按摩，是我所知道最棒的

自然療法，不但可確保神經流正常地傳導到內臟，也可促進皮膚本身的健康。

史丹佛大學所做的研究顯示，利用超音波增加身體的熱度（控制之下的高體熱）能促進乾癬病症的消除。這類治療的理論完全建構在熱對乾癬病人有明顯的益處上，因為乾癬的症狀通常在夏天會逐漸好轉，到了冬天則會惡化。這種治療似乎用在較小、較侷限在一定範圍內的疹子最為有效。

我主要將超音波用於疹子長在手掌上的案例。有時，病人的手掌因為脫皮、僵硬並龜裂，而使得皮膚增厚到像大象的皮膚那樣。治療做法是將病人的手浸泡在裝著溫水的臉盆裡，再進行超音波治療，如此能讓長著厚厚的繭的手掌軟化，使得接下來在家裡進行的油／電連指手套的治療（參見第十三章）更有療效。這類的治療應同樣地限定由復健師或受過訓練的復健師的助手來進行。我會在這裡提出這個治療，是為了那些有機會使用超音波設備的醫生，因為他們可能並不清楚此設備對這類患者的療效。將凡士林可可油按摩深入手掌之後，套上白色的運動襪，然後靜置一夜，也非常有效。

用橄欖油和「沒藥藥酒」（Myrrh）按摩

橄欖油（加熱過的）和沒藥藥酒以一比一的比例混合之後，用於腹部做徹底的按摩，這可能是治療乾癬病人最有效的方法之一。按摩應集中，尤其是沿著右腹部，這個部位通常是宿便最容易累積的地方。按摩的路徑應從下方開始，沿著右邊往上到胸腔的右下緣，接著往左（慢慢地）橫跨胃的部位到腹部的左側邊緣，然後往下（慢慢地）沿著左邊一直到恥骨區。這個動作一路沿著結腸的走向，因此能幫助累積的毒素從消化道排出去。若能做得徹底，一週按摩一次大致上便足夠了。從右到左以畫圈圈的方式慢慢地按摩，不但能促進結腸的蠕動，也能刺激上腸道的血液循環，而這正是變薄的腸壁的所在之處。

當我的病人無法找到人幫他們按摩時，我會做示範教他們如何

自行按摩。我要他們仰躺，屈膝（以放鬆腹部），讓他們照著上述的方式進行。若病人有腸蠕動緩慢的問題，那麼這種按摩無疑一定可以促進他的腸蠕動，使他受益。

親水性藥膏

除了以上曾提到的外用治療方法之外，我臨床上使用親水性藥膏，發現它在舒緩界線分明的疹子上，療效相當地穩定，因此理當也該把它列在這裡。跟Cuticura藥膏一樣，只要把這種藥膏揉進疹子的深層就可以，並沒有沾染污漬的問題。使用時要避開眼睛的周圍，並且只限於外用。此乃非處方藥品，任何一家藥局都可能買得到，或可請藥局代訂。我建議病人使用非美國製藥的（有標示non-U.S. Pharmacy或non-USP的），這種藥膏比較軟，狀似奶油〔標示有「與USP不同」（Differs from US）的字樣〕，我發現這種藥膏用在有傷口的疹子上相當有效，但屈曲性乾癬則無效，因這類的乾癬好發於不同部位皮膚交會的地方，如腋下、乳房下皺摺，以及臀肌摺，而這種藥膏似乎會刺激這些部位，原因為缺乏通風的條件，因此這些部位一定要保持乾燥。在有些案例上，我發現嬌生以玉米粉或滑石粉為基底的嬰兒爽身粉有效。

這種親水性藥膏若硬化，可用半罐的水與一整罐的藥膏調和，然後以果汁機用高速運轉直到其質感貌似刮鬍膏，如此就會變得較容易塗抹。隨後可以把藥膏裝在較大的容器裡，或分裝成小罐，經這樣處理的藥膏可用在身體較大的部位，且較容易保濕。若買到的是較軟且狀似奶油的藥膏，則不需要再加水調和。

只要有耐心必有回報

乍看之下，以上所有的應用和方法好像都很麻煩也不容易記得，事實上，它們一點都不會。一旦患者把所有的材料都備齊了，方法也明白了，應用起來就很簡單了——加上還有一個好處，就是患者

可以在自己的住處進行。沒有什麼比不用一週跑乾癬治療中心三、四次更好的了，尤其是當乾癬中心離家有一段距離的時候。這些產品的費用很低，而且幾乎沒有任何的副作用。一段時間之後，大多數的人會發現他們不再需要所有的治療了，並且還可以選擇針對他們的病情和條件的療法來進行。

我認為外用療法可以幫助清除身體的皮膚病變，因為乳膠（emulsions）尤其是較厚重的藥膏，可以把毒素逃出去的通道封住。我注意到這些乳膠與任何材料配合使用時，可以安全地封住疹子。同樣地，界線分明的疹子在擦上化學成分截然不同的外用藥相混的藥膏之後，通常也會迅速地消除。舉例來說，表層焦油衍生物（surface tar derivatives）的療效良好是廣為人知的，但蓖麻油、橄欖油和花生油、維他命E霜和維他命D霜也同樣有效。你還可以在這類「密封劑」（sealants）的清單加上黏性膠帶呢！它們確實多多少少都能產生療效。其使用的方法、副作用或便利性各有不同，正因如此，每個人都能找到個人偏好的選擇。

當使用這些療法的時候，應切記的是，體內的毒素好歹仍得出去，而除非排毒的正常管道是暢通的，否則身體會在其他的皮膚部位開發出新的排毒通路。（要堅信這個理論，即毒素正在利用汗腺當作逃出體外的通路，這個事實意味著毒素於逃離的過程中引發了疹子的形成。）

也正因為如此，整體的治療才會如此至關重要，因為整體的治療當中，身體所有的部位與功能都會成為考量的因素。適當的排便最為重要，再來是兼具淨化功能和營養的飲食，至於有舒緩作用的油膏和藥膏則能讓毒素終究因為排便系統功能的改善而消退，最後進而消除，因此對於預防疾病的擴散有幫助。

在家也能做的復健治療

常有人問我，尤其是認真的病人，是否有復健治療的設備可以在家使用並且有療效呢？確實有幾款可以用，它們或許能有相當的

療效。

　　我認為當中最重要的有五種：

　　1.漩渦浴——內建式浴池或手提式可附著在浴缸邊或平放在浴缸底部產生氣泡的設備。也有較小、獨立的裝置供手腳專用。

　　2.蒸氣浴櫃（家用）——　主體材質是纖維玻璃，附件是不銹鋼和鋁的材質。病人舒服地坐在設備裡，關上門，但頭部總是暴露在外面的。（注意：使用漩渦浴設備或蒸氣浴櫃的注意事項，跟使用Epsom鹽浴或專業的蒸氣浴並無差別。）有心臟病的患者不得使用此項設備。

　　3.電熱帽、電熱連指手套和電熱靴子——個別可以用來治療頭皮、手和腳，並與各式各樣的油品配合使用。

　　4.加濕器——冬季的月份專用，目的是在中和室內人工熱氣所造成的乾燥空氣。加濕器對於預防或解除冬季搔癢症（asteatotic，乾燥性皮膚炎）非常有效。（注意：本設備的內外必須經常徹底地清潔，因為可能會孳生孢子，若不慎吸入可能會引發嚴重的呼吸道疾病。）

　　5.紫外線燈——參照病人的皮膚科醫生的指示加以使用。

　　另外，每一位乾癬病人都該預備一部果汁機和一部攪拌機來製作新鮮的蔬菜水果汁；再加上家常用的灌腸設備，尤其是有便秘問題的患者，一天當中於就寢之前至少總要解便一次。

　　以上的設備一般大眾都買得到，且價格微不足道，對住在沒有專業服務的偏遠地區的患者來說，只要他們能謹慎使用合宜，這些家用的設備簡直是天上掉下來的禮物。身為物理治療師，我認為病人所需要的正是這些設備。我再重申一次，若你所考量的是能夠在自己家中隱密又方便地進行治療，那麼這些產品便更值得你去考慮購置了。

穿戴人造纖維衣物的後果

本書先前有關濕疹的章節裡曾提到，穿尼龍或人造纖維內衣的病人，有時會對這些布料產生不良的反應，尤其是當他們的皮膚才剛剛恢復之際。有一位病人正當恢復情形非常良好的時候，回診時卻整個軀幹都紅腫起來。看起來好像是病情急轉直下，然而在我仔細檢查並問診之後，我發現在她身上有極其明顯的邊界線，與她所穿的泳衣完全吻合。原來就在皮膚病發作之前，病人曾穿過一件尼龍泳衣。我也曾在一位病人身上看過同樣的反應，這位病人正是穿尼龍或人造纖維製成的緊身衣。邊界的線條實在太明顯了，那是因為皮膚在人造布料底下無法正常地呼吸，所以我斷定確實是這些布料引發了不良的反應。也因此，我建議大家只穿棉製的內衣和泳衣，人造纖維的含量越低越好，最好是選擇以棉為主要原料的產品。自從這個發現之後，我給這位病人的建議果然幫助了她，其他幾位病患也同樣受益了。

除此之外，沖個冷水澡或以冰塊放在小部位也能解除搔癢。有些處方藥和非處方的產品也聲稱能止癢，但只要有效的就會有效！以上的非處方產品是我曾推薦過的，請記得，只要體內淨化的過程開始起作用，第一個消失的症狀就是擾人的搔癢，而這便是療法起作用的第一個徵兆。

沒有什麼能取代時間

我堅持我的病人一定要把一件最重要的事謹記在心，那就是此療法並非療效神速的療法。若你覺得我碎碎唸，這正是我的本意，因為除非根本的病因消除，否則乾癬是不會好的，而既然根本的原因是體內毒素長期累積，那麼清除這些毒素當然不是一蹴可幾的。實行此養生法極其重要的一件事就是要給時間一個機會，否則，所有的努力都是白費。若想要獲得療效，紀律絕對不可或缺，但此養生法或許也沒有大家所想像的那樣嚴格。

我的一位病人用以下既簡潔又有智慧的說法，來總結實行養生法能竟全功所需要的態度：「只有在使用對治方案成為習慣時，才算是有紀律，接下來它就成為你的生活了！」

Chapter 10 正面的思考：心理層面

　　曾有人問阿爾伯特‧史懷哲：「現代人究竟是怎麼了？」他的回答尖銳並切中重點：「人類根本沒有在思考！」當然，並非所有的人都是如此，但這句話又引向另一個問題：那些有在思考的人的腦袋裡到底在想什麼呢？他們的思想是建設性的，還是毀滅性的呢？你知道嗎？他們的思想本質就建構了他們所身處其中的世界，不管他們信不信，他們的身體和客觀環境，其實就是他們窩藏在裡面的思想的終端產品。

　　哲學家詹姆士‧艾倫（James Allen）在他的經典著作《意念的力量》（As a Man Thinketh）裡說：「所有關乎靈魂的美麗的真理當中，最令人喜悅、最有功效的，從神來的應許和信心不外乎這個：人類是思想的大師，性格的鑄模，以及條件、環境與命運的製造者及塑造者。」

　　當一個人能在相當程度上了解他有選擇自己的思想的力量時，卻仍無法選擇建設性的思考途徑，那就只能說這是個愚昧的人。反之，若他能秉持這樣的理念並相信思考的創造能量，這人終究會在他人生的各方面得到益處與改善。每個人都有自由意志的選擇權。

　　為了實現健康、美好的、值得我們珍惜的人生，我們到底該做些什麼呢？我們必須練習「正確的思考」。正確的思考意指選擇一種對個人有益，同時不傷害到他人而特別設計的一種思考模式。有時，光是我們的思想裡一個細微的改變就能帶來不可思議的結果。譬如，正常的情況下，沒有人想要生病，但你若說或思想這句話：「我不想生病。」那麼你的思考焦點就是疾病，你就有可能把疾病帶到自己身上，因為你想成為什麼樣的人，就真的會成為那樣的人。正確思考的差異在於你不對自己說：「我不想生病。」因為這是個否定句，而是要說：「我很健康！」這個正面的、建設性的現在式肯定句。若這樣

的肯定重複說得夠多，它終究會進入你的潛意識裡，進而在你的生活中實化出來。本章後段的「愛彌爾·庫埃（Émile Coué）的心理方程式」中，會再針對這個主題進行討論。

湯瑪斯·特洛沃德的智慧

　　湯瑪斯·特洛沃德（Thomas Troward）是鼓吹思考力量的世界領導者，他也主張並教導如何運用思考的力量來為我們效力。他在二十世紀初寫了七本書均著墨這個主題。其中《愛丁堡心理學講座》可能是最暢銷的一個版本，內含一篇演講稿，總結他所謂的「因果關係」（Train of Causation）。我在此加以闡述：**一切都是從一個情緒上的感受開始的，進而產生一個想法；接著由我們的判斷來決定是否去實**化這個想法。一旦這個想法被我們的判斷認可之後，想像力就開始以視覺化的方式來運作這個已成形的想法；接著，我們就行使意志力來守住這個具體化的想法的畫面，直到它在我們的生活中成為實際。

　　特洛沃德所形容的因果關係對於乾癬病人之所以重要，是因為它透過讓病人的思想定焦在他們的皮膚已治癒的這個想法上，並好似儼然已成為事實那樣地形象化那樣的景象，來促進治療的過程。凡徹底實行其他所有的療法的病人，再加上這個形象化的力量的幫助，都在擺脫這個醜陋的皮膚病的努力上大有斬獲。需要克服最大的障礙是患者的不耐煩——除非他願意給這個療法一段時間，否則結果就是失敗。

　　特洛沃德強調，當一個意念在我們的心思裡開始啟動，這個往前運行的動作就會繼續，直到目標完成；除非我們自己發出相反的、衝突的想法來中和或終止這個原始的意念。

　　沒有什麼比這更清楚或更簡單的了，一切都是從意念開始啟動才開始的。持定這個觀念，等時候到了，你就會以一種無法意會的方式突然地想通一切。不要想用純理性探討的方式去試圖了解這個過程的運作模式，這會讓你更糊塗，不但不可能也不需要。因果關係是全人類共通的，我認為它是發人深省的陳述：「人生而平等。」的唯一

解釋。當我再加上以下的說明之後，我自己又有更進一步的理解了：「唯有所有的人都了解，他們擁有隨意操控的意念力量來啟動一切為他們效力之後，人才是真正生而平等。」

據特洛沃德所稱，全宇宙的力量會集中起來，使一個人類個體的意念能具體實現。因此，軍閥、封建時代的國王、早期的教會官員以及自己黃袍加身的獨裁者都要壓制他們的人民，不是用武力，就是用神的預旨，他們的目的是要預防人民思考！美國用了區區兩百年的時間（跟其他的國家相比）就成了地表最強的國家，其原因就是人民有思想的自由。

你可能會問，這跟乾癬有什麼關係？若你知道我們在說的就是一個原則，你就會知道其實兩者間關係重大，這個原則就是「意念即事物」，而你有力量能啟動讓一切事物都具體化的宇宙力，包括你的健康在內。

讓我們把特洛沃德的「因果關係」實際運用在治療乾癬的原則上吧。

思考的過程

思考的過程從想要擺脫這個疾病的感覺或感受開始，一種欲望也會隨之建構起來。接著，我們心思的機器裡的另一個部位「判斷」開始啟動，也就是說，你必須決定你是否真的想擺脫乾癬。（有些人並不想。）若根據你的判斷，你確定：「我想要把乾癬治好。」如此你便確立目標了。現在，要如何達到那個目標呢？藉著在心思裡想像它已經達成了！要完成這步需要用意志力去引導想像力，簡單地說，讓意志力挺身而出，來引導想像力去把意欲完成的成果的意象牢牢抓住。這就像把種子埋在土裡，在時間的進行裡繼續成長，直到意欲的結果具體顯現在眼前。就乾癬的例子來說，目標就是外觀潔淨、健康的皮膚。

為了達到意欲的結果，過程中所需要的條件是：認清必要的對治方案、遵守食療法、實行體內淨化法、接受脊椎的矯正、確實地飲

用藥草茶等等。

請務必了解意志力和想像力的關係至關重要。據特洛沃德的說法，意志力的功能是將想像力集中在正確的方向。我們的目標是要有意識地控制我們的心智力量，而不是任由意念像無頭蒼蠅似地把我們東拉西扯。因此，為了能產生具體化的結果，我們必須了解這些力量彼此之間的關係。

這裡有幾件事很值得大家默記起來，並謹記在心。當意志力和想像力互相衝突時，想像力一定會贏，也就是說，若你沒辦法預見到你意欲要成就的，那麼就算你開口說出來或甚至跑到屋頂去吼出來也無濟於事。關於這一點我會再深入討論，但在這個階段，最重要的是要抓住大原則：你透過想像力所預見到的，只要給它時間，總會實現。

描繪願景

有幾次我碰到治療過程中最大的障礙，是病人內心深處竟然相信（不管是有意識或無意識）他們的皮膚病一定是從神來的處罰。這種深藏在內心的想法，簡直使得正面療效的產生變得幾乎不可能。只要病人相信他得乾癬是活該的，那麼他只有可能成功地留下這個病，因為根據他所相信的，若把疾病除掉便違背了他所認定的神的旨意了。因此，即使有辦法能幫助病人，他也會迴避不用，以此迎合他內心的信仰。

這個故事的主角是數世紀以前，在義大利北邊的美第奇（Medici）家族裡的一位年輕的王子。他天生跛腳、身體畸形，幸好他並不相信他的天生畸形是「神的旨意」，並且從年少時他便下定決心實行視覺化療法來矯正畸形。由於他的畸形，他避免與大眾接觸，並把自己封閉在宮廷庭院中的一個區域，以便能專心研讀與冥想。因為他是王子，自然要什麼就有什麼，然而這位年輕人所下令要的東西，就算是以現代的角度來看，最多也只能用怪異來形容，實在不是任何人會癡心妄想的東西。

在他清醒時花最多時間佇足的宮廷中央，他下令一位當時最傑

出的雕刻家來製作一個雕像。那雕像是一位有權有勢的經典人物，羅馬的百夫長——他看上去強壯、威嚴、自負且堅定，但唯一特別的地方是：面目與年輕的王子雷同。月復一月、年復一年，王子繼續在雕像所立的花園裡打坐冥想，每天他都會在冥想中看見自己彷彿在現實中活出雕像的榮耀來。幾年過去，他的潛意識逐漸接受這樣的訊息，直到這一天終於來臨——王子挺直而強壯地靠自己站起來，如同人類最雄偉的架勢那樣，成了與雕像長得一模一樣的活複製品。

我們從這個故事學到心思對身體的掌控力量，以及不管失敗機率有多高，看似不可能的仍可能達成。我們也學到，關鍵是用我們心中的眼睛去看願景，不管用什麼方法來幫助我們自己去預見願景都沒關係，只要我們意欲達到的可以成就就好了。因此，我們可以踏上尋求美麗潔淨的皮膚的探索之路，開心地確信上帝或造物者的力量與我們同行。首先，我們埋下種子，接著澆水照顧它，然後讓它生長。

對患有乾癬的病人，愛德加・凱西曾幫助病人，要他們預見疾病從他們的身體離開，要他們開口說：「有辦法治好。」這完全顛覆自古以來乾癬是無藥可醫的主流觀念。

我經常要成功的病患去見才剛剛開始進行療程的病人，我之所以這麼做，有一個重要的原因，那就是那些成功案例能成為他們振作起來最強大的誘因，也讓他們知道自己可以好起來。加強他們的意願，進而引導他們的想像力緊抓著那幅完美的健康畫面，之後再照著吸引力法則，他們心中的畫面就會實現。沒有人能在需要花多少時間上設定時限，因為個人有個人的法則。我能以堅定的信念確信，只要你願意走這條「正確的思考」之路，你會在最短、最自然的時程內，實現你所渴望的。為了留在「對」的思維道路上，你必須時時警惕，有點像是「大門守衛」一般，擋住一切破壞性的意念、說法或手勢的入侵，以免任其扭曲，甚至推翻了原本會帶來成功的思維模式。

擦槍走火！

有一個病人練習做「大門守衛」的極佳例子，就發生在我的候

診室。有一天傍晚，兩位乾癬新病患在我的辦公室會面，兩位都是年輕的女性，都患有嚴重的乾癬症。就像我慣常會安排病患彼此會面那樣，我介紹她們彼此認識。其中一位病人比較正面，她一開始便很熱心，並很快地與另一位女性開始討論起養生法來。很快地，情勢就明朗化了，另外那位女性並不那麼熱切，她充滿了疑慮，對整件事抱持著一種失敗主義的態度，她把冷水潑在那位試圖幫助她的病人頭上，自己卻一點也不以為意。

後來，當我再次於診療室私下見到這位正面的病人時，她劈頭就說：「帕加諾醫生，我很感激你的努力，但拜託不要再把我跟那種人放在一起了！」老實說，我感到困惑也相當難堪，因為讓病人們見面通常只會帶來好處，不過很顯然地，這個情況是個例外。這位正面的病人對於另外那位女性的態度表達她的沮喪，並說明她的心思不想被那種思維「感染」。我對她解釋說，我的本意是要「妳」來鼓勵「她」，她向我保證她有試圖這麼做，但很快就明白那位女性對她所說的並不接受，事實上還產生了反效果。那位正面的女性竟然開始感到沮喪，而另一位則緊抓著她的負面態度離開了。

大約六週後，兩位女性在我的候診室巧合地又見面了，她們似乎又接著上次的話題繼續她們的對話。那位正面的女性保持鎮定，而另一位則又開始發揮她的負面影響，即使她自己的皮膚過去一個月之間已經顯示有進步也一樣。然而，這次，那位熱心的病人當著候診室裡其他的病人的面，用手蓋住耳朵，強勢並用力地說：「拜託，我不想再聽了！」但另外那位女性仍繼續她的負面評論，不過再一次她仍得到這樣的回應：「我剛剛才跟妳說，我不想再聽見妳的任何想法了，請妳住嘴！」最後，那位負面人士終於聽懂了對方的立場，她看觀眾已散去也就停手了。

回到診療室，那位正面的病人說：「我很抱歉，帕加諾醫生，但那位病人害得我陷入沮喪長達一個月之久，因此我拒絕再讓她把垃圾往我身上倒了！」由於她的堅強和決心，只為了保衛自己的心思不受破壞性的思想攻擊，我當場向她祝賀。人有權利選擇自己的想法，並且大可拒絕來自任何源頭想要侵入他心思的想法，她的故事就是一

個完美的例子。就因為她不但拒絕任由那種負面態度在她的心裡生根，並且強而有力地反擊，她整個人的神態舉止都改變了，變得比較開心、比較常笑、更堅強，想成功的決心也更強了。而她的確是成功了！她已完全戰勝了乾癬。她對於治療的結果是如此地開心，以至於寫了一封長信給她曾就診過的一家頂尖的乾癬研究中心的皮膚科主任，信裡她敘述自己在多年受此疾病之苦之後，終於成功的經歷。

必須切記的是，不管是什麼性質的負面影響，可能聽起來都很合邏輯也很實際。有時，對於為什麼不應該遵循某些原則，存在著非常強烈的爭論，這也是病人需要具備最堅定決心的時候。大家都該把成功的案例放在內心的眼睛前面，而不該關注失敗的案例。只要給一點時間與耐心，就能往成功的療效邁進。就像若有一個人從來都不知道有什麼事是做不成的，因此他凡事都一股腦往前衝，結果就做成了。歷史上有許多真實故事都是有關不可能做成，最後卻成功的英勇事蹟。把自己的名字放進治療乾癬成功案例的名單裡，拒絕相信「乾癬沒救」這種說法吧！對許多人來說，還真的有救呢！

因此，只要你學會在「錯誤的思考」來臨時能夠認清它們，那麼你就能成功地實行正確的思考。或許，這件事沒有聽起來那麼容易。有許多經常是懷著好意的人，卻對患者所做的努力加以質疑。他們的想法通常是以一種評論的形式呈現，若病人不學著去辨識它們，便很可能會被帶偏離正路了。這些微妙的評論包括：

「等我看到了我才相信。」

「但是乾癬是沒有藥醫的。」

「為什麼要浪費你的時間呢？」

「來，再吃一塊蛋糕吧！」

請認清這些評論的本質——它們帶著破壞性！我的病患比旁觀的人還清楚他們自己正在走的道路。我總是訝異於有些人沒讀過一本書或聽過一堂課，就貿然地大放厥詞。若病人出於需要而與這類人同住或經常需要接觸他們，那麼，最好的做法就是遵從古訓：「別告訴任何人。」先獲得療效，再跟他們說。成功不需任何原因；失敗不容任何理由。

愛彌爾‧庫埃的心理公式

每當我跟人提到有一個心理公式可以幫助所有人，不只他們的生理健康，還可以幫助他們外在的客觀條件時，若看到有些人當場就把眉毛揚起來，我也不會太驚訝。真的有這種公式存在嗎？答案是明確的「有」。十九世紀中葉，法國的愛彌爾‧庫埃就寫出這樣的方程式。庫埃一生都致力於研究精神狀態與治療或解除疾病的關係，他獲得極大的聲望，因為他運用無形的治療力量的方法很簡便。

庫埃揭開一個「秘密」，就是我們可以利用全世界最強大的工具——我們的心智，來幫助我們。但首先，我們必須稍微了解一下我們的心智是如何運作的。

簡單地說，你必須把你的心智當成兩個心智來看：**意識**，也就是你現在在讀這本書時正在使用的官能，以及**潛意識**，在你睡覺時或當意識官能被壓制時才會活躍的官能。這兩種意識彼此之間有一個互動，也就是意識會（而且確實也這麼做）傳達暗示給潛意識，並且若重複得夠多，潛意識將其認定是真的也接受了，就會在真實生活中展現出來。潛意識沒有思考能力，它只認定並接受傳送來的訊息是真的。而另一方面，意識則具備思考能力，它可以衡量事情的輕重，然後根據眼前的事實來決定它相信與否。接著，潛意識接受該想法的投射，一旦意識層面被說服了，事情就會照著如此進行。先接受認定為真實，最後終究會在你的生活中展現出來。

無論你個人的情況是正面或負面的本質，這便是你的潛意識運作的過程，而關於這點，現代的催眠實驗已屢次證明無誤。目前，催眠（較理想的術語應是建議療法，suggestive therapy）已經在現代醫學中獲得其正當且受尊重的地位。然而，最有價值的催眠法，是正確使用的自我催眠。透過理解並正確地使用自我催眠來向你的潛意識喊話，能夠能使你的人生更順利、更有成果也更健康。

有效的自我催眠的關鍵是要重複，透過不斷地重複一個詞（默默地或說出來），最後這個想法會穩固下來，並開始在你的生活中展現出來。有些人把他們的願望寫在小紙卡上，然後將它們放在他們偶

爾會看見的策略性的地方。另一個有用的方法就是自製自我催眠錄音帶，並於每天晚上和早晨播放。關於我的病人如何進行催眠的例子，可以參考附件C。

第一個必須要從你的心裡排除的觀念，是為了實行自我催眠，你得走來走去，就像個接近恍惚狀態的殭屍那樣。事實正好相反，你得更警醒、更有意識，唯一不同的是，你的心思會下意識地專注在一個確切的目標上，而心思所專注的目標，最終會成為實際。我再重申一次，任何人都不需要知道有關它是如何運作的精確細節，這與你不需要了解內燃機的運作原理也能開車是一樣的道理。在這兩個例子裡，我們都只要學會轉動鑰匙並引導動能，就能得到益處。

當你明白你投射到潛意識的想法，終究會從你的身體展現出來，那麼你將鑰匙轉向健康的行動就會順利許多。雖然這個原則自古以來就存在，然而到了現代，是愛彌爾・庫埃不容質疑地證明了人確實對自己的健康（和疾病）有直接的控制力。對於有些人，這可能看起來如同一個輕率的臆斷，但它卻非如此，而是個大自然的事實，是你從出生就擁有的權利，是從天上掉下來送給你的禮物！

既認識了這個法則，經過二十年的實驗之後，愛彌爾・庫埃構想出幾個字所組成的句子，只要一天練習說二十次，連著說二十天，便會進入意識的領域裡，並在生活中實現。這個最強大的句子是：「每天，我在各方面都會越來越好。」（注意：在此並不是指某個晦暗、遙遠的未來，而是清楚地指明時間是現在，雖然你現在或許並沒有你所盼望的那樣健康，但你將會變得健康。）

然而，庫埃在他的著作裡提到一個要求，就是這肯定的句子要在合理的範圍之內。現實面來說，無法反轉的點是存在的，畢竟多年來以錯誤的食物、錯誤的態度和情緒虐待自己的身體之後，問題可能已變得無法逆轉了。凱西的一篇解讀裡，也曾經提到這一點，但即使是這樣，也不該成為阻礙病人或讓病人洩氣的因素。有些心智的力量根本還沒被觸及，每天也都有新的發現，從沒發生在任何人身上的事，說不定就會發生在你身上。

除了庫埃那個有益的公式：「每天，我在各方面都會越來

好。」之外，我再加上幾個句子，應該能更具體地幫助乾癬病人：

「這個食療法簡單、營養又能淨化身體。」

「我只想吃我確定對自己的健康有益的食物。」

把這些句子寫在索引卡上並放在你的床邊，把這些句子背起來並盡量經常重複地說，尤其是當你漸漸入睡之前或早晨從睡夢中醒來之際，這兩個時段是你的潛意識最容易接受建議的時段。若半夜你發現自己半睡半醒的時候，馬上重複說那些句子，這個時段是所謂的「靈感」（muse），潛意識會接受且實質地發出建議的引導。庫埃建議你要輕聲說出這些句子，讓你聽見自己所說的話，這比光是默想要來得強而有力。他還建議做一串珠子，在上面打二十個結來幫助你數數，睡前重複說這些句子二十次，然後醒來後再說二十次。這不僅僅是要把盼望達到的想法送進你的潛意識領域裡，也是利用你心理的官能來幫助你控制，或甚至解除你的疾病。這是根據可靠、經過證實的心理學原理，並且為了改善你的狀況，也只能由你自己來執行。

我彷彿已經聽見一堆讀者在問：「醫生，我試了你所說的方法，我一天重複述說我的盼望連著說了二十天，但情況並沒有改善，事實上還變得更糟了！」這並非不尋常的事，正如庫埃和特洛沃德清楚地說明：「當想像力和意志力相衝突的時候，想像力一定贏！」也就是說，光只是一遍又一遍地重複說一句話是徒然的，除非你能在你的想像中看見它、感覺到它的存在，甚至把它活出來。要能清楚地想像它已經成為你的一部分，這是讓它能具體化的必備條件。

我們常會聽見有人說這句背後有很強合理性的話：「只要去想你所盼望的事，而不要去想你所不願意發生的事。」為什麼人總是會這樣地勸別人？我相信，讀者們現在對我們傾向把我們心思所繫的那個事物本身拉向我們自己，已經有概念了。

湯瑪斯·特洛沃德在他的經典著作《隱藏的力量》（The Hidden Power）裡，曾描述這個過程如下：

但有人說：「我們可不這麼認為，因為我們的周遭總是充滿了各式各樣不如意的情況啊。」沒錯，因為你害怕這些情況，所以

你會在心思裡想它們；但當你這樣做，你就在不斷地行使造物神給你的這個「思考」特權，只是由於無知，你便把它用在錯誤的方向了。因此，神諭經書（Book of Divine Instructions）才會不斷地重複陳述：「不要怕；不要懷疑。」因為我們很可能會從「思考」天生的創意素質中偏離。而重點是，到底我們要在無知中把它用來傷害我們自己，還是要在正確的認識中把它用來讓我們得到益處呢？

練習構築願景：開頭與結尾

我們用圖像思考，而不用文字。我們用話語來描述場景，透過話語我們在心思裡構成一幅畫面。

我幾乎一輩子都與美術界密不可分，我學會了早在畫布上打草稿之前，便能預見整幅完整的畫面。我在事前就知道我要怎麼來畫，也知道我會畫出什麼來。當我在畫布上畫下最後一筆，成品便是我在心思裡預見到的畫面的具體展現，而我總是對於結果比我預料中的還要好而訝異不已。

這個可視化（在心中想像）的原理，存在於我們人生中的每一個階段，也存在於我們的每一個成就上。這個原理用在我們身體的狀態上也同樣有效，一個姣好、線條美麗的身體並不是僥倖得來的，一定要先有渴望，接著視覺化，然後才能達成。先在心中「看見」所渴望的結果，便是讓這渴望能實現的最保險的方法。為達此目標所採用的手段和方法，我會等你實行此養生法進入進階之際，再提示你。這個階段最需要的是毅力，哲學上來說就是所謂的「阿爾法和歐米茄」——首先和最後的，意指因果過程當中所有的系列事件，從第一個原始的行動到最後一個完成的結果。

阿爾法是那個預見皮膚將能治好的想法，而歐米茄則是目標的具體化——皮膚治好了。為了達到那個目標（歐米茄），一切所必要的步驟都會顯明出來，並且，若殷勤地遵照行事，只要時候到了，大多數的案例都不會失敗。

在心中想像你的皮膚就像你所盼望的那樣純潔乾淨，一點都不

複雜。只要看著它進行的過程就可以，每一步會變得越來越容易，直到有一天，你夢想中潔淨的皮膚便會取代原本紅腫、脫皮的乾癬斑塊疹。每當有小部位的疹子開始消除之際，我便會要求病人振奮起來，同時我會要他們不要去注意其他還沒有進展的大片疹子，因為只要時候到了，它們也同樣地會好起來。不要去想那些還沒好的，而是要去想那些已經好了的！

利用想像從困境中解放出來

治療過程中存在著一個層面：想像，或所謂心象的利用。積極地利用想像去調節你的身體、心理以及外在情況，這的確令人難以置信。最近這個概念才剛剛被承認，並且已由傑出的思想家們扶植壯大起來，然而其原理早在有人類起初便存在了。

諾曼‧文森‧特皮爾博士（Dr. Norman Vincent Peale）在著作《正面的意象思考》（Positive Imaging）裡讓我們知道意象療法的功效：

人類天生有一個強大且神秘的力量，它能夠為我們的生活帶來神奇的改善。這是一種心理的工程學，若有強大的信仰來支撐時，其功效最大。這實行起來並不難，任何人都能做。近來它已抓住了世界各地的醫生、心理學家以及思想家的注意力，他們甚至創造了一個新詞來加以形容，這個新詞叫做「意象療法」（IMAGING），源自於「想像力」（imagination）一詞。若一個意象在意識裡形成並頑固地留下來，那麼很快地它就會藉著心理滲透作用的過程，傳遞到潛意識層。一旦它被你的潛意識牢牢地留住，那麼你便極可能會實化這個意象，因為這個意象已牢牢地抓住你了。意象療法對一個人的思想和表現是如此地強大，以至於一個物件或目標的長程可視化，可能變得占有決定性的地位。意象療法可說是正面思考的升級版。

若我們在內心裡所想像的事物能造就並引導我們，那麼同樣的

道理，我們便能夠隨心所欲地成為我們理想中的人，到我們想去的地方。唯一的不同是，我們現在已明白這個生命的真理，也能夠在意識裡，有領悟力地利用它來實現我們的理想人生，使我們不再只是盼望，而是去把它想像出來，只要如此它終究會實現。

引導你的思想

世界上只有兩種人，永遠說「我可以」的人，和老是說「我不行」的人，而這兩種人都說得沒錯。這樣說有互相矛盾嗎？我跟你保證，一點都不會。知道嗎？你一天到晚都在把你的想法帶進你的生活中，你若思想健康，就會把健康帶給你自己；若思想生病，你的人生便會疾病纏身。換句話說，你想什麼，就會成為什麼，或者如同作家兼神秘主義者曼利・帕瑪・霍爾（Manly Palmer Hall）所教導的：「智慧的人只想健康的事。」這個說法甚至已經超越了發人深省的諺語那樣的規模，這「根本就是一個駁不倒的法則」！

首先必須要了解，乾癬是可能治好的，這是做得到的。啟動期望法則（the law of expectancy）——透過在想像中看見治療已經成功的方法，一點一滴、一天一天地，當這法則逐漸扎根，你就會注意到病情改善，直到你完全擺脫疾病那一天的來臨。在大多數的情況下，乾癬的確是可逆轉的，即使最嚴重的案例也是一樣，或許病人和醫生都需要更嚴謹，需要多花一些時間，但總是能成功的，而這才是我們真正在意的。雖然引導思想的原理早在人類歷史之初便與我們同在，但直到現在，新世紀萌芽之際，我們才剛開始對它有進一步的認識。既然這是我們擁有並可以利用的概念，為何不用呢？簡單地說，只去想你所期盼的，而不去想你所不要的，因為你會把你所想的帶到你實際的生活中。思想是一個創造的過程，因此，想著健康，你就會創造健康，這就是「正確的思考」的含意。

讓它消失！

　　我認為有些病人在無知的情況下竟想要保留這個疾病，即使他們痛恨自己患病這個事實也一樣。我會說「無知的情況」，那是因為這是在潛意識的層面裡發生的。對這些病人來說，尤其是那些已患病數年之久的，若完全把疾病從他們身上拿掉，或許就如同把他們性格的一部分奪走一樣，因為他們早就認同這個疾病了，不但在他們的心思裡，也在其他人的心思裡。千萬不要掉入這個陷阱！擺脫它！讓它消失！你一點都不需要它！

　　要改變這個破壞性的思想只有一個方法：拒絕接受乾癬是你存在的一部分。切記，我們一個個都是附帶著身體的靈魂，而不是反過來的說法，而且靈魂本質上是單純的。因此，你要照著心理學的原理去拒絕承認並接受乾癬來進入你的私密空間（你的心理和身體）。把它趕出去！從你的神聖居所中把它驅逐出去！它沒有待在那裡的權利。若你需要稱呼它，就叫它「乾癬」，而不是「我的乾癬」。它不是你的，既不是你的，就不該，也不會是你真正的一部分。

期望的法則

　　為了讓你的渴望實現，最後還有一個必要的條件，那就是要用一種深切地期待它的發生的心態，來著手行動。若你不是這樣，那就好像即使你規劃了晚餐、邀請了你的朋友、準備了食物、買了極搭的紅酒、擺好了餐具、換好衣服準備好要迎接你的朋友，卻不期待他們出現一樣！

　　這樣有道理嗎？當然沒有道理。我認為所謂的有信心，意即意識到你的思想就其本身的性質而言是具有創造力的；不是後天去獲得的，而是天生就具備的。我們所需要的不是那股創造力，而是需要去認知，也就是意識到這是個內建的機制。每一天每一個人都在使用它，至於每個人是如何使用它的，只要觀察最終的結果便知道了。

Chapter 11 情緒的因素

乾癬病人初次來到我的辦公室的時候，最常問的問題可能是：「醫生，乾癬的病因不是神經緊張嗎？」我的回答是：「有可能，但不是百分之百。」

病人所說的神經緊張，不是指前述解剖學上所說的與脊椎之間的神經連結緊張，這裡指的是情緒上的神經緊張、易怒、煩惱、壓力、家裡的或工作上的壓力。簡單地說，就是他們對事物的感受、他們的情緒狀態，也就是情緒的因素。

雖然你看不見也無法測量情緒，但確定的是，你能親眼看見或經歷到它們的效果。就乾癬的案例來說，負面情緒可能引發連鎖反應，造成長期以來身體系統裡的超高酸性，以致造成腸壁最終的崩壞。

在所有愛德加・凱西的研究著作中，我們不斷地被提醒要抑制我們對別人的敵意。我知道你也不想成為別人的「踏墊」，但懷著恨意或不好的感受（即使顯然你是對的一方），結果只是使你自己的身體中毒。事實上，這種態度更容易讓你的身體變成酸性，比吃不對的食物還容易達成。

罪犯身上汗水的化學分析已經證明了在不同的情緒影響之下，身體的分泌物也會經歷顯著的變化。光是根據這液體裡的化學差異，就有可能追溯到存在卻隱藏的憤怒、恐懼、悲傷或懊悔，並能對這些情緒加以辨別。

一個憤怒的人的汗水裡含有致命的毒素。人們較為熟悉的是極度的恐懼或憤怒會毒化奶水，或使得餵奶的母親的奶水枯竭，而即使較輕微的擔憂或煩惱的情緒也會傷害奶水的品質。強烈的悲傷或恐懼會影響髮根腺體中的色素，以至於頭髮在幾個小時之內轉變為白髮。好消息能讓眼睛發亮，並讓原本弓起來的背挺直起來；壞消息則讓人

臉色蒼白並失去胃口。明明是行動不便的人，在孤立無援的情況下被迫得面對某種重大的意外時，經常會找到讓人意想不到的力量。

維吉爾（Virgil，古羅馬詩人）形容他的軍人：「他們有能力，因為他們**認為**他們很行。」而馬爾福德的理論（Mulford's theory）說思想的品質決定身體的狀況，也已有穩固的立論基礎。比起其他疾病，神經疾病更是如此，並且要證明這些疾病與此理論的關聯較快也較容易，因為它們與大腦和神經系統有直接的關係。

神經皮膚炎（neurodermatitis）這個術語是一八九一年由兩位法國醫生Louis Brocq和Leonard Jacquet所創的，用來形容源自情緒狀態的一種皮膚失調症。同年，一位俄羅斯的科學家A. G. Polotchoff認為在乾癬的成因當中，有時是情緒受攪擾的緣故。

自從那時起，各種研究特別是心理學傾向的皮膚病專家，他們所做的研究結論已證實，皮膚失調經常會引發心理的問題，而反之亦然。我的一位病人更追溯到他乾癬的源頭，確定是二十年前他所經歷的一次痛苦的離婚，即使他現在的婚姻已非常美滿也一樣。另一位病人在她嫁給完美的另一半之後，乾癬的病情改善相當明顯；而另一位則在離婚之後乾癬消除了。這意味著什麼？這無非告訴我們，我們個人對於一個情況的反應，就決定了這個情況對我們所產生的影響。

珍‧布洛蒂（Jane E. Brody）在《紐約時報》於一九八三年五月二十四日出版的一篇書面證據充分、標題為「影響幾乎所有人類病痛的各樣情緒」的文章中，她提到於加州大學擔任心理治療師的喬治‧所羅門（George E. Solomon）的著作《心理和身體是密不可分的》，布洛蒂轉述喬治‧所羅門說的話：

大腦影響所有的生理過程，以往人類並不以為這些是中央控制的。研究也指出，傳統觀念裡所謂的「壓力」被定義為嚴苛的生命事件，而這樣的定義用來作為壓力是如何影響健康的工具，那是不夠精準的；對一個人來說是痛苦的事，卻可能激勵另一個人。研究學者發現，更確切的說法，應該是一個人對生命事件的回應，而不是生命事件的本身影響了人傾向患病與否。研究顯示，若無法成功

地面對壓力，便可能削弱個人對抗疾病的能力；反之，若能適當地面對高壓人生或許便能影射這個人心理的堅韌性，面對疾病確實有保護的功效。

我們內在裡有一股力量可以決定我們對人生事件的回應，這對我來說，是我們這個世代中最重大的發現，因為這理論把我們的快樂（或痛苦）大致上全放在我們自己的手中。舉例來說，被輕視、受侮辱或被刻意地虐待會召來人類最基本的情緒——生氣，而不受控制的怒氣會帶來痛苦和困境，伴隨著仇恨和憎惡的情緒。然而其原由，不管是傷人的話語或行為經常會消失、被遺忘，或與隨之而來的激烈情緒反應相較之下，反而被視為微不足道了。

有些讀者可能還記得發生在一九七三年的汽油短缺事件，加油站大排長龍的汽車一部部緊挨著彼此，引發駕駛人彼此之間的怒氣、肢體傷害，甚至謀殺。由於所產生的仇恨，心理的毒素控制了許多駕駛人的心智，結局就是要面對法律費用、肢體傷害和甚至牢獄之災等等的懲罰。

這些是怎麼發生的呢？答案就是負面的情緒狀態。幸好這樣的極端情況並不多見，我們需要防備的，反而是每天相對規模較小的麻煩事。這並不代表我們的性格該變得被動、無能或懶散，沒有人該被要求或指望老是在被虐待的景況中，適度地甚至強勢地表達自己有助於去維持健全的心理健康。秘訣是切勿心懷怨恨和定罪的想法，因如同前述，這些都會讓血液中毒。千萬不要輕忽，恨人的人內心所受的苦比被恨的人多得多。再怎麼說，很多時候被恨的人根本連自己都毫不知情，但恨人的人不但知情，並且一天又一天，一再地經歷仇恨所帶來的後遺症：體內毒物、毒素和酸性的累積。

當我還在丹佛的科羅拉多作實習醫生的時候，竟有榮幸親身與當代最著名的思想家之一曼利·帕瑪·霍爾（Manly Palmer Hall）見面。他在其著作《治療，神來之筆》（Healing, the Divine Art）裡啟發人靈感的文字，正好回應這裡的主題，從彼時至今仍清晰無遺：

恐懼的負面情緒——恐懼癖和恐懼症

另一個非理性的情緒即怨恨，被定義為不喜歡的加強版，這種情緒對恨人的比被恨的對象來得危險多了。

只要有仇恨的地方就沒有健康——仇恨，非理性的情緒

沒有人能怨恨的同時還有健康的身體，人類的本性就是會不喜歡傷害自己、偷竊自己的身外之物，或對著自己還不錯的成就潑冷水的人。對方的錯或許比較大，但不管怨恨的理由有多正當，那恨他的人的錯誤更大。《聖經》裡的教訓說，恨你們、凌辱你們的，要對他們好，這不只是一個高貴的屬靈真理的陳述，而是心理治療的宗旨。

相反地，那展現耐心、溫柔和仁慈的人，常會經歷到這樣的態度所帶來的好處：滿是光彩的健康、快樂與喜悅。心、身、靈的關係是三位一體、無法分開的，練習讓自己的心思單純，沒有偏見、仇恨和嫉妒，身體就會以增強的能量、活力和生命力來回應。讓自己的身體內外都維持清潔、有彈性並活躍，則心思就會用熱情、愉悅和敏銳來回應。

對於一個合理化負面態度的人所說的：「但我就是沒辦法，我就是這種人啊。」我的回答是：「你試過了嗎？」我們小時候學騎腳踏車，誰不是得先跌倒、碰撞才學會的？我們都是天生會游泳嗎？不，每件事我們都得先學習才會做。同樣的原則也適用在運動，或其他任何的體能或心理活動，思考的過程也是一樣的。至於你的態度，你得學習用一種對自己最有益的方式來思考。也許唯一需要的只是一個不同的觀點，有人曾證明用點幽默感，就能馬上化解一個激烈的辯論。我記得在一個真實的故事中，一位身材矮小的老婦人阻止了一個意圖行搶的強盜，後者在一條幽暗的街道裡堵住她，手中拿著槍，顯然意圖搶奪婦人身上僅有的財物，甚至可能傷害她。當那盜賊跳到她面前，用槍指著她的臉並要她交出皮包來時，她的回應是：「喔，年輕人，你有什麼問題嗎？找不到工作嗎？你知道我並不怪你，最近找

工作真的很難。這把槍是真的嗎？我可以看看嗎？我從來沒看過真的槍耶。」他回答：「該死的，女士，妳把我給弄糊塗了。」然後就在暗夜裡逃走了。

她並沒有用他意料之中的方式回應，驚慌、害怕以及屈服應該是正常的回應，反而疑惑的情緒占據了那個罪犯的心思，全因她的回應打破了所有的規則。那位婦人採取了一種冷靜、平靜的態度，因而逃過了被搶、被傷害的命運，同時還使得那個搶匪沒能犯下罪行。

我們必須了解在很大程度上，我們有控制我們的回應的力量，不管發生在我們身上的是什麼。更明白地說，重點不是所發生的事，而是我們對所發生的事的想法，才是決定我們的結局是痛苦或快樂的關鍵。

我們的內建天線

令人痛苦的情況或當事人對該情況的反應，對皮膚會有決定性的影響，這對大多數的乾癬病患已經是老生常談了。我的一位病患特別能認同這個觀念，因為他為乾癬所苦達二十年之久，他很快地便承認他已經歷了在皮膚上各式各樣的感受，通常是與工作壓力有關的反應。當他生氣時，他的皮膚幾乎會對著他尖叫，即刻的反應就是癢、刺癢、起水皰並紅腫。雖然這位病人在食療法上遵循所有的規則，但我們都同意他這個案例的主要病因是由於情緒。

在一篇資訊非常豐富，題名為「為處境艱難的皮膚帶來安寧」〔《今日心理學雜誌》（Psychology Today），February, 1982〕的文章中，在波士頓的貝斯以色列醫院（Beth Israel Hospital）和哈佛大學醫學院的心理諮商系（Department of Psychiatry）工作的臨床心理學家泰德・葛羅斯巴爾特（Ted A. Grossbart）寫道：「皮膚失調症的原因形形色色，遺傳在某些案例上占部分原因，細菌、病毒、物理和化學刺激物則在其他案例占重要的地位，但無論隱藏的原因是什麼，情緒的問題都可能增加發病的頻率及其嚴重的程度。」葛羅斯巴爾特繼續寫道：「皮膚活在它自己的情緒中，它有記性、它會發怒、哭泣，

也會對真實或想像中的罪加以懲罰。」

我們確確實實在面對一把兩刃的劍，皮膚的狀況影響情緒，而情緒也影響皮膚，兩者之間存在著互動是無可否認的。

幸運的是，幫助一方，另一方也會得利，或許這可用來說明為何我們應當保持建設性的思考。只要病人學習控制情緒，皮膚就會改善。當外用療法改善了皮膚，情緒絕對會受到影響，而產生出較愉悅、充滿希望的外觀來。這就是為什麼我並不反對病人，尤其是特別嚴重的病人配合治療，去接受專業人士監控的紫外線治療，或其他合格的醫療方法來促進皮膚病症的消除，只要這是他們自己的決定就好。這並不會與養生法相衝突，只要幫助病人對自己的感覺良好，便是加分。當然，最好還是持續進行本書所列的其他所有療法。若紫外線或其他類似的治療果真暫時改善了皮膚狀況，我強調病人不該被騙，以為問題已永久解決了，所以現在就可以放心地把對治方案丟到腦後去。

偶爾出現的矛盾

有些人從所有的外表看來，好似真的想要擺脫乾癬，然而當成功在即，他們卻退縮並開始犯規，因而破壞了他們的療程，並任由疾病復發。無疑地，他們一定會否認自己意圖不軌，但在有些案例中，確實是有這麼回事。多年來，他們或許已成為眾人注意力的焦點，由於他們的困境，大家的同情和憐憫不斷地澆灌在他們身上，因此他們下意識地感受到威脅，若把疾病消除，他們就不再是大家注意力的焦點了。他們身陷心思的困境中，一方面他們想痊癒，但另一方面，他們害怕將失去我們大家都渴望的獎品——注意力。只要他們發現並對付他們心中的矛盾，並且看清這個矛盾的本質，他們的病情通常都會改善。

此外，對有些人來說，患病已經成為一種習慣了，以至於他們無法想像疾病消除之後是什麼樣的光景。但他們一定要這麼做，否則療效會很微小或根本不存在。他們一定要甩掉這個「老朋友」，如同

他們想擺脫病痛一樣。

　　還有人也認為他們該留住這個病，好似某種形式的自我懲罰，他們這麼做的原因只有他們自己心知肚明。究竟他們是否該受這樣的懲罰並非重點，重點是他們認為自己活該，因此他們就成了自己的法官和陪審團。我一向都試著告訴這類的人要對自己好一點，輕鬆一點過日子。

好事卻帶來副作用

　　焦慮的症狀通常與負面的情況有關，我們經常將胃潰瘍、頭痛、焦慮症，以及消化不良之類的病症與不快樂的情況連結在一起。或許是我們的工作狀況、戀情生變、家庭的內鬥或課業的壓力。我們也必須認清一個事實，就是焦慮的情緒也可能來自歡樂的場合，後者為當事人帶來反效果，而一切都取決於當事人的態度。舉例來說，一位病患的乾癬性關節炎病情正進步飛快之際，她的關節處的關節炎卻突然發作，但她的皮膚仍是健康的。我們一起逐項檢查對治方案的各方面，想找到她是否無意中違反了部分治療的原則，但她並沒有。後來她在我們的對話中提到她剛訂婚正準備要結婚，而就在婚禮的前幾天，病情復發了。當我問她是否覺得結婚這事讓自己處於情緒緊張狀態，雖然這本該是歡樂的場合，但她很快地點頭說是。這是我們能想到唯一的解釋，而她也完全理解婚禮可能為她帶來的影響。

　　這個故事第一眼可能會讓人覺得是自相矛盾的說法，但我跟你保證絕不是這樣。你知道嗎？造成這位女性關節炎復發的並不是那個歡樂的場合，而是伴隨著這件事而來的擔憂，即使整個場合所凸顯的都是歡樂的氣氛也一樣。讓我們再一次地銘記在心，決定我們實際反應的並不是事件的情緒屬性，而是我們對引導我們反應的事件所抱持的態度。

心思造就奇蹟——或者痛苦！

我常常想起當年在丹佛的醫院時與一位病患的對話，此經歷與這類的反應非常類似，但其震撼的程度卻大多了。這位男士在一家著名的百貨公司已任職多年，他的目標是要成為部門經理，所以多年來他盡其可能地努力，只為達到這個目標。那一天終於來到，他被通知只要到了特定的一天，他就會掌管整個部門成為經理。隔天早晨，這位男士卻無法起身下床，一種癔病性（歇斯底里性）麻痺使得他全身癱瘓。診斷的結果出來，他得的是痙攣性的多發性硬化症，這是一種無藥可醫的進展性疾病。

在這個案例中，一個男性為他所渴望的職位奮鬥而終於如願升官，然而，他的情況卻令他感到沮喪，由於可能永遠也無法揭曉的原因，他的生理反應竟使得他最終以重症收場。難道是對新職位所必須承擔的責任，感到下意識恐懼所造成的嗎？對別人而言，反應應該會不一樣，但對他來說，這個新職位所帶來的重擔他顯然無法承受。或許是那最後的一根稻草引發了一個早已在隱密中進行的疾病。

光明面

大約有兩年時間，我有幸能雇用一位晚間秘書，一個非常討喜的年輕女性，在這裡我稱她為茱蒂。茱蒂十八歲，非常迷人、友善且活力充沛。她打三份工，同時還要上學，在她的朋友圈中還相當受歡迎，但她有一個問題——乾癬。

畢業之後，茱蒂決定去偏遠西部的一座牧場當服務生。她寄出幾封履歷，最後決定去科羅拉多州北部美麗的假日農場。這是她第一次離開位於東海岸的家，不用說也知道，一種正常的焦慮情緒在茱蒂心中油然而生：知道她在人生中第一次只能靠自己，住在一個陌生的地方，被陌生的臉孔圍繞，離家數千里。茱蒂開著小車前往科羅拉多州，載著行李、戴著牛仔帽，也帶著她的乾癬出發了。

九月初，我計畫去懷俄明度假，心裡想著或許我可以在茱蒂工

作的那個牧場小停一下，給她一個驚喜。嗯，我的確是嚇到她了，但還不及她嚇到我的一半的程度。

我們在牧場激動地彼此問候，在她連幾個小時述說美好的經歷，並表達她對自己的工作和那片土地的熱情之後，她提到了她的「老」毛病乾癬。當我看到她身上一點乾癬的痕跡都沒有的時候，感到非常訝異。她說自己曾相當規律地喝紅花茶和赤榆樹皮茶，但無法嚴格地遵守飲食療法的規定。

當我追問如此神奇的結果的原因，她毫無疑惑地回答：「是我內心的滿足感。」她的內心對於當地的生活條件和環境是如此滿足，以至於她不再被焦慮的情緒影響而產生身體毒素。是因為跟父母同住而產生焦慮的情緒嗎？不是的，茉蒂正在勸家人也搬到西部來呢，而他們也正在認真地考慮當中。

當然，我不會建議任何人為了擺脫乾癬而去承擔改變居所的風險，然而這確實發生在茉蒂的身上。每一個人的乾癬病因可能都完全不同，我們的目標是去找出每一個特殊狀況的背後原因，然後再盡力去改變它。

三巨頭的一致看法

當我們花一點時間去檢驗各在不同領域的三位巨擘的教導，會發現他們對於歡樂與怒氣對人類有機體的影響的研究中所得到的結論，竟完全雷同，這我倒要好好地來關注、聆聽與學習一下。

比較下列：

法蘭西斯·波廷傑（科學家）：「從加農以及他的同事可以看得出來，像恐懼、怒氣和痛苦之類的情緒對同情者所帶來的影響，而喜悅和快樂則多半能維持正常的生理神經和內分泌平衡。」

曼利·霍爾（Manly P. Hall）（哲學家）：「心理的和諧帶來身體健康的增進，而身體的和諧能改善心理的控制力。」

愛德加·凱西（心靈學家）：「怒氣造成毒素從腺體（主要是

腎上腺）裡分泌出來，喜悅則效果相反。」（某種程度來說，所有的腺體都牽涉其中。）

還有需要再說清楚一些嗎？這些例子應該已足夠來回答「人類是否該追求快樂？」之類的問題。我相信我們的確應該這麼做，因為只有這樣，人類才能活在最自然的狀態之下。然而，我們若發現這樣的追求，無論起點或終點都在於人的心理，就不必太驚訝了。

所「見」即所得

心思藉由真實或想像中的刺激物所產生的影響，足以造成皮膚的反應嗎？幾乎百分之百確定是可以的。一個令人大開眼界的事件發生在兩位內科醫生Y. 池見和S. A. 中川所進行的一種利用類似毒藤蔓植物所做的實驗中。他們將一位病人催眠之後，把有毒的葉子塗在其皮膚上，並暗示他那葉子是無毒的，結果皮膚沒有起反應；相反地，若一片無毒的葉子放在皮膚上，病人則被暗示葉子有毒，結果產生了明顯的反應，病人的皮膚發紅且刺癢。病人的潛意識對提示完全順從，直接接受暗示並把它當真，甚至隨之起舞。（這個主題於前面的章節曾討論過。）到此為止已無需多說，總之，就是心理透過思考或情緒，能夠也確實會影響皮膚的反應。

可能的解藥

我們的情緒構成的起因並不總是那麼明顯，它們可能深深地植入我們的潛意識當中，只有長期的、費力的自我分析或尋求專業協助，才可能獲得一些答案。

我個人的結論是，根據我一輩子對「成功」的性格相對於「失敗者」的觀察，答案就在於我們對我們自己的願景。你喜歡鏡子中的自己嗎？若你不喜歡，那麼除了把皮膚治好，你還有另一件事要辦——你必須從今天開始欣賞你自己，用一種健康、神啟發靈感那

樣的方式，而不是自吹自擂的方式。這意思是說，你要喜歡你自己原來的樣子，並與你內在的自我和平相處。

萬一你不喜歡你原來的樣子呢？那麼開始做一些事，幫助你去喜歡原來的你，或者為別人做一些事。自古以來，有關身心健康最常見的智慧之語，就是採取一種幫助別人的態度。這並不是那麼地困難，並不需要做出撼動天地的壯舉，只要和善、溫柔，只要首先對自己有耐心，然後以此對待別人。

就是在這些我們每天都需要面對的瑣碎小事中，我們能實踐這個為人之道。我們不是每個人都能像阿爾伯特‧史懷哲一樣，在非洲的野外服務那些生病又沮喪的人，或是像德蕾莎修女那樣，在加爾各答的貧民窟裡扶持那些有需要的人。重點是，他們所在做的，是出自他們靈魂的深處，乃是由靈感來引導的任務，除非是由這同一個發自內心的引導來主導，否則結果只是純粹的模仿，且結局可能是悲慘的失敗。就在我們周圍的世界中──我們的家人、鄰居、朋友和同事身上，那些小小的善意能夠找到有意義和表達的地方。

啟動你的超能力

宗教信仰和情緒是密不可分的，我們眼前的問題是，宗教信仰是否有助於疾病的治療？一九九六年，國家老化研究學會（National Institute on Aging）進行一項對象為四千位居家老人的研究，結果發現：「那些參加宗教儀式的老人比不參加或只在家禱告的老人較不容易憂鬱，身體也較健康。」

也就是說，相信一種超能力的信仰，會激發自己將那樣的超能力運用在自己的利益上。你若選擇去忽視它，它也會轉而忽視你，因為你有自由選擇的意志，它就在那裡等著你來接受它，並走上這條道路；它就在那裡等著你去運用它或辱罵它，你不必成為一個火箭科學家也可以啟動它。你什麼都不必做，只要承認它的存在，接著你便可以照著你的意思，從它那裡取得益處，無論是整體的或小至細胞的都一樣。它的領域擴及空間裡的每一個原子，它是在我們裡、外、全身

運行的那股力量。

　　愛德加・凱西在《尋求神》一書中寫道：「內在的影響力比外在的還要強大。因此，我們的超自我隨時待命來施救，條件是我們要真的渴望把自己調整過來。」

助人助己

　　到底有沒有什麼事是我們每天都可以做，而且多少可以為我們自己和周遭的人帶來祝福呢？有的，這件事是如此簡單以至於我們常常會視而不見，那就是：微笑！

　　有一個千古不墜的人生哲學如是說：「想要如何，就先假裝已經如何。」（To become, act as if.）意思是說，若你想要快樂，先假裝你很快樂，如此一來，快樂的靈就會以一種神秘的方式找著你的靈魂、你的心。就像所有的事情一樣，這也需要練習，但只要時候到了，這樣的技巧會帶來好處，你會發現它可以運用在生活的許多面向，只要你給它一個機會就可以。想要體會內心幸福的光芒，微笑就對了！如同凱西所說的：「即使那會使你把保護衣脫掉。」

　　你有注意到嗎？人們通常會被微笑的人所吸引。我相信這是因為微笑的人投射了一個影像，彷彿那人的情緒已昇華到凡俗之外了。你曾見過有哪一位美國總統是不微笑的嗎，尤其是近幾年？一抹微笑代表的是一股內心的力量，說明他們的情緒不輕易隨外界波動，他們能用幽默看待人生，周遭的人們則下意識地渴慕因接觸他們而被感染到那樣的態度。

　　當我在印度班加羅爾的乾癬主題的演講結束之際，我曾有幸親身與達賴喇嘛會面。他愉悅的面容感染力非常強大，他全程都在微笑！達賴喇嘛於一九九〇年獲頒諾貝爾和平獎之後來到美國，在一個訪問中，他曾強調微笑的重要。

Chapter 12 頭頂的光彩

長在頭皮上的乾癬是最不衛生、最不舒服，也是所展現出來最令人不快的外觀，病人因病情暴露在外而產生的自我意識更徒增他們的困擾。這些年來，我已經研究出一種頭髮護理的方法與一種洗髮精，臨床使用已經證明在清除頭皮上累積的皮屑方面相當有效，同時還能促進表皮細胞的修復。切記，真正的治療是從體內開始的。經過我使用於本章末了概述的療法去治療我的病患之後，無論是舒適感或外觀上，他們都有了改善。嚴重的案例中，有頭皮變厚且皮屑厚重的，我在他們身上使用電熱帽療法；較不嚴重的案例，普通的洗髮精療法便已有幫助，電熱帽療法並不需要強制使用。

第一眼或許會讓人覺得這些程序似乎看起來很麻煩，但我鼓勵病人至少先把這些療法試做一、兩次，很快你就會知道這些程序其實滿簡單的，並且一旦熟悉了步驟，就會覺得易如反掌。至於堅持使用染髮劑和人工染劑的人，我只能說，這是你自己的選擇。你無法同時擺脫乾癬和白髮——至少得等到皮膚狀況恢復了之後再說。

乾癬會造成落髮嗎？

長在頭皮上的乾癬確定會也確實會造成落髮，尤其是當疹子變得太厚的時候。對有些人來說，當他們發現頭髮整片整片地掉落時，落髮就成了主訴了。若你知道毛囊延伸到頭皮的皮下細胞組織，只不過是一英寸的若干分之一那麼深的地方時，那麼你便很容易理解，當乾癬影響到較深層的皮膚時，落髮不但可能，甚至是可預期的。這也就是為什麼應當以指腹來輕柔地清洗頭皮，而不是使用指甲。我在此提供一個振奮人心的紀錄：在我治療過大多數的案例中，只要進行體內淨化療法，頭髮幾乎都會完全長回來。

我的一位病患是大學生，他的病情嚴重，乾癬擴及全身且落髮嚴重。有一次他在暑假期間突然來找我，匆匆一見只為了讓我看看他的狀況有多好。除了靠近下胸腔處有幾個小疹子，還有背部的一小塊部位之外，他可以說是已經完全康復了，而他的全身曾是布滿乾癬的。他已經停用紅花茶好幾個月，但他知道只要他再恢復規律的飲用，病情便會改善更多。我注意到他瘦了一圈，看起來既健康又強壯，理了個平頭，髮量看來頗豐厚。

他解釋說，頭髮重新長回來是他最開心的事，因為當病情最糟的時候，他的頭髮一把一把地掉。如今唯一沒有長回頭髮的地方，是他自己曾用手去剝的地方，因為那裡的毛囊根部已經被破壞了。這當然是可以理解的，畢竟只要髮根還在，頭髮的毛幹便得以完全再生。

這位病人和其他多年來我曾治療過的許多病患一樣，都是頭髮可以再生的活見證。因此，我勸我的病人即使因長在頭皮上的乾癬而造成落髮，也不要感到絕望，頭髮的再生是可能的，而且重新長的頭髮會比以前更有光澤、更健康、更強壯。

髮線上的乾癬

針對長在髮線上、耳後，以及頭皮上較小、界線分明的乾癬，有三樣產品的效果比其他的更為顯著，它們是Baker's P&S 藥水、藥用凡士林和Ray's藥膏。雖然於第九章已經提過，但我認為這些產品值得我再提一次。它們可以用指尖、棉花球或橙木棉花棒來塗抹，不需要重揉以深入皮膚，只需要輕揉，並留意不要用指甲尖以免造成傷害。記住，你的皮膚已經傷得夠重了。

頭皮搔癢時的護理

這可能會讓你難以置信，但這些普遍的家常漱口水是解除頭皮搔癢最理想的市售產品：Lavoris、李施德霖，以及Glyco-Thymoline三種。有頭皮屑或脫皮的現象時，只要輕柔地按摩深入頭皮裡，就能

馬上大幅地解除症狀。電熱帽療法和油療法之後若產生紅腫，也可以利用漱口水來舒緩頭皮。

若整個頭部都搔癢時，可以用一夸脫（大約一公升）的溫水稀釋漱口水當作沖洗用，也可以將漱口水用指尖肉的部位，盡全力在特別癢的部位按摩。另外還有一個止癢良方，我的幾個病人用了非常有效，就是將二盎司的蘋果醋或白醋與六盎司的溫水混合，緩慢澆在頭上，溫和按摩後靜待一、兩分鐘，然後用溫水沖洗乾淨，再以適溫的冷水做最後的沖洗。

總之，不要搔抓，那只會讓乾癬的疹子和流血更惡化，甚至引發感染。

洗髮和電熱帽療法

我為我的病人特別設計的洗髮精治療和電熱帽治療詳述於下：

▌針對頭皮脫皮的乾癬病人所設計的洗髮療法

我囑咐我的病人依照個人需要，一週進行一次或兩次。

▌所需物品

● 一大塊Cuticura香皂或一瓶Cuticura洗髮精（較為理想）、茶樹精油洗髮精、橄欖油為基底的洗髮精、T-Gel或 Z-Tar洗髮精。

● 一個無襯裡的浴帽（或拋棄式的）。

● 一塊拋棄式抹布或吸水棉棒。

● 一個八盎司的量杯。

● 一個計時器。

● 一瓶蘋果醋（厚髮專用）或白醋（細髮專用）或新鮮的檸檬汁（擇一）。

乾癬病人切勿使用任何染劑或染髮，尤其是當整個頭皮到處都是痛點並且脫皮的時候，因為那樣極可能引起發炎、過敏，或甚至

感染的反應。因此，以下洗髮療法的說明僅限於使用在沒有發病的頭皮上。

由於曾有幾位病人使用吹風機或其他種類的乾髮器而產生不良反應，我建議病人不要使用這類的電器產品。若他們一定要用，應當將其設定在涼風來使用。若能讓頭髮自然風乾，這樣最為理想。

洗髮療法

1.用溫水沖髮直到濕透。

2.按摩頭皮，用指尖而非指甲把洗髮精搓出濃密的泡沫來。

3.讓泡沫留在頭皮上整整三分鐘，然後沖洗乾淨。

4.重複步驟一到三，然後用厚毛巾擦乾頭髮。

5.最後一次的沖洗，將二盎司的蘋果醋或白醋、Lavoris漱口水，或李施德霖漱口水與六盎司的溫水混合之後，用來輕柔地按摩頭皮。

6.以毛巾擦乾頭髮，若需要使用吹風機，就要將其設定在涼風來使用。

此療法可以一週重複進行二到三次，這取決於頭皮上所累積的皮屑厚度，我不建議每天洗頭。

電熱帽以及油療法

此療法大約一個月進行兩次，或者視個人的需要調整次數。

所需物品

- 電熱帽（可於健康用品或美髮器材行購得）。
- 原味橄欖油與原味花生油的混合油（比例各一半）。
- 嬰兒洗髮精。
- 蘋果醋、白醋、Lavoris或李施德霖漱口水。
- 八盎司的量杯。

步驟

1.按照洗髮療法的步驟一到三做一次。

　　2.沖洗後以毛巾擦乾頭髮，不需按摩頭皮。

　　3.以混合油塗抹整個頭皮，輕柔地把油揉進頭皮裡（用指尖，非指甲），大約三分鐘。

　　4.將電熱帽戴在頭皮上，以中溫加熱二十分鐘，頭皮敏感者可將時間縮短。

　　5.脫下電熱帽，可以讓油留在頭皮上一會兒，仔細地把多餘的油以高級紙巾擦拭乾淨。

　　6.以嬰兒洗髮精將油洗淨，若要徹底洗淨，可能需要沖洗兩次。

　　7.最後一次的沖洗，將二盎司的蘋果醋或白醋、Lavoris漱口水，或李施德霖漱口水與六盎司的溫水混合之後，用來輕柔地按摩頭皮。

　　像Lavoris、Glyco-Thymoline或甚至李施德霖之類的漱口水，用來輕柔地按摩在頭皮上，在治療頭皮屑或脫皮，或油療法可能引發的復發反應上，也可能發揮療效，此外也有人建議用在對抗頭皮嚴重搔癢。

靜置一晚的油療法

　　將混合油留在頭上放置隔夜的方式，對於長在頭上的乾癬有極佳療效。如同前述將頭皮清洗過後，再將五五比例的橄欖油與花生油的混合油（可購買Aura Glow或Almond Glow的產品，或者自製），輕柔地徹底按摩深入頭皮之後，戴上拋棄式浴帽過一夜（若不方便，也可以靜待到就寢前就好），到了隔天早上再脫掉浴帽，把頭皮上的油快速地洗乾淨，然後再將二盎司的蘋果醋或白醋、Lavoris漱口水，或李施德霖漱口水與六盎司的溫水混合，或只要稍微稀釋一下，用四盎司的醋或漱口水與二十八盎司的溫水混合，做成一夸脫（大約一公升）的稀釋液，並將稀釋液緩緩地倒在頭皮上，靜待一到兩分鐘，然後用溫水或甚至冷水做最後的沖洗。接下來可用毛巾將頭髮拍乾，也可以使用吹風機吹乾，但記得要設定冷風功能。

許多有療效的洗髮精在本書的初版當時還不存在，如今都買得到了。當然，效果因人而異，每個人都要去找最適合自己的洗髮精。以下是我最常建議病人使用的產品：

- 橄欖油洗髮精（Baar Products和Heratage Store出品，參見附件D）
- 茶樹精油洗髮精（Baar Products和Heratage Store出品）
- 露得清（Neutrogena T-Gel and T-Sal）
- Tegrin牌洗髮精
- P&S洗髮精（Baker's）
- 蘆薈洗髮精（aloe vera gel）
- Cuticura香皂或洗髮精（Baar Products出品）

Baar Products也推出一款乾癬用品包，內含赤榆樹皮粉、美國黃紅花茶、乾癬頭皮與全身專用藥浴，以及乾癬藥膏。聯絡資訊請參見附件D。

把泡沫留在頭皮上幾分鐘之後再沖掉，效果最好。第二次把泡沫再留在頭皮上幾分鐘，然後再沖掉。用毛巾擦乾，不要用吹風機，除非先設定冷風功能。

有些病人向我回報他們清除掉身上痂皮的療效，他們的方法是首先在頭皮上搓出泡沫，然後再在全身的起疹處搓出泡沫，靜待幾分鐘之後再沖洗乾淨。

我曾好幾次看到病人明明頭皮的狀況糟透了，最後頭皮卻比其他部位先康復，頭髮也再生恢復正常。特別在一個案例中，病人頭皮上的疹子摸起來就像顆高爾夫球，但就在他承諾要進行養生法大約兩個月之後，疹子便完全消失了，而在此之前他已被這個疾病折磨多年了。

切記，盡量不要在痂皮上抓癢，因為這只會破壞頭髮的毛囊並產生新的疹子。

我曾在本書的前一個版本推薦使用Carbolated Vaseline（一種凡

士林）抹在髮線上，但此產品已停產。它曾被使用數十年，且頗有療效，這也使我回想起偉大的喜劇演員喬治‧伯恩斯（George Burns）在電影《瀟灑搶一回》（Going in Style）裡所下的一個評語。電影劇情是他向一位藥劑師詢問他多年來不斷地重複開立的一個特定的處方藥，結果他被告知這藥已經停產了。伯恩斯回答說：「想也知道，因為它有效啊！」作為取代髮線專用的Carbolated Vaseline，我建議使用藥用凡士林，這可請當地的藥局代購，或可使用Ray's藥膏（Ray's Ointment），可請Heritage Store代購。

這些外用藥都有助於頭皮的舒緩，但切記，真正的治療是從體內開始的。

臉部的乾癬

一個人若臉上長乾癬，無庸置疑地，他一定會為兩件事痛苦不堪：一、他患有乾癬，二、這病症就暴露在大家的眼前。這個部位再加上指甲上的乾癬，一定會催促病人十萬火急地使出全力、不計代價盡速解決這個問題。假如照著本書的另類路線進行一段夠長的時間後，無論乾癬長在什麼部位，痊癒的機會是很大的，包括臉部和指甲部位。然而，以下的故事你應該會有興趣。

有一天，我接到一通病患打來的電話，我已約莫十年沒見到她了。她娓娓道來說她實行養生法頗有療效，但過去幾個月來，乾癬在她的臉上爆發使得她懊惱極了。這次的爆發還伴隨著一個似乎不相干的問題：腋下出現刺鼻、惡臭的氣味，情況糟到連同事都無法靠近她。她開始用一種強效的腋下止汗劑來取代除臭劑，她大量並持續地使用止汗劑，好不容易才能掩蓋從腋下發出來的臭味。接著突然之間，乾癬就從臉上爆發出來了。這位女性沒有意識到任何的關聯性，仍繼續使用止汗劑，以至於她臉上的症狀更惡化了。

後來她到熱帶地區度假，才剛抵達目的地，打開行李才發現她忘了帶止汗劑，她陷入驚慌，怎麼辦呢？這個偏遠的島嶼根本買不到止汗劑啊！她只好轉而使用一般的香皂和水，再加上加勒比海乾

淨的海水。令她訝異的是，臉上的乾癬在七天內完全消失了！雖然陽光與海水可能也有幫助，但她並沒有將成功歸因於此。她提出自己的解釋，原來她相信止汗劑（成分中含鋁）把皮膚的毛細孔堵住，使得正常的毒素無法排出。「毒素總要有地方去，」她說：「所以它們選擇從臉上排出去。」一旦她把原本堵住毛細孔的障礙物清除了，毒素又有機會正常地排出體外了。她對這個解釋感到相當滿意，我也有同感。

　　我現在都建議所有的乾癬和濕疹病人使用一般的香皂和水，或者選用品質優良的除臭劑來取代止汗劑，相信這對頭皮上的乾癬或許也會有幫助。

Chapter 13　手、腳和指甲上的乾癬

經過一番深思熟慮之後，我決定手、腳和指甲部位的乾癬值得用一整個章節來討論，有兩個原因：

1.手、腳和指甲部位的乾癬，長久以來都被認定是最頑固的發作部位。

2.人類對手、腳和指甲部位的需求大過於人體其他部位，一旦乾癬長在這裡，患者所承受的痛苦可說是遠超過任何部位，只有相當少見地長在臉上的乾癬案例除外。就手的部位來說，無論是從視覺或力學的角度來看更是如此。由於腳承受全身的重量，使得腳部乾癬的疼痛更加令人難以忍受。

乾癬長在手上的患者，自我意識非常強烈，會無所不用其極地避免在工作或社交場合露出雙手。沒錯，乾癬不會傳染，但究竟有多少人知道呢？老實說，他們真的在乎嗎？在他們的眼中，這病看起來有礙觀瞻，說不定還會傳染，以至於患者覺得應該盡量把手藏起來。至於乾癬長在腳部的患者，雖然腳並不常露出來，但因疼痛而舉步維艱的步伐，使得患者覺得會漏餡，讓別人覺得自己的身體不對勁。

以下的方法經我的病人使用之後，證明對長在手上和腳上的乾癬非常有效：

1.將手或腳浸泡在加了Epsom浴鹽的舒適熱水裡，最好在家用漩渦浴缸浸泡二十分鐘。

2.拍乾手腳，隨即用溫熱的花生油（或用花生油與橄欖油的混合油）徹底按摩手、下肢和腳等所有患部。也可以用蓖麻油，使用方法相同，凡士林可可油或椰子油亦然。

3.按摩過後，拿一個小塑膠袋覆蓋在手或腳上，穿上白色的運動襪，也可以不用塑膠袋、只穿運動襪。穿著時間持續三十分鐘後或隔夜脫掉更佳。

特別頑固的案例

對於長在腳後跟或腳底的乾癬變得非常堅硬、鋒利、形成硬皮的案例，我曾建議以下的療法，效果非常令人滿意。（這個療法也可以用在手掌上，有時手掌的乾癬可能會變得像帆布那樣粗糙。）

所需物品
- Epsom浴鹽
- 花生油
- 碳酸氫鈉（小蘇打粉）
- 蓖麻油
- 小塑膠袋或棉手套或拋棄式塑膠手套
- 白色運動襪

步驟
1.首先把手或腳浸泡在加了Epsom浴鹽的舒適熱水裡，最好在家用漩渦浴缸中浸泡十五到二十分鐘。

2.將溫熱的花生油按摩深入患部。

3.等皮膚將油充分吸收，將蘇打粉、蓖麻油調和成膏狀，並將其按摩深入患部。

4.將塑膠袋放置在腳部，接著穿上運動襪，靜待至少一個半小時，若能放置到隔夜更佳。同樣的步驟也可用在症狀嚴重的手部。手部可隨意使用拋棄式的塑膠手套，但記得，無論手或腳，用油按摩過後，塑膠袋可省略，選擇只穿上白色的運動襪。如同在前面第九章所討論過的，保鮮膜或塑膠袋對於乾癬或濕疹患者，可能會因出汗而造成皮下的過敏反應。

若Epsom浴鹽或小蘇打以及蓖麻油的混合藥膏用在破皮處太刺激的話，可以溫熱的清水將手或腳沖乾淨之後，等到裂傷或疼痛處復原後，再進行這個步驟。這種情況，我會建議只使用溫水在漩渦浴缸裡浸泡，然後再使用花生油或純蓖麻油（不加小蘇打粉）加以按摩，然後再以一個塑膠袋和運動襪覆蓋其上。以上的步驟要等到深層的痛處或裂傷復原之後才能進行。

二〇〇七年春天，有一位年輕女孩走進我的辦公室，她腳上的乾癬非常嚴重，可以說她的腳根本就沒有皮膚遮蓋！在她完全按照上述的療法進行治療之後，療效穩定但非常緩慢，然後就在她根本沒有任何期待的時候，她的腳便突然完全好了。為什麼？因為她不吃貝果了！她之前並不明白貝果與她的便秘關係有多大，但當她一停止食用，所有指定的療法便開始啟動，在腸道的後援之下，完全不受阻礙地發揮它們的功用。貝果所含的高麩質容易引發便秘，因此我們從這個故事學到的教訓就是：遠離貝果！

洗碗的時候

洗碗的時候最好戴橡皮手套，因為乾癬和濕疹患者接觸洗碗精或洗衣精時，可能會引發強烈的皮膚發炎反應。但有時候橡皮手套本身便可能引發這樣的發炎反應，即使只戴幾分鐘也一樣，若是這種情況，患者應當在橡皮手套底下戴棉手套。

兩個成功的案例

S. R.和B. K.是所有我見過的乾癬長在手和腳部的患者當中，最嚴重的兩個案例（參見本章的照片）。

S. R.是一位年輕男性，在他十九年的歲月當中，有十七年都被這個疾病所折磨。在他的一輩子當中，他那對盡心盡力的父母總是不計一切代價地在尋求良方，但卻遍尋不著。他所熱愛的體育活動全都得

受限制或根本無法參與；他的社交生活總是烏雲罩頂，他會逃避與男性朋友握手並極少試圖去牽女孩子的手。治療共花了四到六個月的時間，但S. R.的手和腳變得像絲綢那樣光滑，一點也找不到疹子或破皮的地方。他認真地遵照指示，並且曾在維吉尼亞海灘的我的講座上，分享他的勵志故事。

　　S. R.清楚地指出在他的案例中，飲食顯然是致病的元兇，他發現番茄在他的手和腳上恣意地肆虐。既然他全身只有這兩個部位患有乾癬，為了解除病症在這兩個身體部位的症狀，他與我同心協力、全力以赴，他也嚴格遵照我所建議的步驟。首先，他在Oster漩渦按摩浴缸裡浸泡雙腳（或雙手），這是我所建議所有的設備當中最理想的選擇，因為它有數個循環，並且能維持水的熱度。對乾癬的患者來說，這是最有價值的投資。在漩渦熱水浴缸裡浸泡大約十五至二十分鐘之後，S. R.會拍乾他的腳，且趁著它們還熱熱的、甚至在剛才的治療過後還有點發紅的時候，他會用橄欖油花生油混合油或蓖麻油抹在所有的患部，讓皮膚充分吸收並按摩深入皮膚。按摩幾分鐘之後，由於他使用的油量頗大，他會用兩個大的塑膠袋各將雙腳包起來，之後穿上運動襪，然後就寢。隔天早晨，他會脫掉襪子和塑膠袋，把腳洗乾淨，然後更衣出門從事日常的活動。有時候他還會在腳上抹一層薄薄的蓖麻油，然後用塑膠袋蓋起來，再穿上運動襪，就這樣連上班時也不脫掉。

　　他那不尋常的恢復，連雙腳的上皮組織也完全再生，這些都鮮明地顯示於第201頁及第202頁的照片中。藉由同樣的方法，他的手也同時恢復了。他的故事在所有成功案例當中顯得特別不凡，絕對能激勵所有的乾癬病患。

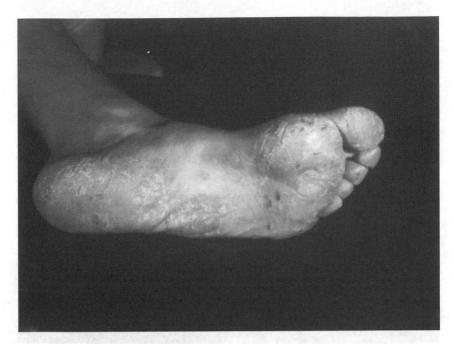

S. R.，22歲，病齡18年，剛開始實行養生法

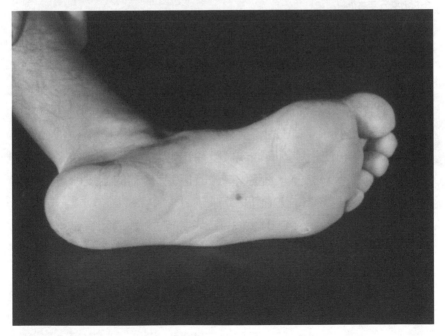

S. R.治療十個月之後

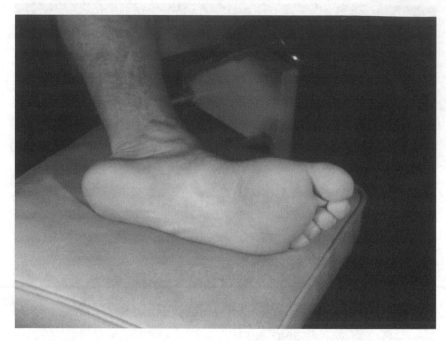

S. R.治療五年之後

　　另一個以驚人的速度完全治癒的案例是B. K.（參見第203頁的照片）。她的乾癬遍及全身，但最嚴重的是腳底和腳後跟的部位，嚴重的程度連皮膚碰到床單都無法忍受，她痛到必須由她的朋友從腋下攙扶著走進我的診間。如同前述，如此嚴重的案例，需要的是浸泡之後再用蓖麻油和小蘇打調成的膏藥敷在患處，持續使用這個療法直到整個部位軟化，再使用純蓖麻油或橄欖油花生油混合油。用袋子和襪子每晚把腳包住，就這樣，那原本被如利刃般鋒利的痂皮所覆蓋的皮膚，幾個月之後就變得既光滑又乾淨了。

　　幾年之後，我追蹤B. K.想知道她的近況，她的回答是：「沒問題！」萬一有復發的情況，她便會馬上回頭來實行養生法，那輕微的復發很快便會消失了。換句話說，自從她初次痊癒，她的人生便已恢復秩序。就她的案例來說，飲食上的元兇已確定是番茄、甲殼類海鮮和醋。十一年過後，這位患者的病症仍在她的控制之下。

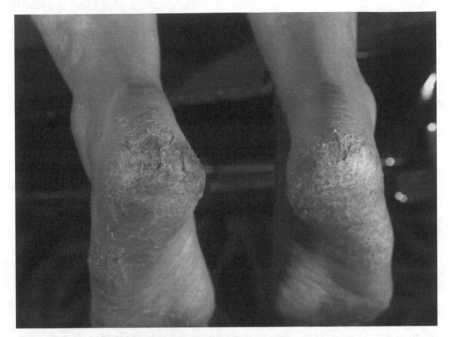

B. K.，50歲，病齡兩年，剛開始實行養生法

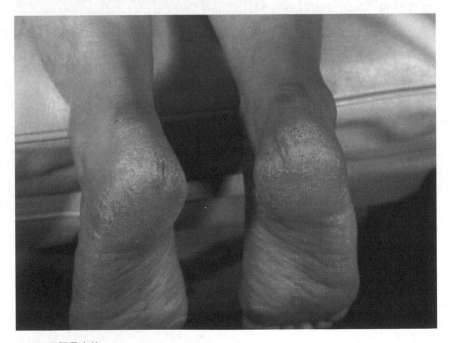

B. K.，五個月之後

一個激勵人心的案例

　　長在手和腳上的乾癬，被公認是最難治癒的，因為我們總是得用腳站立，讓手不停做事。我發現最令我驚異的是，這類病症只發在手掌和腳底。大家猜想的答案都不一樣，但由於某種原因，這似乎是身體所選擇的毒素排出的管道。

　　過去幾年間，我們又研究出兩個乾癬的外部療法來幫助手和腳部患處的癒合。阿夸弗爾（Aquaphor）已上市幾年了，藥局大多買得到，也可訂購。它的用法跟其他外用藥一樣，包括含蓖麻油的親水性藥膏或橄欖油花生油混合油，若患處皮膚變得很厚，則以小蘇打粉與蓖麻油調和使用，如凡士林等等，只要以熱水浸泡或用漩渦浴缸泡熱水澡之後，再用以上的油品或藥膏輕輕地按摩徹底深入皮膚，用保鮮膜覆蓋，穿上運動襪，放隔夜或靜待幾個小時。

　　另一個有效的產品是護掌霜（Bag Balm），這是一個農夫所研發的老牌產品，原本是為了讓乳牛的乳房維持柔軟且有彈性並預防感染而調製的。其用法與其他的外用產品相同。

　　做為這些療法的最佳範本，讀者們可參考第205頁至第206頁患者K. B.的照片，並觀察在她的手和腳上原本嚴重的膿皰乾癬複合濕疹上，其療法所獲得的療效。

　　治癒不是一夕之間的事，但K. B.自己如是說：「想把病治好，飲食仍是關鍵的因素，另外再加上外部的療法。所付出的努力真是值回票價！」

警語

　　一旦手部痊癒，尤其是手掌，患者千萬不要誤以為可以繼續過度用手從事粗重的工作。切記，表皮細胞是新的，深層的真皮才剛剛活過來，這些部位需要時間好好地從經歷過的苦難中恢復過來，或許得花上許多年。

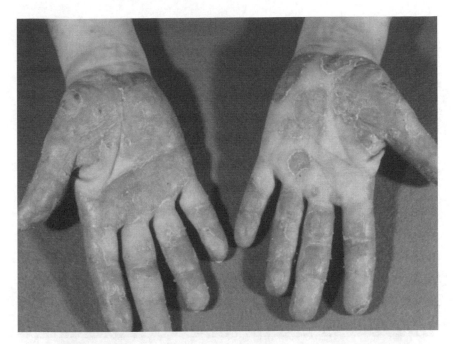

K. B.，實行養生法的初期

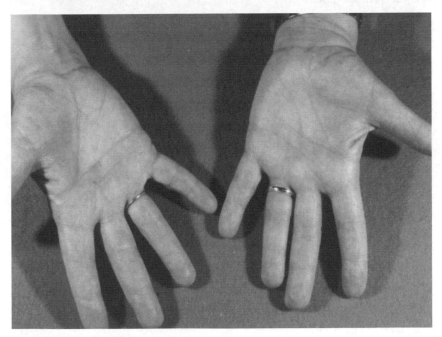

患者K. B.，十個月之後

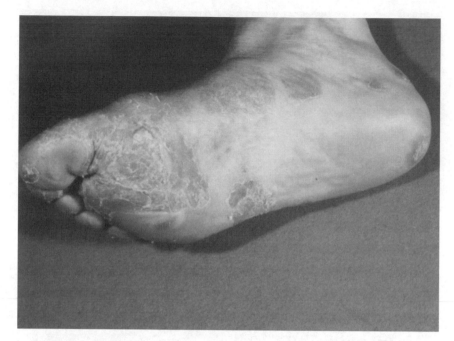

K. B.，實行養生法的初期

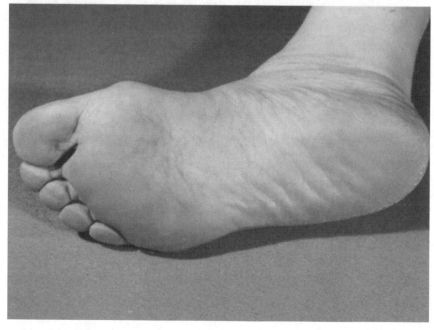

K. B.，十個月之後

有一位治療成功的病人罹患乾癬已經二十年，他對於手掌上的療效非常滿意，以為自己已好到可以去劈柴了。他一做就是幾小時，結果幾天後他的病情就逆轉了，他的手發炎到相當顯眼的地步。他還以為病情復發，其實並不然。我向他解釋，這是他的手因局部過度使用所引發的自然反應。

長在指甲的乾癬

乾癬最不雅觀的不外乎是長在手指甲和腳趾甲上的類型。指甲底下的乾癬（hyperkeratosis，角化症）可能會厚到一個地步，以致指甲床硬生生地把指甲從其根部往上剝離。但我曾親眼看過指甲以及指甲周圍的皮膚組織的完全再生。但老實說，它們所需的治療時間比起身體其他部位要來得長多了。手指再生可能需要六個月，腳趾可能需要長達一年。然而，這是做得到的，並且已有成功的案例。

我研究出來的療法在我的烹飪書《約翰醫生的治療乾癬烹飪書……升級版！》（Dr. John's Healing Psoriasis Cookbook…Plus!）中有詳細的說明。總結來說，第一步要先由一位皮膚科醫生診斷確認病症為乾癬，而不是黴菌感染，接著：

1.隨時修剪指甲。

2.遵守此書所建議的飲食。

3.一天喝一包Knox原味的吉利丁（若是素食者可改用寒天），用水、果汁或任何可以增添美味的液體調勻飲用。

4.每天依照標籤上的指示服用omega-3魚油或亞麻仁籽油做為營養補充。

5.將雙手（和腳，若腳趾也有病症的話）放在一個裝滿適溫的熱水的大臉盆中浸泡十五到二十分鐘。（小型、攜帶式的漩渦澡盆比臉盆更理想。）

6.擦乾雙手和腳（若有病症），並用力地將以下產品徹底地塗抹在每一根腳趾上：蜜麻油、橄欖油花生混合油、鴯鶓油、潤掌霜、凡

士林、阿夸弗爾或艾惟諾乳液。當然還有其他的產品也可能有效，但這些產品是我發現用起來最有效的。

　　7.用一雙白色的運動襪將雙手或腳覆蓋起來，然後就寢。此療法一週大約做四次，但不要超過這個次數。

　　我已經一次又一次親眼見證到，只要照著這些簡單的規則進行，便可獲得不可思議的療效。實行上有三個關鍵詞：耐心、耐心、耐心！

　　我再重申一次，在其他條件都具備的情況之下，也就是說，飲食、脊椎校正、灌腸等，對手和腳上患有乾癬的人來說，最有效的是用Epsom浴鹽或在漩渦浴缸中浸泡大約十五到二十分鐘，接著用花生油、蓖麻油、橄欖油花生油混合油、可可油，或椰子油深深地揉進雙手的皮膚裡，若是病症在腳上，則改從膝蓋以下往下塗抹。可用塑膠袋覆蓋在治療的部位，再以白色的運動襪覆蓋，靜置至少三十分鐘，或者經常需要過一夜。但最近我都建議塑膠袋可以省略，僅以運動襪直接蓋在按摩油上就好，如此不但可以避免造成刺激反應，也可預防皮膚感染，尤其是對於病情嚴重的患者來說。

　　初期這些療法應當每天晚上都進行，等到開始產生療效之後，可一週減少至三次，然後一週一次，最後再永久停用。乾癬性關節炎的患者通常手腳都會有病症，以上同樣的治療對這類病患大多有同樣的效果，只是幾乎沒有例外地，都需要耗費多一點時間。

耐心者的經驗之談

　　我有一個以耐心終於換來成功的例子，主角是我的一位男性患者，他的乾癬只長在雙手的手掌上。在患病十四年期間，廣泛地採用正統療法無效之後，L. M.終於走投無路來向我求救。治療他，我共花了十四個月才使他的手掌完全治癒，對有些人來說這似乎是曠日廢時的，但他自己卻認為若能換來一輩子自由，這個代價根本微不足道。「十四個月，跟患病十四年比起來，已經很好了。」L. M.如是

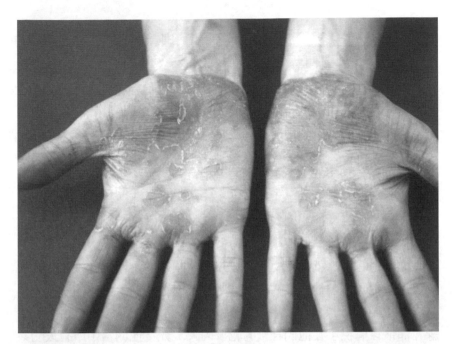

L. M.，病齡十四年，剛開始實行養生法

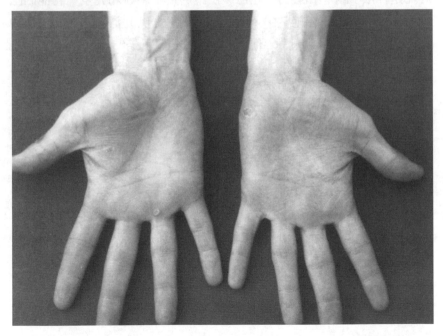

L. M.，十四個月之後

說。在他痊癒之後，我五年之內都沒再見到他，當他再次回診時，主訴是背的問題，但他的手仍是乾乾淨淨的——即使當時他在飲食上多少有點作弊。

雖然本章所討論的療法主要是針對外部的療法，但所討論到的案例中，主要的元兇仍是飲食。有趣的是，我的另一位病患，他的患處是雙手的手掌，他對於以「卡津」（Cajun，一種調味料）料理的食物簡直完全無法抵擋。正當他照著指定的飲食，身體很順利地在恢復之際，有一天當他外出用餐時點了一道卡津風味並以辛香料調味的餐點，後來他雖反悔想把餐點退掉，卻又決定還是試試看，反正他已經很久沒吃了。雖然他很享受那一餐，但令他沮喪的是，幾乎就在同一時間，他的手掌就出現反應了。幾個鐘頭之內，他感覺手掌開始刺痛，這使他明白，他所吃的辛香料不知怎麼地就找上了他的手掌。

在本章所分享的案例中，那些走投無路才來走這條另類治療路線，而最後擺脫了在他們身上的乾癬的人，究竟他們當中所有人的共同點是什麼？耐心和毅力！在每一個案例中，患者均完全承認他們已用盡了一切療法，在絕望中，他們實行我所提供的療程，每一位都對自己治癒的程度相當滿意，他們的喜悅與感恩長存。一直到今天，這些患者仍是協助我說服其他人憑著信心來實行對治方案的最得力助手。由於他們相信只要做正確的事就會得到正確的結果而獲得成功，他們不愧是活見證。

Chapter 14 好轉的過程

在本書前面的章節，我曾提到我遇到最大的問題之一，是保護乾癬病人的信心，直到他們確實看見真正治癒的徵兆。一旦看見之後，病患即被說服這治療有效，他們並沒有浪費時間，通常這時他們便會較熱切地去執行到底。

搔癢減輕、脫皮變少，同時感覺全身都較舒暢，這些都是療法起功效的第一個指標，接著會出現一些徵兆，做為明顯病症好轉的證明。所有的乾癬病患都應當學習去辨認這些徵兆，我把它們視為一種好轉反應，而那些徵兆通常會用以下的方式呈現：

1.好轉從一開始就很明顯，並且持續直到痊癒，過程當中皮膚也無劇烈的改變，患處的症狀緩慢、穩定且逐漸地消失。

2.界線分明的疹子上，新長出來的皮膚從疹子的中央開始冒出來，形成外觀貌似靶心的效應，並擴散到患處的周圍，形成邊緣線，連這邊緣線最後也會變淡直到消失為止。這類的好轉過程在一般性（斑塊型）乾癬上最容易觀察得到。

3.原本的病變擴大，與其他的疹子合併，形成貌似一大片發炎的皮膚區塊，差別是患處明顯地變得較薄、脫皮減少，且顏色逐漸變得越來越淡。這個時候，再生的皮膚開始形成多處有斑點的現象，這些斑點會擴大，直到發炎的部位消失，取而代之的是新生皮膚的表皮。本章內容主要就是要討論這第三類的好轉過程。

當我很確定病患確實有認真地遵守對治方案，而以上第三項所述的劇烈轉變卻發生了，我可以沒有任何遲疑地斷定，患者確實正往康復的路上前進。那明顯擴散的發炎現象會緩解，只是時間早晚的問題，因為這類的反應是那特定案例中的好轉機制的一部分。當新生的

皮膚冒出來，並持續擴大直到所有發炎部位消失，病人和醫生的成就感所帶來的喜悅，真是言語無法形容。

一個非常特別的案例

一九九〇年六月初，一位美麗的七歲女孩的父親帶著絕望的心來訪。過去的一年當中，他的女兒L. H.患了乾癬，三位皮膚科醫生診斷跟治療過她，但並無顯著的療效。在與一家位於紐約的頂尖乾癬治療中心諮詢之後，這位父親被告知，乾癬將伴隨他的女兒一輩子。醫生們都建議他的女兒在醫院接受一個禮拜若干次的紫外線治療，同時使用可體松藥膏（cortisone）。他們如喪家之犬那樣地離開醫院，心想女兒的下半輩子註定要與可怕的疾病對抗。

就在離開那家醫院的當天，他們打聽到我的研究，即刻來電與我相約諮詢。你無法想像世上還有比他們更充滿愛的家庭，他們對彼此的愛與關切讓我彷彿置身夢境。

我們幾乎一拍即合，當我給他們看我在幾位同類型病患身上所獲得的療效時，他們的態度即刻從極度絕望轉而懷抱希望的曙光。他們一致同意要進行這個對治方案，尤其是食療法，並決定盡全力扶持年幼的L. H.。

一開始L. H.的皮膚似乎出現了劇烈的反應，接著，如同變魔術一般，乾癬竟完全消失了。治好L. H.共花了三個月再多一點點的時間，最後只剩下頭皮上兩個輕微的疹子，而即使是這兩個微小的部位，也隨著時間的過去而逐漸消失。本書第214頁至第217頁按圖說故事的方式，最能把她的療程解釋得清楚明白。

這個特殊的案例在我心裡特別難忘，可說是我印象最深刻的案例，因為我知道L. H.完全沒有偏離我的養生法，她的父母與我總是保持聯繫，保證L. H.沒有也不會偏離我們的治療。一如過去的病例也發生過的狀況，L. H.出現復發狀況，症狀開始蔓延，皮膚長出硬皮，她的父母擔心不已，看起來好像病情急轉直下。根據以往的經驗，我唯一的囑咐就是：「繼續進行！一切都不可以中斷。」他們雖

然痛苦，但勉為其難地答應了。下一個轉捩點很快到來，新生的皮膚開始出現了，之後疹子又逐漸消失了。小女孩的父親感激地來電：「太神奇了！我真是無法置信，疹子都消失了！」一個月後，我們拍了追蹤的照片，患者的皮膚仍是乾乾淨淨的。

過去只要有些病患有這樣的反應，他們都會即刻尋求正統的療法，試圖讓皮膚的症狀緩和下來。我雖能理解，但這樣做等於阻礙了療程，使得該研究的案例變得無效。由於L. H.的案例，我第一次有機會來拍攝治療的過程，採取的養生法完全不受打岔或被偏離。像這樣用照片來記錄治療過程是從來沒有人做過的事，應該可以用來鼓勵其他人持續治療，並使他們明白，即使過程中產生了嚴重的復發，方向仍是正確的。外觀姑且不論，這樣的現象說明了治療是有效的，與病症已變得更猖獗或無法收拾的臆測恰恰相反。

我意外發現與斷定最重大的一條飲食犯規，造成小女孩發病的原因，就是番茄醬。她的母親告訴我，多年來她女兒幾乎每天都把番茄醬抹在麵包上，一旦這個習慣中止了，再加上遵守其他醫囑，體內開始治癒的過程，直到最後就能達到成功的結果。

最重要的一個事實是，小女孩在幼年階段便已擺脫乾癬，改寫了原本疾病、沮喪、缺陷纏身的命運，更別說她的父母所沒提過的龐大花費。沒錯，她可能隨時要注意飲食，但有了這樣的知識，她反而可以享受最大的喜悅——再也不必害怕得病了。

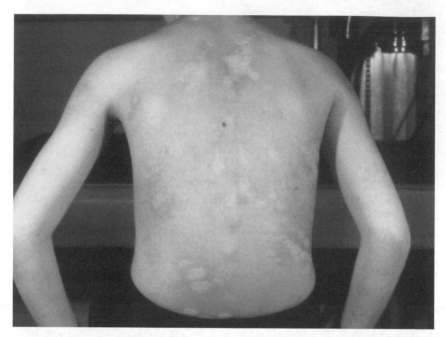

L. H.剛開始實行養生法，疹子很厚且脫皮

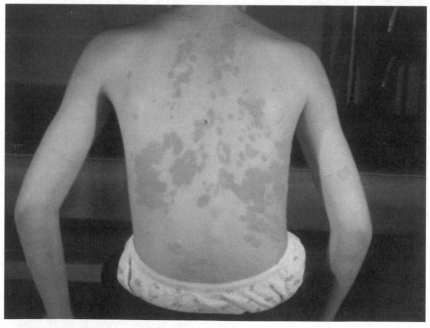

L. H.接受治療十一天之後，出現全身復發的症狀

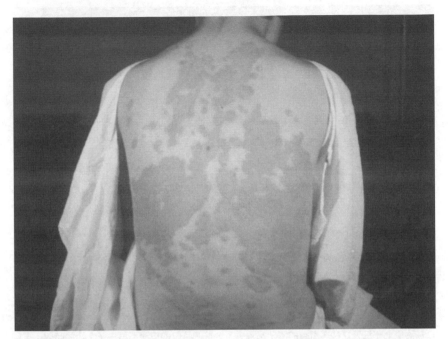

L. H.治療二十八天之後,疹子合併形成擴散,但脫皮減少、疹子變薄,且有新生的皮膚出現的跡象

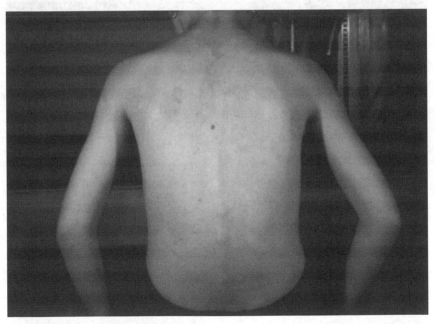

L. H.治療四十天之後,新生的皮膚取代了之前發炎的部位,先前的患處只剩下變得非常輕微的疹子

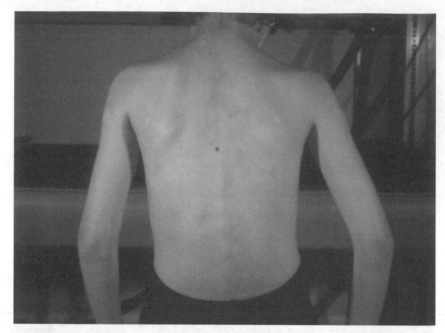

L. H.治療七十三天之後，所有的疹子都消失了，整個軀幹的皮膚都再生了。治癒時間：三個月零一週

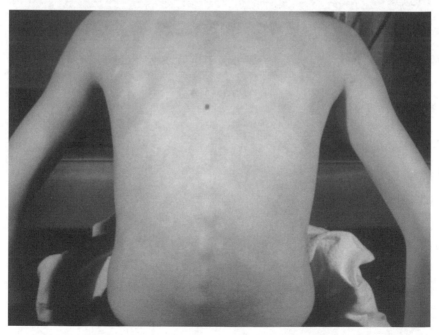

L. H.治療一個月之後的特寫鏡頭，患者的皮膚仍是乾淨的

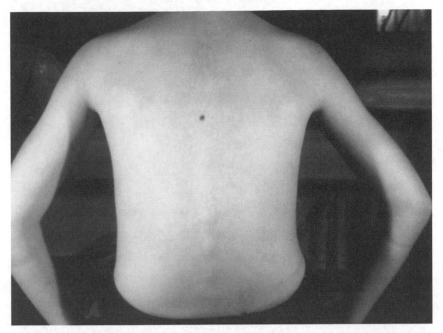

L. H.治療十五個月之後所拍攝，她的皮膚有如絲綢般柔滑

　　最後一張照片拍攝六年之後，L. H.的父母跟我回報說：「她非常好！」有時當她偏離飲食就會有一兩個疹子發出來，但病情都微不足道，並且馬上就能控制住。

▶ 病例照片資料夾

　　以下附照片的報告呈現了遵照凱西／帕加諾治療乾癬的天然另類療法，成功治癒的乾癬案例。這些病患以耐心和毅力徹底地執行治療，最終實現了他們所渴望的成果。

患者的病歷

▶ **患者**｜L. G.（女性）
　年齡｜34
　病齡｜22年

診斷｜乾癬（全身性）。乾癬覆蓋全身百分之八十的面積。
接受過的治療｜自從得病之後，長年接受各式各樣的正統醫學療法。
療效｜三個月後，全身產生顯著的改善，接下來的兩年仍持續漸漸進
步。在病情進步到她滿意的程度之後，她仍持續控制住病症。
備註｜基本的養生法配合家常灌腸法是能獲得療效的主因，患者也承
認若她能戒菸，能更快速地獲得療效。

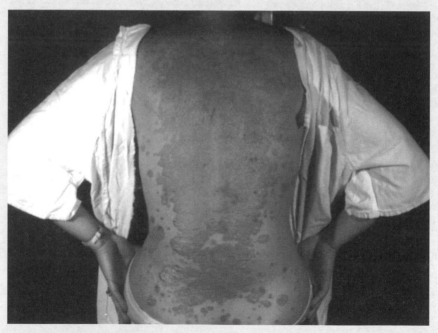

患者開始實行另類養生法之前

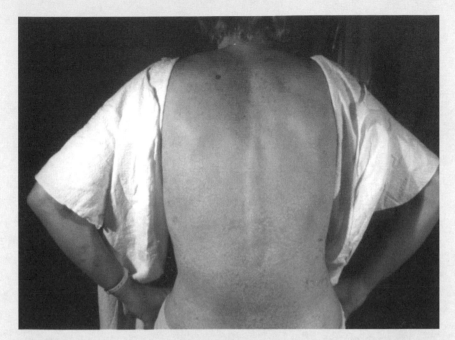

三個月後

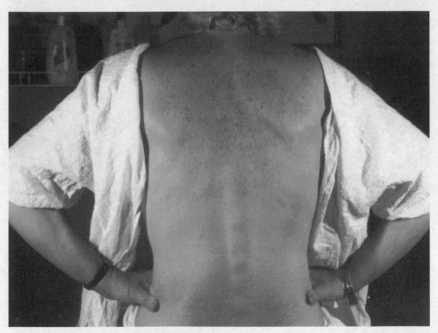

兩年過後

患者的病歷

▶ **患者**｜J. C.（男性）
　年齡｜30
　病齡｜1年

診斷｜乾癬（一般性／膿皰）。
接受過的治療｜若干西醫療法。
療效｜兩個月之內所有的患處都有顯著的改善；五個月之內幾乎達到百分之百痊癒。
備註｜這位病人四年內都維持沒有發病，即使他有時會違反飲食的規定。當疹子開始出現時，他便即刻回到養生法，把症狀控制住。目前他已不受疾病所纏累，但他必須隨時注意自己的飲食和排便。

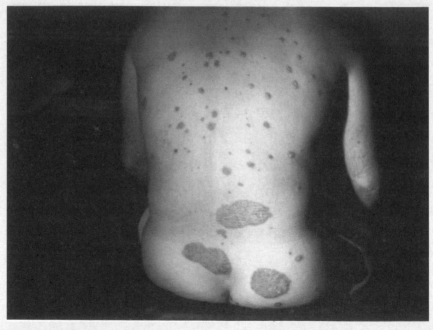

患者開始實行另類養生法之前

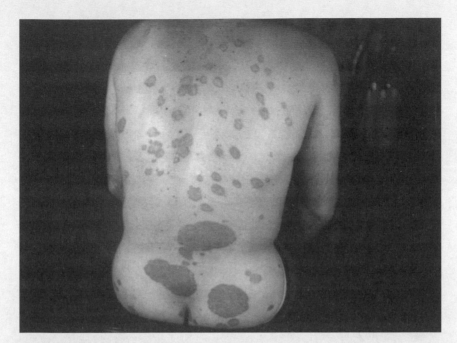

兩個月之後

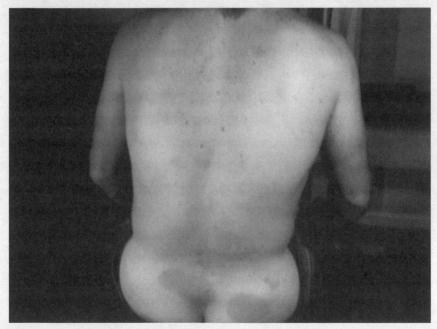

五個月之後

患者的病歷

▶ **患者**｜J. R.（男性）
　年齡｜36
　病齡｜2年

診斷｜乾癬（一般性）。

接受過的治療｜接受西藥的護理，但不是很廣泛。

療效｜四個月之內，患處有顯著的改善，患者實行養生法之後六個月完全康復，但他隨後又恢復原來的飲食習慣，以致他的左手腕又開始出現一個疹子，他因此學到教訓，知道飲食控制是最重要的因素。

備註｜這位患者在治療初期體重嚴重過重，在他接受治療並消除乾癬的那一年當中，他減了整整二十七公斤，他的身型從明顯的肥胖轉變成運動員身材。

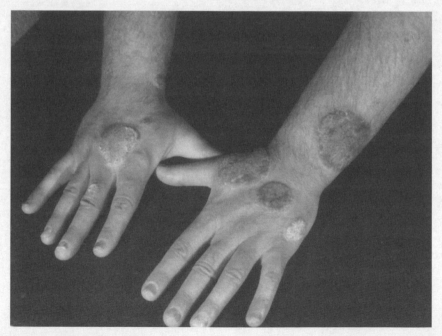

患者開始實行另類養生法之前

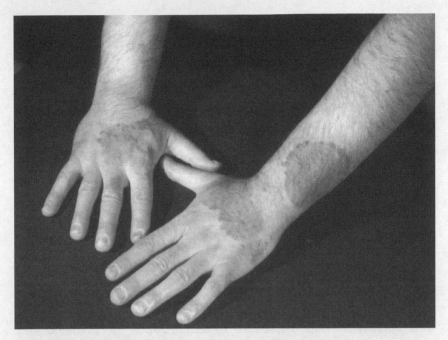

四個月之後，患處明顯地變得不明顯

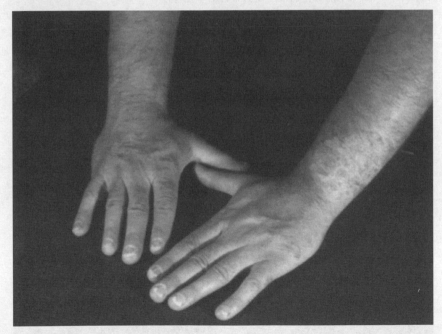

十三個月之後

患者的病歷

▶ **患者**｜A. M.（女性）
　年齡｜22
　病齡｜6年

診斷｜乾癬（全身性／紅皮型erythrodermic），疹子覆蓋全身百分之九十以上的面積。
接受過的治療｜廣泛的正統療法，包括住院治療。
療效｜一個月之內便有顯著進步，三個月之後幾乎百分之百復原。
備註｜這位患者能痊癒，飲食是關鍵。在她開始實行養生法之前，她幾乎每天都吃披薩和巧克力。

注意：這類乾癬病患的皮膚表面呈現全面的紅色，與煮熟的龍蝦沒有兩樣，唯一未患病的部位是手肘尖。

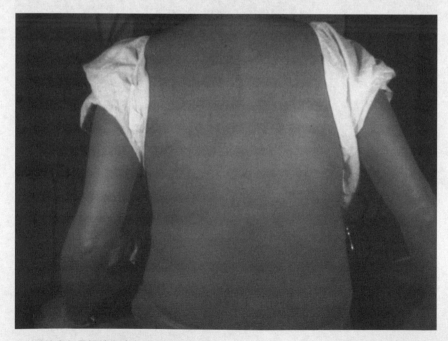

患者開始實行另類養生法之前

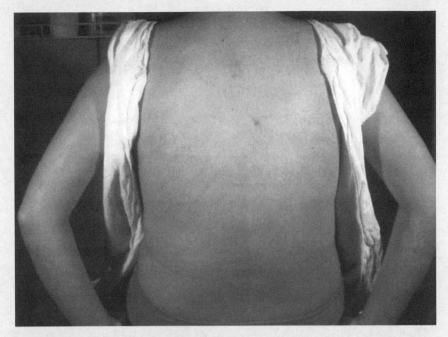

一個月之後

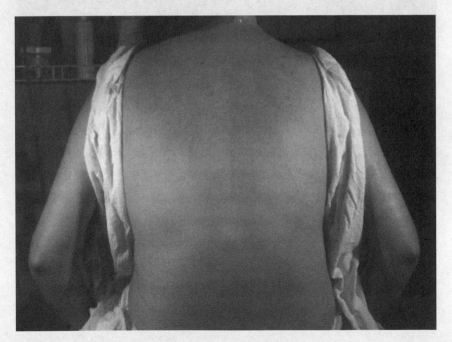

三個月之後

患者的病歷

▶ **患者**│M. F.（女性）
　年齡│22
　病齡│10年

診斷│乾癬（滴狀guttate）。
接受過的治療│在開始實行養生法之前，曾接受過三位皮膚科醫生治療。
療效│在開始進行療法四個月之後完全復原。
備註│初期進步緩慢，然而在患者於探索和啟蒙學會接受為期一週的水療和物理治療後，好轉速度突飛猛進。每當因偏離飲食規範而開始出現復發的跡象時，只要再重新進行養生法，便能夠把病情控制住。

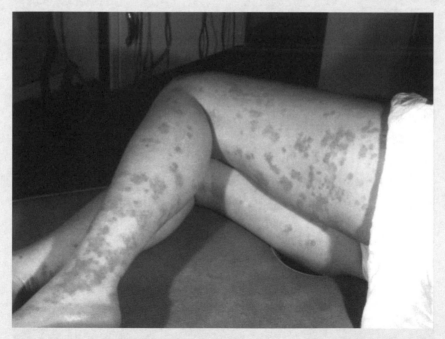

患者開始實行另類養生法之前

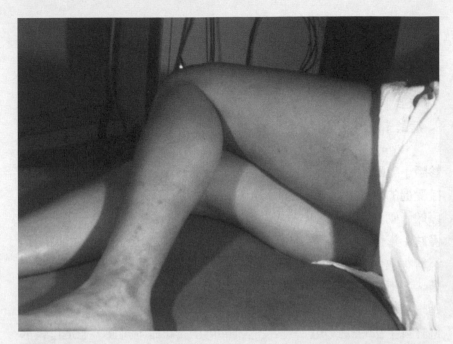

兩個月之後

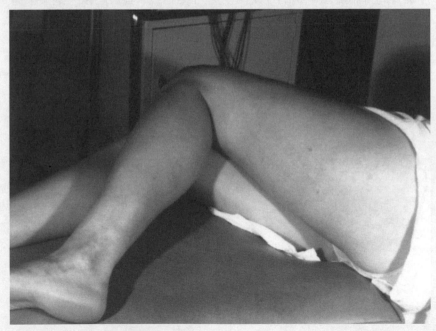

四個月之後，疹子完全消除

患者的病歷

▶ **患者** | T. O.（女性）
　 年齡 | 14
　 病齡 | 5年

診斷 | 乾癬（全身性），全身超過百分之七十五的面積都長疹子。
接受過的治療 | 各式各樣的正統醫學療法。
療效 | 兩個月之內進步神速。
備註 | 這個小女孩初次嘗試養生法就成功了，之後有兩年多的時間都沒有復發，但接著病症又開始出現，迅速地蔓延到全身的每一寸皮膚。我斷定如此劇烈的發病原因是她已偏離飲食的規範太久了，期間她吃垃圾食物並大吃她最喜愛的食物——起司通心粉。一旦她再回來遵守養生法的飲食規則、接受脊椎的矯正、正確地排便，並進行親水性藥膏的外用療法，她的皮膚便快速回應了，兩個月之後，她幾乎完全康復。目前她已完全控制住病情了。

說明：這位患者恢復的速度快到來不及在她恢復的期間拍攝照片，唯一放在這裡的是治療初期的照片，接著是治療完成之後的，以及她的腹部和背部在治療階段時所拍攝的照片。

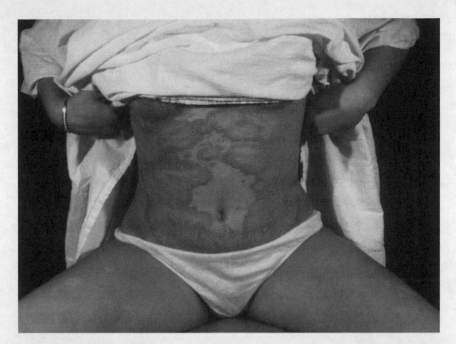

患者開始實行另類養生法之前

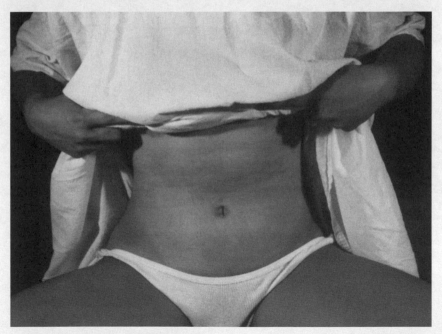

兩個月後

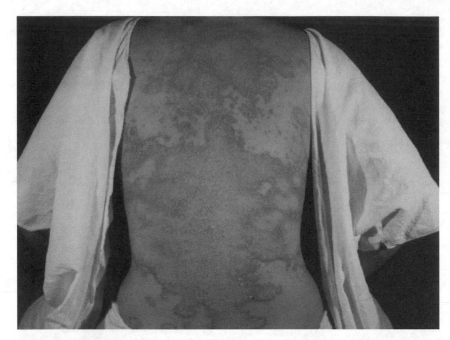

患者開始實行另類養生法之前

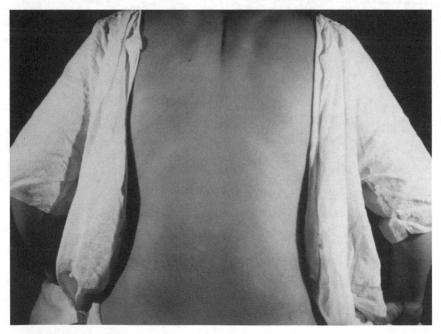

兩個月之後

Chapter 15 按下緊急呼救按鈕

　　因實行對治方案而出現危機的狀況很少見，過去四十多年間，我想不起有什麼事件曾讓我們不知所措。我從經驗裡學到需要提醒病患，在實行此對治方案的過程當中，病情或許會出現特定的改變（即使可能只是微小的改變），尤其是最初的幾週。這樣的警告通常可平息不必要的驚慌，使得病患能夠放心繼續實行養生法。

　　然而，即使我已事先提出警告，有兩個特殊的反應仍會使得有些病患感到不安。

　　1.在不同的地方可能會冒出新的疹子，看起來好似病情擴散（如同第十四章所述患者小L. H.的案例）。

　　2.體重減輕（有時幅度相當大）可能會發生，但這通常是大家都渴望的。

　　萬一出現這兩個反應，在處理上是最棘手的，我的建議是：

　　1.不要在意新的疹子，繼續實行養生法。到今天為止，每一個案例都沒有例外，新的疹子最終都會淡去並消失。

　　2.萬一體重減輕（假如這會讓你感到困擾），將你被允許能吃的食物加倍，但不要過頭，飢餓應當不會造成問題。切記，即使是允許的食物，食用過多仍會使得消化的過程負擔過重。關鍵是適中。

家人的反應

　　家人的反應可能和患者本身的反應同樣棘手。舉例來說，一個小孩或配偶未能在初期就百分之百地產生反應，家中的成員可能會過

度反應以致患者變得意興闌珊。

有一位年輕患者的乾癬相當嚴重，他遵守所有的指示來進行Epsom浴鹽泡澡，但才剛泡完澡，當他皮膚的毛細孔還自然地張開之際，他便在全身抹上Cuticura藥膏（這並不是使用此藥膏的時機），他的皮膚開始變得紅腫。他母親在驚慌中來電，要求我給她一個解釋，問我她該怎麼辦才好？孩子都「著火了」！等到驚嚇消退，指控也停止了，我才得以向她解釋孩子所做的事。做完Epsom浴鹽泡澡之後，應當是使用橄欖油花生油混合油，而他用來抹遍全身的卻是酸性的Cuticura藥膏，皮膚當然會起劇烈反應。解除的辦法很簡單，把藥膏從身上沖乾淨。他照做，症狀即刻就解除了。

這就是家人過度反應的典型案例，雖然原因是可以理解的，但這不代表所有的家庭都會有如此的情緒反應。

你或許還記得，在我實驗的早年階段有一位患者叫A. S.。那時，對於新的疹子會在從沒發病的部位出現的原因，我並沒有答案，但這位患者和父母還是都忠誠地遵守養生法的規定。「沒關係，帕加諾醫生，」他的母親說：「我們說過會給您三個月的時間，我們會說話算話的。」他們果然說話算話，時候到了，不只那舊的疹子，連新的疹子也消退了。就像A. S.的母親所言，有一天他們在尋找，竟然疹子已不在那兒了。

我從這個早期的經歷學到，要教導我的病患徹底實行此對治方案，不要過急，因為你無法設定病症解除的時限。成功的病患總是單純地照著指示去執行，不大驚小怪也不焦急，一切都順其自然。

需要迅速回應的案例

兩位年輕迷人的女性罹患乾癬多年，她們同時間接受治療。她們非常急切地想看到治療的效果，其中一位甚至一週內便開始看到好轉的跡象，尤其是在她耳後的部位。另一位並沒有出現明顯改變，但她的排便出現明顯的改善。

然而，第三週之後，她們由熱切轉變為沮喪，原本對於耳後的

好轉非常開心的女孩變得悶悶不樂，因為她滿臉爆發出疹子來，尤其是前額，很像是痱子，但當然不是。另一個女孩則是為了私密部位發炎而苦惱，搔癢變得難以忍受，她徹夜無法入眠，似乎沒有解決的辦法。她回報說，除了搔癢的問題，她的食療法和其他的療法其實都進行得還不錯。

對於那位臉上長新疹子的患者，我建議她煮一壺紅花茶，在頭上和茶壺上各放一條毛巾，利用熱茶溫和的水蒸氣（不可過熱）來蒸臉。在她重複這個療程兩天之後，疹子便開始消失了，到了下一週，疹子幾乎都不見了，而她對持續治療的熱切又恢復了。

對於另一位年輕女性，我則建議她以三分之一到半瓶的Glyco-Thymoline漱口水與清水混合來進行坐浴，她數週以來終於有了紓解的感覺。之後，她只要將Glyco-Thymoline漱口水盡力地拍在嚴重的患處，症狀幾乎即刻就能解除。Glyco-Thymoline的最佳替代品，是一直以來最受歡迎的Lavoris漱口水。

在這兩個案例中，最重要的是要迅速地調整療法，以免患者對治療失去信心。

過敏的反應

每一個人都可能過敏發作，因此在進行任何治療之前，最重要的是先建立你的過敏病史。過敏原林林總總，從一根草到一撮毛都有可能，而不只侷限於食物或藥物。通常過敏反應的存在總是在發作之後才得以確認，即使是發作之前的過敏測試也不能百分之百保證沒有閃失，測試的結果也不完全精準。關於過敏的規則很簡單：一旦過敏原確定之後，最好遠離它。

身體的反應會以幾種方式來呈現，例如皮疹或腫脹，以及黏膜的刺痛感。氣喘發作和情緒或心理的激動（如暴力的行為、攻擊或心思混亂）也可能引發過敏。反應的大小可能從一個微不足道的小煩惱到喪失能力需要住院，無論症狀輕重，任何型態的過敏都不該輕忽，應當採取必要的措施來對抗或預防過敏發作。

我的一個親密朋友兼病患連一丁點胡桃都不能吃，吃了很可能會致命，她的喉嚨會緊縮，阻斷她的呼吸道，住院並打腎上腺素是對抗這類過敏反應的必要措施。對於有些人來說，食用甲殼類海鮮或花生也會發生同樣反應。過敏原的項目族繁不及備載，在許多嚴重的案例中，無論什麼時候按下緊急的呼救按鈕都不會有錯！

　　雖然照著本書所概述的食療法而引發過敏反應是極少見的，但有時還真的會發生在一些人身上。因此，個人應當負起確認他對哪種食物過敏的責任來。

　　舉例來說，青花椰菜是非常建議食用的蔬菜，最好經常食用，但我的一位病患卻對它產生嚴重的消化障礙，只要食用一點點便會皮膚發炎。紅蘿蔔最好也盡量多吃，或許跟萵苣和芹菜那樣經常吃，但讀者們也許還記得我有一位患者食用上沒問題，只要不碰到它們就好，只要一碰到，她的手指即刻就會紅腫。另一位病患則絕對不能把生蘋果放到嘴邊，只要一碰到，嘴唇就會腫得像氣球一樣。這些反應雖然相對少見，但大家必須接受並尊重。若病人發現他對養生法所指定的任何療法產生超敏反應，我的建議直接了當：不要做！

　　幾乎每一種療法都有替代方案，花一點時間、耐心並觀察，每一個人都能找到一個有效的替代方案，這會有助於防範未來可能發生令人不愉快的事件。

可怕的過程：赫氏反應

　　當淨化期，或稱瞑眩反應，或發炎階段，或我所謂的「平靜之前的暴風雨」發生的時候，你會大叫尋求解脫是可以理解的。病情加重伴隨著令人難以置信的發炎、皮膚乾燥、緊繃到一個地步，你幾乎無法移動或深呼吸。你可能得臥床幾天，因為光是移動這個想法，都會讓你無法忍受。在大多數情況下，你還會經歷虛脫，但無論是飲水或外在用水都可能有幫助。有些案例或許還有必要住院，以便進行靜脈營養注射。你必須讓身體的細胞所在的體內環境以及表皮（皮膚的表皮層）盡量保持濕潤，症狀從嘴唇乾裂和皮膚乾燥，到輕微的動作

都會引發疼痛，也都可能會出現，即使是輕薄的衣物或床單碰到皮膚都可能讓你無法忍受。也正是在這段期間，這段「可怕的過程」當中，患者和醫生最需要對它有信心，明白身體正在「做它該做的事」，它正在清除體內所有的有毒物質。

赫氏反應是以首先確認它的赫克斯海默爾醫生（Herxheimer）命名的，我們需要認識這個反應的本質：身體正在丟棄毒素，也就是所謂的死亡期，這是皮膚最終痊癒的前兆。

只要能讓你自己舒服的事都盡量去做：將溫熱的濕毛巾放在身上最熱的部位，讓毛巾在皮膚上自然冷卻，或坐在一缸溫水裡讓皮膚盡量保持濕潤，可得到暫時的舒緩。通常伴隨大量脫皮的現象，最嚴重的案例（膿皰型乾癬）還會滲出膿來。我再重申一次，你可能會需要住院。灌腸甚至大腸水療或許能即刻緩解，我可舒適發泡錠（Alka-Seltzer）或任何制酸劑產品也可讓皮膚舒緩下來，若醫生要求服用消炎藥，你應當照著醫師的處方服藥。無論如何，我曾親眼看見這個宛如酷刑的時期在幾天之內消退，留下的是較不癢、較薄也較光滑的皮膚，最重要的是皮膚再生的部位開始出現。這個現象出現，說明你正往復原之路前進，但並不代表不會再復發；事實上通常會再復發，只是不會再像以往那樣嚴重，我的經驗是只要病患堅持遵守養生法，幾乎都沒有例外。時間和耐心無比重要，只要給身體一個機會去淨化自己，你絕不會後悔。

如何緩解症狀大爆發

我曾經使用過三種簡單卻有效的方法，它們對嚴重的復發症狀有舒緩，同時冷卻皮膚的效用。我再強調，若可行的話，家常灌腸或大腸水療會非常有幫助，光是做這件事便能終止磨難，帶來症狀的即刻解除。

做完灌腸或水療之後，以下擇一去進行，經常能產生療效：

1.**熱床單療法（需要人員協助）**。把一張大型的塑膠薄墊放在床

上，上面再放一條輕薄的毯子。患者卸下所有的衣物躺在毯子上，同時間將一條床單在適溫的熱水裡浸泡後，待患者在床上躺定，將溫熱但不致滾燙的床單扭乾之後放在患者身上（當然，頭得露出來），然後把床單的周圍照著患者的身體塞好。患者的身體對於這條熱床單不會有不良反應，因為皮膚本身正處在發炎的狀態下，患者只要躺著讓床單開始冷卻，冷卻的過程就會將炎症帶離開身體，使病患得到大幅度的舒緩；接著可以讓患者翻過身來，在身體另一面重複同樣的做法。一天可能要進行兩或三次，直到發炎的症狀完全消退，療程之間可以趁皮膚還濕潤的時候，抹上高品質的保濕乳液。

2.**睡衣沖澡**。病患穿上一套兩件式的睡衣，然後進入淋浴間用溫熱水沖到全身濕透，水關掉之後，患者仍站在裡頭直到睡衣開始冷卻。這個程序會讓身體的表面快速冷卻，甚至到了某一個地步，患者的牙齒會開始打顫。接著脫掉睡衣之後，在濕潤的皮膚上擦抹保濕乳液。可以每兩個鐘頭重複一次這個程序，直到舒適感達到一個相當的程度，然後患者即可換上一套乾的睡衣，準備就寢。

3.**睡衣泡澡**。浴缸先裝滿適溫的熱水，病患穿棉質睡衣進入浴缸。當睡衣濕透之際，隨即拿掉排水孔塞讓水流掉，患者留在浴缸中，直到睡衣開始冷卻。當患者開始感到涼意，這時就可以從浴缸出來，脫掉睡衣，趁皮膚還濕潤時，抹上保濕乳液，接著穿上乾睡衣準備就寢。這個程序可以盡量照著患者的需要重複進行。

　　以上是當病患出現赫氏反應時，可以在住院期間進行的程序。我們無法防止這類的反應發生，反而應當利用所有可行的方式去控制，最重要的是要預防脫水，最重要的規則就是要喝白開水，並在皮膚表面塗抹保濕用品，這些是水分唯一能進到體內的途徑——除非必須在醫院接受靜脈注射。用溫水灌腸也可以幫助預防脫水。

與關節炎的關聯：乾癬性關節炎

在數以百萬計的乾癬病患當中，有少數但值得留意的人患有雙重病症——乾癬合併關節炎。雖然臨床病徵與其他型態的關節炎類似，尤其是類風濕性關節炎，但血清測試在類風濕性關節炎患者身上雖能測出陽性的類風濕性因子，在乾癬性關節炎病患身上則不見得如此。

專家對於乾癬和關節炎彼此之間的關聯，其實莫衷一是。根據研究學者吉勃（Gibble）的研究，2.5%到5.5%的類風濕性關節炎患者也患有乾癬。大範圍的估計則小自1%、大至32%，想必是因為大家對關節炎的定義各有不同。姑且不論數字，事實擺在眼前，兩種病症合併在皮膚和關節上，能在個人身上產生傷害，在嚴重的個案上，還可能造成傷殘。幸運的是，這些個案的數字在乾癬病患當中相對較低，但他們仍是存在的，而且我還真的見過不少。

乾癬性關節炎比其他型態的乾癬需要更多治療、耐心與規範。別的不說，或許患者在治療的多年以前，疾病便開始在身上形成了。曾有人估計過，有些病患早在開始罹患關節疾病之前，皮膚病的病史都已經二十或三十年了。

乾癬性關節炎被正式承認將近百年，即使在此同一型態的疾病中，仍有不同的分類，例如不對稱寡關節炎（asymmetric oligoarthritis），大多數（大約七成）的乾癬性關節炎患者都罹患此症。Oligo意即「少」或「小」關節，尤其是指那些在手上靠近指關節的部位。還有對稱性多發性關節炎（symmetric polyarthritis），其病症非常接近類風濕性關節炎，但血液測試並無顯示有陽性的類風濕性因子。此症占所有的乾癬性關節炎病患約百分之十五。多發性關節炎則是第三種型態（大約百分之五），此症的患者許多關節都會受影響，通常是靠近指尖的部位，也好發在腳。這類病症被視為乾癬性關

節炎的典型症狀。第四類是乾癬性脊椎炎（psoriatic spondylitis），乾癬性脊椎炎的患者身上，脊椎多少會被影響，因此對整脊師或骨科醫師來說應當是主訴的部位。（關於此，本章後續題為「撲克脊椎」的章節裡會再詳加討論。）第五類是殘毀性關節炎（arthritis mutilans），再次強調，只有百分之五的乾癬性關節炎病人罹患此症，但這是傷害性最嚴重的類型，有可能造成骨頭的損毀畸形。

關節炎概述

關節炎可能侵襲任何人，跟年齡無關。它的病症的嚴重程度從輕微的疼和痛到完全失能都有可能。除非病因直接與受傷或感染有關，否則它的成因大多不明，但能確定的是，大多數類型的共通點就是關節處發炎。

Arthritis是從希臘語的字首arthron來的，意指「附屬於關節」，而希臘語的字尾itis則是「發炎」的意思。這種疾病大約有一百多種類型，但目前為止最常見的類型是類風濕性關節炎（Rheumatoid Arthritis或RA）以及骨關節炎（DJD，退化性關節炎）。

美國罹患關節炎的人數大約有三千六百萬，每年新增一百萬個案。七百萬以上的關節炎患者有不同程度的身障，其中大約三百萬屬於嚴重的身障。八百萬人因患類風濕性關節炎而成為殘疾，概算數字顯示患此重症的女性是男性的三倍，孩童也包括在內。雖然這樣的偏頗的原因並不明，但現今研究專家正對荷爾蒙因子產生質疑。然而，乾癬性關節炎的患者當中，男女的數目卻是相當的。

與病毒感染有關嗎？

一九八四年三月二十四日的《紐約日報》，茱蒂絲·藍道（Judith Randel）於她所寫的一篇文章〈關節炎與病毒〉中敘述科學家已成功地分析出一種可能造成類風濕性關節炎的病毒。於羅格斯大學（Rutgers University）附屬的威克斯微生物學會（Waksman Institute of Microbiology）任職的羅伯特・辛普森醫生（Dr. Robert Simpson）認為，這個發現最終會促成治療此疾病更為有效的療法，甚至可能促成預防性疫苗的開發。他也曾提到他的發現也許能為找到其他與類風濕性關節炎相關的病症的成因開闢一條道路。

由於乾癬性關節炎的部分症狀與類風濕性關節炎的症狀極為類似（例如起床時僵硬、行動時疼痛、敏感觸痛，以及手腳部位小關節腫脹），因此我們更應當來審視一下凱西的一些有趣觀點。

同樣的問題，不同的見解

第一眼看來，先前所提到病毒入侵的觀念，似乎與凱西的理論相去十萬八千里，但仔細看看，就會發現它們的差別並不大，不同的只在於它們的基本前提。

雖然病毒、細菌與空氣中和體內的有害物質到處都是，但它們大多數對於健康的身體是無害的。然而一旦健康的身體崩壞，這些有害物質便會藉機控制身體。凱西聲稱在關節炎，尤其是類風濕性關節炎患者的身體中，高酸性的體質使得病毒或某些其他的有機體有條件地滋生，而羅格斯大學的研究學者們很可能已區隔出那種與類風濕性關節炎有關的病毒。然而，未解的問題是，這種病毒在不同的環境中也能滋生嗎？也就是說，若不是酸性而是在鹼性的環境中呢？到底努力的重點該放在摧毀病毒，還是放在改變患者的體內環境，也就是患者體內的化學環境呢？

根據凱西的研究，維持身體的鹼性主要是透過飲食，而且能讓患者對這樣的病毒滋生產生免疫力。他特別指出萵苣、紅蘿蔔和芹菜是幫助身體成為鹼性最有效的食物。

若果真如此，那麼改變一個人體內的化學環境成為鹼性，對於對抗、預防或解除許多關節炎的病症便會有幫助了。既然這可以透過飲食和其他安全的方法做到，那麼研究所需的成本並不高也無侵入性，事實上我的一些患者已著手進行且成果極佳。的確，凱西並沒有像羅格斯大學的辛普森醫生和他的同仁那樣地指出一個特定的病毒，

但只要仔細推敲偉恩州立大學醫學院（Wayne State University School of Medicine）的查爾斯·盧卡斯醫生（Dr. Charles P. Lucas）的研究結果便會明白，凱西的理論也不該被輕易地忽視。

根據盧卡斯醫生——他同時也在哈波·葛雷絲醫院（Harper Grace Hospital）擔任內分泌暨代謝科主任——所說的，類風濕性關節炎所帶來的令人身心耗弱的疼痛和嚴重關節腫脹，幾乎都可以解除，只要患者將飲食改成嚴格管控的低脂飲食。一九八二年二月十日，美聯社出版一篇文章〈低脂飲食據說可以緩解關節炎〉，引述盧卡斯醫生在底特律的記者招待會中所說的：「我不敢說低脂飲食是解藥，但病患只要一放棄這種飲食，他們的症狀馬上就復發；他們只要把脂肪從他們的飲食中拿掉，便幾乎能完全擺脫症狀。」

盧卡斯醫生所提到的接受食療法的病患們能吃全麥麵包和麥片、蔬菜、水果、脫脂牛奶、米、起司通心粉和焗烤馬鈴薯等等，但食療法規定他們不能吃肉類，只有海魚除外。除了一、兩樣次要的項目之外，大家可能會認為他的飲食規定，根本就是直接從凱西的文件裡擷取出來的。凱西對於關節炎或乾癬若曾強調過什麼重點，就是應當避免所有的脂肪，並吃大量的新鮮水果和蔬菜。

乾癬性關節炎病患也必須非常小心避免攝取鹽，尤其是鹽漬產品，只要一小塊有鹽奶油便能讓腳踝或手腕腫脹到非常明顯的程度。有一位病患只不過用含糖奶油代替有鹽奶油，她即刻便感受到差別。往後她便總會花時間讀一下食品標籤，盡量避免含鹽的產品。在她這個特別的個案上，腳踝和手腕的腫脹幾天之內便消腫了，走路也輕鬆很多，而全身性疼痛減輕的程度亦相當明顯。

同一位病患使用脫脂牛奶取代全脂牛奶，因全脂牛奶除了脂肪之外也含鹽，冰淇淋也含鹽和脂肪，因此她改吃優格，此外她也選擇低脂、低鹽或無鹽的乳酪。她的身體逐漸變成她的僕人，而不是相反的狀況，為什麼會這樣？因為她花時間去研究她自己的反應，她讀標籤，並且在解決自己的問題上變得很有創意。

在佛羅里達大學任教的諾曼·柴爾德斯醫生（Dr. Norman F. Childers），他同時也是茄科研究基金會（Nightshades Research

Foundation）的共同創辦人，他在其研究中發表了特定食物對關節炎的影響的深入研究。柴爾德斯已追蹤茄科類的植物對關節炎患者的影響，他所開的處方就是無茄科類的飲食。他的研究已經在病患與醫生當中逐漸獲得好評。

若合併盧卡斯醫生與柴爾德斯醫生的研究，再加上少許凱西的理論，一個能對抗關節炎和乾癬的配方便成形了：戒吃脂肪、茄科類植物、糖果和酒精，喝大量的開水、食用大量的新鮮水果和挑選過的蔬菜。魚類、禽類和羊肉能吃，但避免油炸的料理方式。（凱西比研究學者們來得寬容，因為他允許禽類和羊肉。）但無論如何，只要給予足夠的時間，養生法對絕大多數的個案都是有效的。

一幅圖畫浮現了

在凱西的文章當中，並沒有任何一篇是以「乾癬性關節炎」為標題的，但倒是有大量有關乾癬和關節炎的個人病症的專題文章。事實上，這兩個病症是凱西基金會的兩萬多名會員最常調閱的流通檔案中的前十名。

仔細地研究這兩種檔案就會發現，處理這兩個病症的方法大致雷同。常理推論，合併乾癬和類風濕性關節炎這兩種治療的對治方案，是最合理的方向。我對乾癬性關節炎患者的建議如下：

1.嚴格遵守治療乾癬的對治方案。

2.再加上以下從類風濕性關節炎的論述所擷取的療法：

● 盡量一週兩次做全身的橄欖油花生油混合油按摩，之後最少靜待半小時，或留到隔夜再將油沖掉，但沖澡時不要用香皂。

● 用花生油泡澡。在一缸適溫的熱水中加入一杯冷壓花生油，全身浸泡至頸部，泡在浴缸中至少半小時。待水冷卻，再加熱水。（注意：花生油使得浴缸非常滑，患者進出浴缸時務必要有人員協助。泡完澡之後，患者自己拍乾身體，讓身上留著一層薄薄的花生油過一夜。很顯然，此療法於睡前進行最為理想。）

- 一週吃一次洋薑（Jerusalem artichokes／sunchokes）。
- 避免吃香蕉、草莓或一次吃太多種類的水果。
- 各種生菜（高麗菜除外，可能引發便秘）放在Knox吉利丁中食用。這些生菜可涵蓋西洋菜、甜菜、芥菜、羽衣甘藍、紅蘿蔔、芹菜和萵苣（葉菜萵苣或羅蔓）。這些蔬菜必須放在吉利丁當中，當作吉利丁沙拉。如同在第六章所述，吉利丁曾被稱為體內的催化劑，能幫助身體吸收水果和蔬菜中所含的維他命和其他營養素。
- 利用大腸水療或灌腸來淨化大腸，這在解除乾癬上極其重要。結腸清洗或灌腸應當大約每十天做一次，從治療一開始便進行，至少得做兩個月，之後一個月做一次，直到所有症狀消退，之後大約一年做四次，在季節交換之際進行。這樣的模式可依照患者個人的需要做調整。
- 避免喝酒精飲料。

既然類風濕性關節炎與乾癬性關節炎的關係是如此密切，相同的預防措施自然可以彼此適用。切勿過度打擾身體，且務必要有養生法會需要多花一點時間的心理準備。乾癬性關節炎的正確療法採用的是緩慢、溫和的方式。

以上是我發現最實用的療法。威廉·麥嘉里醫生（William A. McGarey, MD）〔探索和啟蒙學會（ARE）的醫學研究部主任〕所編纂、並由ARE出版社出版的《內科醫生的參考筆記》（Physician's Reference Notebook），其對於關節炎和乾癬的相關資訊最為豐富。這本書過去只有合格的內科醫生才能購買，如今大眾皆可在ARE書店買得到。

擺脫冬季癢（Asteatotic Dermatitis，乾燥性皮膚炎）

我所碰到的乾癬性關節炎患者與只需對抗單純的乾癬病患比起來，似乎在冬季的月份裡經常由於皮膚緊繃、乾裂而較容易被搔癢症所影響。這是由於室內開暖氣導致環境過於乾燥，使得皮膚缺少水分

所致。

本書第九章在標題「在家也能做的復健治療」處，我曾提過針對這個問題最理想的三種療法，也就是漩渦水療池、加濕機，以及喝大量的白開水。使用適溫的熱水在漩渦水療池裡浸泡二十分鐘，接著用花生油輕柔地按摩，不但感覺舒暢且能幫助皮膚保留水分。

冬季時，一般說來應避免使用Epsom浴鹽，原因是此產品容易使得皮膚過於乾燥。但我建議當漩渦水療池啟動時，可以在水裡加一杯花生油，指定的泡澡時間過後，患者再小心地從水池裡出來，拍乾皮膚並放鬆休息。（大家務必記得閱讀重要的警語，凡患有任何心臟疾病者，切勿使用任何類型的漩渦水池，使用者必須安排人員在可能發生的暫時失去知覺時，隨時在旁協助，同時也在他們進出浴缸時提供協助。）

加濕器對於保持室內的濕度極有幫助，尤其是當你入睡時，吸入濕潤的空氣有助於防止皮膚的水分流失，並可使表皮的細胞保有彈性。每天徹底地清潔這些設備極其重要，因為這樣可以預防孢子的形成，黴菌的孢子若飄在空氣中，則有引發呼吸道疾病的潛在危險。目前有許多優良的品牌均附有過濾器，可預防孢子在空氣中傳播，製造商也均有提供使用說明，但為了安全起見，還是定期清洗為佳。

我再強調，手提的家用漩渦水療池和加濕器在百貨公司都可以照定價購得，對於乾癬性關節炎患者來說，我認為它們是一項聰明的投資。

壓力及其影響

既然關節炎的病因不明，乾癬的病因也不明（從正統醫學的角度而言），那麼乾癬性關節炎的病因照理說也應該不明。每當我試圖對病人的病症追根究底時，我的方法很簡單，問他就對了！我認為每一位醫生都應當問病人：「你認為你生病的原因是什麼？」有些回答頗為驚人。不過當診斷確定之後，你發現病患的推測有多準確，你才會真的嚇一跳！

根據這些年來我所看過的病人，我幾乎可以確定對乾癬性關節炎的病患而言，高壓的生活型態在所有可能的病因當中居於首位。

我有為數不少罹患單純乾癬或單純關節炎的重症病患，他們的生活條件頗為理想（至少外表看來是如此）。然而，我卻鮮少或幾乎從沒見過一位乾癬性關節炎的病患過著理想的生活。當然，你可能會問：「是哪一個先有？雞還是蛋？」換句話說，是高壓的生活條件引發疾病，還是疾病產生高壓的生活狀況呢？不管先有哪一個，在患者恍然不覺的時候，毒素早已開始緩慢穩定地在體內堆積，直到有一天早晨，患者發現自己無法下床。

我相信負面的態度和情緒在這些個案上極其關鍵，它們在患者身上產生壓力、緊張和焦慮以及一切附帶的影響，甚至患者還以為自己會有這樣的態度，多少是有點正當的理由呢。

舉例來說，怒氣只是所有負面心態當中的一種，也最容易引發壓力，其他致病的情緒還有恐懼、嫉妒、寂寞、不安全感（財務或其他的）、工作壓力（真實的或想像的）、不和諧的家庭生活與其他類似的情況。以上都會產生同樣的結果：生病的靈魂造成生病的身體。

原子碘（Atomodine）

既然提到愛德加‧凱西治療關節炎，特別是類風濕性關節炎的方法，若不提到一種叫原子碘（atomic iodine）的物質便無法說得完全。原子碘在若干類型的全身性病症的治療上是必備的，尤其是慢性、退化型的疾病像是乾癬性關節炎。原子碘的價值在於它是一種型態的碘，但比起分子碘含較少量的毒素，因此對身體較無害。一般市售有海藻含碘片或Lugol's氏濃碘溶液兩種選擇。

身為整脊醫師，我無法開原子碘給病患服用，這會越界到醫學的執業領域裡，因此對於原子碘，我僅止於向沒聽說過的讀者或研究學者提到它的存在。在這種情況下，我會建議患者先向醫生諮詢有關原子碘的使用。（注意：原子碘若未經醫生的許可，無論在何種情況之下絕不可以使用。）一滴原子碘相當於一天碘的最低用量的六

倍，過量的碘會過度刺激甲狀腺，以至於產生緊張、失眠和心悸的症狀。若對最微量的碘都會過敏者，其反應可能會極為嚴重。然而，凱西的解讀中，約有六百一十篇均迫切地提到與體內缺碘有關的內分泌不足或異常。原子碘極少被醫生開來當作一種單一的治療，它的用途是用來當作與其他重要療法有關的各種治療計畫當中的一部分。

有關原子碘的多種用途當中，其中一項是讓關節炎的患者內服，目的是淨化腺體。建議的服用量是在半杯水裡僅僅加入一滴原子碘，一週喝數次，之後停一週，然後再開始服用。每位患者的建議服用量都不同，這也是這種物質絕對不可任意使用的原因。我發現有趣的是，有些凱西的解讀中提到為了達到最好的療效，患者可服用原子碘配合接受脊椎矯正。

Glyco-Thymoline

切記所有乾癬性關節炎的治療的隱藏共通點，是降低體內的酸性，提升鹼性。只要提到體內淨化，Glyco-Thymoline漱口水內服（一杯水中只要加幾滴就夠了）必定占有一席之地，原子碘也一樣。

Glyco-Thymoline是一種漱口水，對乾癬病患來說非常的有效，並不止於口服以清洗並淨化腸道，當外用時，還可當作止癢劑。當別的東西用了都沒效的時候，可用力地將其抹在刺癢的部位，這樣通常會有效。既然搔癢對有些人來說是主訴，隨時準備一瓶鹼性配方液放在身邊總是會有幫助的。一個有效又簡單的方法就是，水和Glyco-Thymoline以一比一的比例混合裝在噴瓶裡，隨時噴在搔癢的部位。

在愛德加‧凱西的養生法裡，針對乾癬或關節炎患者治療所共用的三種物質，要先得到醫生或骨科醫生的核可再使用，包含原子碘、Glyco-Thymoline漱口水，以及詳述於第五章的三鹽混合劑（硫磺、塔塔粉、羅謝爾鹽）。雖然它們是非處方項目，但或許可於凱西的產品供應商處購得（參見附件D）。而且既然要內服，理當先取得有配藥執照的執業者的核可為佳。

關節腫脹

　　當身體的關節腫脹得很嚴重且發炎時，乾癬性關節炎患者可能會接近失能。疼痛會難以忍受，動作會極端地受限，而下肢幾乎無法承受重量。顯然最糟糕的情況便是當膝蓋產生病症，而此部位若受損，移動便會受到限制。

　　任何一個或同時數個關節都有可能受損：腳踝、腳部位的小關節、膝蓋、臀關節、肩、手腕和手部位的小關節。請參見本書第十三章所概述的一個非常有效的療法，和發作在這些部位的乾癬性關節炎的療法相去不遠。

　　若所有的條件都一樣，也就是說飲食、大腸水療或灌腸、水的攝取量等等，使用Epsom浴鹽泡澡後，再用花生油按摩關節已被證實極為有效。我建議患者在水槽或臉盆裝四分之三的熱水，加入0.2~0.4公斤的鹽做成Epsom浴鹽溶液，若是治療手，把手和手腕浸泡在水裡五分鐘，浸泡時手腕應以各種角度轉動，雙手彼此按摩，手指要活動並轉動關節，接著繼續浸泡五或十分鐘。下一步，患者拍乾雙手，這時用冷壓純花生油按摩深入手、手腕和手臂的皮膚，然後戴上美容用品折扣店或藥局可買到的拋棄式塑膠袋或素色棉手套，戴著手套靜待至少一小時或甚至隔夜。腳踝和腳也是同樣的過程，但以大型的塑膠袋代替手套，並穿上白色運動襪。許多人聲稱用襪子戴在手上，而不用手套，也有許多人用白襪而不用塑膠袋，只要覺得哪一種舒服就用哪一種，及膝長襪也可以蓋住整隻手，包括手腕和下手臂甚至到手肘，該處也經常會有肉眼看得到的疹子。

　　如果你有一個手和腳專用的小型漩渦水療設備（例如Oster牌），我建議每兩天可使用一次，可在按摩設備裡加入少許的花生油。使用過後要抬起設備來將水倒空可能比較困難，若不方便找人幫忙倒水，則可使用容量一夸特的容器分次把水舀乾，雖然這樣有點古怪，但總比將這設備閒置來得好。

　　Epsom浴鹽熱敷包對於腫脹的關節也非常有效。做法是將一條小毛巾浸泡在Epsom浴鹽的飽和熱溶液裡，當鹽無法繼續溶解而沉澱在

盆底時，你便知道溶液已達飽和了。扭乾多餘的水之後，即可將毛巾包在治療的關節部位，然後再用保鮮膜包起來，接著用電熱墊（防水的）放在整個治療的部位。若治療的部位涵蓋手腕、膝蓋、手肘或腳踝，可用吉列牌環包式電熱墊或類似的產品，效果最佳。

我建議病患將電熱墊設定在低溫或中溫靜待二十分鐘，只要患者覺得舒服，其他的做法也可以。熱墊移走之後，用花生油在關節處按摩。有時我也會建議先用溫熱的花生油在關節處按摩，然後使用熱敷墊，接著再用Epsom浴鹽熱敷包覆蓋在上面。我同意，這也許有點麻煩，但只要把習慣建立起來，便會成為後天的本能，特別是當患者開始覺得身體感覺較舒服的時候。

大家千萬不要以為當乾癬病症和關節疼痛同時存在時，便可以自動將它診斷為乾癬性關節炎，因為這也有可能是痛風、類風濕性關節炎，或甚至全身紅斑性狼瘡（lupus erythematosue, LE）的複合症。在這些較不那麼典型的個案上，應當透過醫學的方式進行內分泌測試，確認是否有類風濕性因子的存在，另外再做一個紅斑性狼瘡的試驗，以便幫助確立診斷。

從X光的角度來看，在乾癬性關節炎的患者身上，最驚人的病理組織的變異，是在關節表面附近以及接近骨幹處骨頭的損傷。手和腳部位的小關節的X光片，對於病情的程度的評估經常會有幫助。影像診斷學家會尋找骨組織損傷的跡象，尤其是在第三指節骨（指尖），以及腳的蹠骨和趾骨關節的骨頭損毀的情況。

這些都是臨床所見的，也是與診斷專家的工作直接有關的。重點是要認清一個事實，就是關節深層的疼痛合併乾癬病症，並不能斷定就是乾癬性關節炎。大多數的情況的確是，但也有可能只是代表有潛在的病症恰巧伴隨著乾癬。總之，無論症狀是合併的或是個別的，治療方式基本上是相同的。

撲克脊椎

當乾癬性關節炎影響到脊椎時，常引發最易造成傷殘的症狀，

我在執業期間就曾看過不少這類的個案。當然，雖同樣牽涉到脊椎，病症卻有輕重不一。我最常碰到的類型是患者的脊椎幾乎失去所有彈性，形成一種所謂的撲克脊椎的症狀。要調整這樣的脊椎與操弄一根鋼條並沒有兩樣，而這也是脊椎的類風濕性關節炎、脊椎關節炎、僵直性脊椎炎和乾癬性脊椎炎之類的症狀的主要特徵。

在久站的案例上，脊椎的X光片可能看似鈣化的鋼條，但也可能不太明顯。無論如何，脊椎的正常活動範圍、彈性和柔軟度已失去，脊椎的縱韌帶與包圍脊柱的軟組織失去水分而變得乾燥、僵硬，使得即使是透過操縱的活動，都變得幾乎不可能。此病症幾乎無關年齡，我有二十多歲的病患，他們的脊椎與六十幾歲患有同樣病症的患者一樣僵硬。

在這種情況下，整脊師或骨科醫生務必極其謹慎，不可使用蠻力下壓，試圖讓脊椎的運動單位活動起來。我運用的方式是沿著脊椎輕柔、穩定地往下壓，根本無意做任何的調整。醫生的目標不在於矯正脊椎，而是在於改善脊椎的彈性，反正最多也只能期待做到這樣，並且患者也會期望矯正師的手法溫柔一些。只要持續地進行花生油按摩，特別是沿著整條脊椎去加強，不知不覺間，醫生或許會開始發現小小的改善，透過持續進行的保守性質的調整，病患會經歷更佳的彈性，不知不覺地活動的範圍便能擴大，而且沒有疼痛。在這個階段，有三種刺激脊椎的器材會非常有幫助，它們是Morfam Master Massager、Oster Hand Massager，以及電動刺激器（以上器材的使用須由醫生或物理治療師監控使用）。

如此嚴重的個案，治療務必得持續進行一年或更久，但與其繼續受苦，這樣的代價根本不算什麼，至少有做一點什麼來幫助控制病情，並慢慢地反轉病程。若什麼都不做，必定只會一輩子持續地疼痛、活動力持續減弱，最後可能還會引向失能。

幾種外加的療法

乾癬性關節炎患者的基本要求是時間、耐心和努力，除此無

他。切記，病患的化學已失去平衡，即使無數內分泌測試的結果都是陰性也一樣。在我們眼前這類的案例，患者的反應即是病情的進步程度的最佳指標。

既然這些個案被歸類為乾癬類型當中最嚴重者，所有型態的水療都應當進行：蒸氣、漩渦水療、大腸水療、煙霧浴、游泳（參見第九章），以及患者可考慮每天喝六到八杯白開水當作體內水療的一部分。

可設定控制的治療型態，如利用電動刺激和滾輪式按摩器材，沿著整條脊椎按摩或許會極有幫助。溫和的拉筋運動可行，但務必視個別病患的情況而定。持久拉筋姿勢如瑜伽的姿勢，不但對病情有幫助、有益健康，也可以利用循序漸進的動作做為一個標準，來判斷病情進步的程度。

最後，作為一種心理的訓練，患者應當在腦海中具體化一些關鍵字，甚至說出來給自己聽，可使用任何意味著所要達到的目標，如彈性、橡膠、柔軟、伸展性、破布娃娃、軟得像香蕉等等。這些充滿力量的詞的重要性比你能想像的大多了。它們所代表的是一種態度，與乾癬性關節炎患者所代表的完全相反。我建議病患去嘗試這樣做，說不定你也會喜歡上它呢。

一個教授的故事

自從本書出版後的幾年間，我曾治療了幾位乾癬性關節炎的患者。唯一成功的患者是堅持到底的人，這並不代表他們都痊癒了，但治療確定為他們帶來較好的生活品質：不再疼痛、身體的彈性變好，以及同樣重要的是，焦慮與恐懼解除了。養生法成為他們生活的一部分，就如同許多人所說的：「這種生活真不賴！」

近幾年來，我所治療過最嚴重的案例是H. W.，一位大學的歷史教授。他飽受乾癬之苦，還合併乾癬性關節炎，嚴重到他竟在大型的紐約醫學中心被稱為「龍蝦男」。日常的正常活動，他都必須在劇痛與不適中進行，有時甚至連忍耐也做不到。從車裡出來、努力想在

課堂黑板上寫字，對他來說簡直痛苦不堪。他接受正統的治療長達二十八年，什麼方法都用盡了。一九九五年十一月十一日，他來找我，從一開始便全心全意地實行這個對治方案。他認真地遵守每一個療法，無論是飲食、大腸水療、油療法、脊椎矯正、茶等等，時間持續整整一年多。到了一九九六年十月，他已能每天快走超過一英里了，他重新開始與朋友打棒球，還能好似橡皮那樣地彎曲手臂和手，他身上幾乎所有的疹子都消失了。三十年之後，他又找到活著的樂趣了。那位教授會成功一點都不神秘，想要成功，我們兩人都必須下苦功，知易行難，但他堅持到底，只要時候到了，生命自然會給他獎賞，遠超過他所期望的。

腸漏症補充

在本書第十一章處，我詳述腸漏症的理論，將其定位為許多退化性疾病的根本原因，包括乾癬。這個概念來自加拿大多倫多的左坦‧羅納博士（Dr. Zoltan P. Rona），後來里歐‧嘉蘭德醫生（Leo Galland, M. D.）在他的文章〈腸漏症候群：打破惡性循環〉加強內容。在該篇文章中，除了乾癬與濕疹，他還列出其他病因相同的病症，他也將關節炎列在極可能的組別中。（欲讀完整的內容，請上www.mdheal.org.）

麩醯胺酸補給品被認為是修復腸道的一項重要基質，根據嘉蘭德醫生的說法，攝取麩醯胺酸可扭轉引發腸壁崩壞的所有異常現象。他認為魚油可幫助修復因服用滅殺除癌錠（Methotraxate, MTX）所損傷的腸壁，此外還能阻斷體內循環對內毒素（endotoxin）的反應。

額外的好建議

對乾癬性關節炎患者有益的健康食品，排名數一數二的是含omega-3多元不飽和脂肪酸的挪威鱈魚魚肝油，有液態的和錠劑兩種選擇。我曾在許多關節炎的患者身上看見此產品的效用，我相信這是

來自魚油所含的omega-3、高單位的維他命A所帶來的修復腸壁的效用。但切記，omega-3的最佳來源是新鮮的魚，魚的顏色越深、魚肉越油越好。

放輕鬆！

最後，也最重要的是，我建議你開始放輕鬆。我告訴我的病患，心理和身體都要放輕鬆，要學著身段放軟，對自己、對別人的要求都要降低。理由很簡單，只要你明白千古不變的真理：心理僵硬，身體自然僵硬。

Chapter
17 濕疹的案例（異位性皮膚炎）

最接近剌癢乾癬的疾病便是濕疹，兩種病症都會產生皮屑，也都有紅腫、發炎的部位，有時也滲出組織液，而且可能引發難以忍耐的搔癢，使得患者感覺生不如死。有時，患者甚至還可能產生兩種病症的合併症狀。從正統醫學的觀點來說，這是兩種不同的疾病；從醫學的角度來說，這麼做可能最好，因為治療並不同。然而，從愛德加‧凱西的解讀看來，我們學到的正好相反，這兩種疾病當然是相關的，不但病因相關，治療也相關。

在我長年治療乾癬病患的過程中，有些濕疹患者也曾走進我的診療室。老實說，數目實在無法成為構成有效研究報告的基礎，但當四分之三的濕疹患者遵循與我給乾癬病患幾乎一模一樣的對治方案之後，病症竟完全解除，這說明某些事情也許值得我們留意。

第一個案例

一九七九年十二月，R. P.先生來見我，對嚴重的濕疹症狀怨聲載道。在被此症折磨多年之後，他拚命地想找到治癒的良方，他透過探索和啟蒙學會打聽到我對治療乾癬的研究，想知道我能否提供任何的幫助。第一次見面我便直截了當地說，我從來沒有治療過濕疹的案例，所以沒有這方面的經驗。然而他拚了老命的懇求打動了我，因此我同意去找人把凱西的濕疹檔案調出來，我很清楚若R. P.的病症不在我的專業範圍之內，我便不該接受他的個案。在這個前提之下，我們開始進行治療。

很奇妙的是，在我仔細讀過濕疹的論述之後，我發現內容竟然與乾癬有驚人的相似之處，我甚至以為他們寄錯了檔案！他們沒有寄錯，那真的是濕疹的檔案。我研究了整整兩週的時間，將所有對R.

P.可能有幫助的療法摘錄出來。

濕疹的病因同樣地被歸因於腸壁變薄，嚴重中毒的身體加上排便不良。堅守高鹼性飲食是必要的，再加上正常的排便，這兩樣便是治療的關鍵因素。體外的治療只需要擦Ray's藥膏或藥水，或雷諾瓦濕疹藥膏（Lenoir Eczema Remedy），我建議濕疹患者要經常擦，乾癬病患則偶爾擦即可。因為它們都不是處方藥劑，患者可自行購得。針對腸道的淨化，我同樣地建議赤榆樹皮粉、美國黃紅花茶和毛蕊茶作為主要的藥草茶。脊椎的矯正稍微有點差異，重點放在胸椎第三、四節，腰椎整段，但論述裡也提到胸椎第六節。在凱西的文件裡，濕疹和乾癬的病因和治療的相似處的確非常明顯。

我把R. P.放在與乾癬病患基本上雷同的療程之後，他答應會盡可能確實地遵照每一個療法。他來看診幾次之後，接著有三個月的時間無法再來，但當他再回診時，療效看來非常令人振奮，多年來他第一次如此有熱情、充滿活力、精力充沛，而他的皮膚更是已大幅度地改善。

在一個月之後，他所有的不適都消退了，六個月之內，不只對皮膚的狀況，連同生活的各方面，他都非常滿意。他的工作狀況緩慢但穩定地改善，他的皮膚乾乾淨淨的，他的態度極其正面，原本的絕望與焦慮感被平靜所代替。他已成為一個能放鬆的人，重新掌握了自己的生活。

一九八〇年十月二十九日，我在紐約的聯合國達格‧哈馬舍爾德圖書館暨音樂廳（Dag Hammarskjold Library Auditorium）演講。正當我準備上台時，R. P.過來告訴我他在觀眾席，如果我想談他的案例，他願意見證我所說的。就在演講即將結束之際，我把他的案例呈現給觀眾。在我介紹他之後，他把手臂跟大腿露出來給大家看，把當場每個人都嚇了一跳（包括我在內）。這些部位的濕疹已完全消除，他把成功歸功於對治方案的實行。我無法得知這個治療是否對所有的濕疹個案都有效，但在R. P.的案例裡，由於他的自我規範，確實是有效的。

在R. P.之後的兩年間，我只接受了兩個濕疹個案。其中一個是位

可愛的小女孩，她的母親一絲不苟地遵行所有的指示，成了另一個成功的案例；另一個是一位成年女性，從嬰兒時期便罹患濕疹，她的病症非常嚴重。我不認為她算是個成功的個案，雖然她在三、四個月之後有些許的改善，但她並沒有繼續後來的療程，而是轉而用別的療法，她當初或許需要再多一點時間來進行體內淨化的。在她的病例中特別明顯的，是她一輩子都排便不良。

一個透過電話的治療個案

一直到一九八三年的一月，我才再度碰到下一個濕疹的病患。某個週末，A. G.，一位住在上紐約州的親密朋友，她告訴我有關她的畢生好友的悲慘遭遇。M. K.太太當時九十二歲，她向來是個活力充沛的人，直到一九八一年她得了嚴重的濕疹。整條手臂的搔癢使她無法忍受，雖然在那段期間她看了兩位皮膚科醫生，但什麼都無法解除病症，狀況甚至越來越糟。

A. G.問我是否能幫她的朋友，我說可以，只要她能遵行所有的指示。A. G.堅持我該去電與她討論，因為她已經走投無路了。我打了電話，電話那頭聲音的主人聽起來真是個美妙的人，深植在她的內心裡的，是對人生充滿愛的哲學，使得她有能力以正面的態度度過這幾年來的折磨。從我們一開始交談，她便清楚表達很感激我願意花時間打電話給她。她解釋她的兩位皮膚科醫生都斷定是濕疹，即使她已九十二歲，但她仍不願意接受這就是她的命運或結局，她知道一定有解決的辦法。

既然R. P.的案例是如此地成功，我便向M. K.傳達R. P.成功的經歷，以及我治療乾癬的經驗。大家公認的乾癬權威、傑出研究學者曾說：「用治療乾癬的方法去治療濕疹的病患是不會有什麼療效的。」這話從正統療法的觀點來說或許是真的，但從凱西的觀點，我必須向這位優秀的內科醫生這樣回應：其實，我發現事實正好相反。

當我在電話上讀養生法的內容給M. K.聽時，她一邊將細節抄下來，一邊不斷地說她有多感激，並說她一定會確實地去實行。當我向

她解釋正常排便的重要性，以及絕對不能有便秘的狀況，她鬆了一口氣並解釋說：「我告訴醫生我經常便秘，但他們根本不理我，還讓我覺得這一點也不重要，與我的問題根本無關。」我建議她即刻進行幾個必要的步驟來解除她便秘的問題。

除此之外，重要性不相上下的是，我要她把全脂牛奶改成羊奶。她找到了羊奶粉，或者也可以透過大部分的健康食品店訂購羊奶。這位意志堅定、熱切的女士極盡她所能遵從的每一個建議，她請人去買優質的蔬菜、果汁、藥草茶等等。第一個月之內，病情變得較差，就如同乾癬案例也經常會發生的那樣，接著慢慢開始產生了變化。當飲食改變幫助調節她的腸道蠕動，排便不再是個問題之後，逐漸而穩定的好轉便顯現出來了。

有幾次，她的居家照護護士協助她在家進行灌腸，效果非常明顯。我建議她控制飲食，尤其要避免高脂肪的食物並排除茄科類和糖果，而羊奶則成了她的日常食物。對治方案的效果在她身上相當可觀，但她那要把這擾人疾病擺脫的強烈渴望才是最重要的因素。

我下次再聽到M. K.的消息是一九八三年六月當我造訪A. G.時，當時離我們初次的電話交談已間隔了五個月。M. K.堅持我該去探望她而我也真的去了，我很高興地這麼說，一位開心的、端莊的、優雅的女士在門邊迎接我，她身上一點斑痕或疹子也沒有，現在的她正享受著沒有那個令人難受的、搔癢、疼痛又僵硬的疾病所纏擾的自由。

她邀請我去拜訪她，不只是為了要我親眼看看她所獲得的療效，她還想親自謝謝我帶她走上正確的路。為了感謝我，她送我一件她所珍藏的物品，一本一九三六年出版的《飄》（Gone with the Wind），書上有作者瑪格麗特・米切爾（Margaret Mitchelle）的親筆簽名，該作者是她家人的朋友。

M. K.的故事對我和所有認識她的人真是一大激勵，一位九十二歲的女士不但沒有放棄，還下定決心去做所有該做的事，在幾個電話中接到指示之後，她便決心徹底實行並成功了。對於那些認為療程太麻煩的罹患濕疹的年輕女性，我只有替她們覺得可惜。這條路走起來，前方或許路途遙遠、或許乏味且所費不貲，甚至還會經歷許多的

痛苦與掙扎，但這一切都起因於她們打從心裡不願意考慮來走這條另類的路線。

　　一九八三年八月我再次造訪M. K.，她邀請我從她的圖書室中任意選擇我要的書。愉快的相處之後，在我離開之前，我問她一個我會問我所有成功病患的問題：「M. K.太太，您認為您痊癒的關鍵是什麼？」她想了一下，眼中閃著一道光芒，她抬眼看著我說：「嗯，醫生，我直白地說，就是當我停止便秘的時候！」

　　讀者們現在應該清楚理解乾癬和濕疹的病因和治療方法的相似之處了。然而，治療濕疹與治療乾癬比起來，還是有幾個特定的差異之處：對治方案基本上雷同，只除了外用方面濕疹要用Ray's藥膏，而乾癬要用Cuticura或親水性藥膏。體內療法方面，作為腸道淨化，任何優質的天然通便劑都可使用，如燉煮的水果、無花果糖蜜、散肚秘錠通便劑（Senekot）、洋車前草子纖維（psyllium husks）等等。唯一的要求是要盡量交互使用水果基底的通便劑以及蔬菜基底的通便劑，原因是最好不要總是使用同類的通便劑。此外，我建議使用棉質布料，不光是床單，連睡衣和內衣褲也一樣，尤其是褲襪，甚至泳衣最好也是穿棉製的（或含高棉量的），而不要穿尼龍、絲質或萊卡（spandex, lycra）製品。換句話說，濕疹或乾癬病患若能避免任何人造布料貼近皮膚為佳，只要皮膚能呼吸順暢，療效就會好。

年幼孩童身上的濕疹

　　請大家謹記在心，濕疹的根本原因是體內毒素的累積，與患者的年齡無關。不良的排便與不當的飲食選擇是主要的病因，而所有的患者身上幾乎這兩種都有。我已發現乾癬與濕疹的病因是相同的，因此我建議以下的療法，使用前請先獲得你的小兒科醫生的核可：

　　1.每天飲用大量的白開水（至少四到六杯）。
　　2.遵守70-80%的鹼性、20-30%的酸性食物的比例，參見附錄A。
　　3.每天服用一到兩滴蓖麻油，與一杯水或一瓶水混合之後飲用。

4.從弗萊徹牌瀉藥（Fletcher's Castoria）的瓶子裡倒出一茶匙，然後加入一茶匙的橄欖油到瓶子裡，使用前搖勻。年幼的孩童一天可服用一茶匙，五歲以上的孩童可服用兩茶匙（兩餐之間服用最佳）。只要排便改善了，皮膚便會改善。只要孩子的皮膚恢復了，即刻停用此劑。

5.應在早晨飲用赤榆樹皮茶，晚一點則喝紅花茶。

6.外用藥可幫助解除嚴重的搔癢和不適。可塗抹蓖麻油、橄欖油花生油混合油、露比麗登（Lubriderm）乳液，或艾惟諾抗氧配方（Aveeno anti-itch formula）乳液。對有些個案來說，使用艾惟諾泡澡粉泡澡有幫助。有時候用一條柔軟的毛巾在冷水裡浸泡後擰乾，然後敷在患處也能大幅舒緩症狀。較小但嚴重發炎的患處，可用手帕將冰塊包起來，然後直接放在皮膚上來使它舒緩。將嬌生嬰兒爽身粉或太白粉擦在搔癢處，許多患者已確認能有效舒緩搔癢，尤其是在夜晚時分。

7.應當讓孩子每天喝一到三茶匙的純橄欖油。

8.孩童務必要遵守飲食的規定，尤其是：

● 忌吃油炸的食物，如洋芋片、薯條和甜甜圈。

● 忌吃茄科類或茄科類的製品。例如：番茄、菸草、茄子、白馬鈴薯、椒類（辛香料）和紅椒粉。

● 忌吃大量的糖果，尤其是巧克力、糖果、蛋糕和糖粉。忌吃玉米糖漿或玉米糖漿的製品（需閱讀標籤上的說明）。

● 盡量避免飲用牛奶或食用牛奶製品；可試著以脫脂牛奶、豆漿，或羊奶來代替全脂牛奶。

● 忌吃任何會引發過敏反應的食物。

切記，外用藥的目的僅僅在於舒緩皮膚並讓患者在治療的過程中感覺較舒適，而真正的治療則是在體內進行。

「小男孩著火了！」

　　一九九四年三月，T. P.先生和太太來電，他們迫切地想為他們兩歲的孩子M. P.的病症尋找一個答案。至少有四位皮膚科醫生曾診斷過他，形容他的病症是「他們所見過嬰孩的濕疹當中最嚴重的」，他才兩個月大便發病了。當我在一九九四年五月二十五日第一次見到這男孩時，當時這對父母的焦慮是有道理的。幼小的M. P.的頭和手臂看起來好似第三度燙傷那樣，他的尖叫、不安和疼痛使得我自己也不確定到底能做些什麼，況且他對幾位皮膚科醫生的治療也沒有任何的反應，但我們總要試試看。M. P.的父母全然承諾必定實行孩童的養生法，就這樣開始了療程。幾天之內便出現了令人振奮的改變，隔週又出現了持續的進步：脫皮或痂都沒了。九個月過後，最後一個大突破出現了，從此M. P.便穩定復原了。我一共只見過他兩次，主要是他的父母的投入，他才得以成功。

　　M. P.的個案以照片呈現在下面，這個個案告訴我們連這樣的一個患者也能成功，條件是療法的理論必須能夠以堅持和毅力來徹底執行出來。這個案例應當能激勵所有的父母、監護人，甚至每一個年齡大到足以明白這個對治方案所能帶來的療效的孩童。

　　M. P.的母親的來信內容如下：

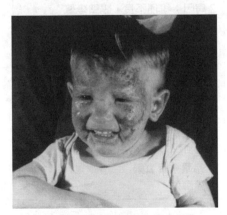

M. P.，兩歲，剛開始實行養生法時所攝

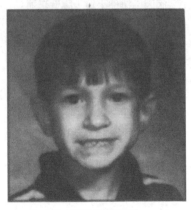

M. P.，六歲，英俊的男孩

謝謝您在M. P.為濕疹受極大折磨的時候幫助了他。請看看他現在的模樣——都已經六歲要上一年級了！期待您最新版的新書。

D. P.敬上

接下來的幾年間，我在幾個小朋友身上運用同樣的治療原則，也獲得同樣的療效。有些人比別人多花一點時間才痊癒，有些人在整個過程中則不斷地有復發的狀況，但只要進行這個療法，結果都是很樂觀的。我將這個資訊傳達給我的讀者，不在於保證每一個案例都會有美好的結果，而是因為這個事件是真實的，且說不定真是從天上來的，至少對那些被濕疹折磨卻又找不到任何解決辦法的小孩來說。

乾癬和濕疹的相互關係

其他的差異都很微小，但為了讀者的需要，我於下方列出兩個病症的比較表，接著，我還附上正確的食療法。

乾癬	濕疹
希臘字首psora：搔癢之意	希臘字首ekzema：煮沸、發酵之意
1.基本上是一種毒血症	1.基本上是一種毒血症
2.病因：排便不良，腸壁變薄	2.病因：排便不良，腸壁變薄
3.血液：酸性過高	3.血液：酸性過高
4.瀉藥（通便劑）： · Innerclean（一種緩瀉藥品牌） · 散肚秘錠（Senokot，含番瀉葉） · 橄欖油 · 洋車前子纖維（psyllium husks） · 鎂乳（milk of magnesia） · 弗萊徹牌瀉藥 · 蓖麻油	4.瀉藥（通便劑）： · Innerclean（一種緩瀉藥品牌） · 散肚秘錠（Senokot，含番瀉葉） · 橄欖油 · 洋車前子纖維（psyllium husks） · 鎂乳（milk of magnesia） · 弗萊徹牌瀉藥 · 蓖麻油

乾癬	濕疹
5.外用藥劑： ・凡士林乳液（creamy Vaseline） ・Cuticura ointment （一種藥膏的品牌） ・蓖麻油 ・親水性藥膏 （Hydrophilic ointment） ・橄欖油花生油混合油	5.外用藥劑： ・Ray's藥膏 ・Lenoir's Eczema Remedy ・橄欖油花生油混合油 ・Noxzema ・嬌生嬰兒爽身粉
6.脊椎矯正（依重要的順序排列）： ・胸椎第六、七、九節 ・頸椎第三節 ・腰椎整段，尤其是第四節	6.脊椎矯正（依重要的順序排列）： ・胸椎第三、四、六、九節 ・頸椎第三節 ・腰椎整段，尤其是第四節
7.發炎的源頭： ・十二指腸 ・空腸 ・上腸道	7.發炎的源頭： ・胃 ・十二指腸／空腸 ・上腸道
8.建議療法： ・大腸水療（不適用於十四歲以下的孩童）結束後用Glyco-Thymoline的稀釋液再做一次最後的沖洗 ・家常灌腸	8.建議療法： ・大腸水療（不適用於十四歲以下的孩童）結束後用Glyco-Thymoline的稀釋液再做一次最後的沖洗 ・家常灌腸
9.飲食務必選擇高鹼性	9.飲食務必選擇高鹼性
10.魚類、禽鳥類、羊肉（非油炸）可食用	10.魚類、禽鳥類、羊肉（非油炸）可食用
11.嚴禁喝酒（紅酒入菜則可以）	11.嚴禁喝酒（一天不超過四盎司的紅酒可以）
12.脫脂或低脂牛奶或白脫牛奶可。	12.羊奶和豆漿為佳
13.每天喝六到八杯白開水。	13.每天喝六到八杯白開水
14.陽光通常是有益的，但須預防曬傷	14.陽光通常是有益的，但須預防曬傷
15.內衣物和床單應選擇棉製品或含棉量較高的產品	15.內衣物和床單應選擇棉製品或含棉量較高的產品。
16.若發病在手上，則洗碗時或必須接觸溶劑時應戴有保護功能的手套	16.若發病在手上，則洗碗時或必須接觸溶劑時應戴有保護功能的手套

＊注意：Innerclean、Ray's 藥膏、橄欖油花生油混合油，和 Glyco-Thymoline 漱口水這類的產品，可透過凱西供應商購得，參見本書附件 D。

乾癬和濕疹：治療的共通之處

1.食用大量的綠色葉菜類，尤其是西洋菜、芹菜和萵苣。

2.兩種病症都需要飲用美國紅花茶和毛蕊花茶，並喝大量的白開水，但忌喝碳酸飲料。

3.由於兩種病症上排便系統都不順暢，使得汗腺更活躍，因此人造纖維的內衣物，尤其是貼身的都要避免。內衣物與床單以全棉製品或含棉量高者為佳。

4.維持愉悅的心情，多微笑，擔憂、生氣或對立的情緒會產生毒素，和吃錯食物所產生的毒素不相上下。

5.一週五天以赤榆樹皮粉與水調和來飲用，是對兩種病症都有益的共通療法。

6.獨立的研究顯示，每天食用二到四湯匙粒狀的大豆卵磷脂，對治療乾癬和濕疹極有幫助。

7.兩種病症都不能食用茄科類，尤其是番茄，也需要忌食辛香料、醋、甲殼類海鮮和花生或任何可能引發過敏反應的堅果。動物性脂肪應盡量減少攝取量。魚肉、禽鳥和羊肉可吃但不要油炸。記得，魚類的顏色越深油脂越高，因此越理想。忌吃薯條或任何其他的油炸食物。濕疹患者的飲食一般與乾癬患者的雷同。飲食和體內淨化是解除濕疹和乾癬的關鍵因素，這真是再怎麼強調也不為過。然而，濕疹患者應把水果和果汁的攝取量降到最低。

有些皮膚科醫生建議烏龍茶對濕疹患者可能極有幫助。二〇〇一年一月期的《皮膚病學文獻》（Archives of Dermatology）當中發表了一份研究報告，指出在一百多位患有異位性皮膚炎的病患身上發現，每天喝一公升的烏龍茶可大幅地減輕發炎和搔癢的症狀。

我無法解答既然病因相同，為什麼有人得濕疹而有人卻得乾癬。若真的有解答，也只有透過詳盡的科學研究才找得到。或許它們只不過是同一種疾病，只是型態不同，然而，由於政府當局有人在它們身上貼了不同的標籤，從此，它們便被視為不同的疾病，而很可能

就是這樣的觀念一開始便把你從正確的路帶偏了。

　　凱西的研究文件中有一個特點相當重要，就是不同的疾病，治療方式卻大致相同，許多案例都獲得了令人滿意的療效，這在一些退化性的疾病如乾癬、關節炎、硬皮症和其他全身性病症的類型上尤其明顯。這就好像身體在告訴我們：「把我調整好，餵我對的東西，心理上則期待我變好，這樣我自然會自己好起來。」

　　我曾治療過幾個像這些似乎是不同健康問題的個案，但我運用治療乾癬的基本原則去進行治療，結果卻經常是成功的。

那麼失敗的案例呢？

　　若我暗指自己所治療的每一位患者都成功，這不但是個誇張的說法，還可以說是一個無法自圓其說的謊話。當然，失敗的經歷是有的，有些原因很簡單；有些卻不然。若把重心僅放在對治方案上面，而完全不考慮病患的因素，那麼原因仍然撲朔迷離。問題是，究竟是什麼造成失敗呢？是療法失敗，還是病患（和醫生）沒能貫徹療法呢？老實說，只有找到這個問題的答案，才能判斷究竟對治方案是否對這位特定的患者有效。關於這，我可以毫不含糊地說：只要患者真誠地、確實地實行一段恰當的時間讓療程開始產生效果，而且也願意改變自己的生活型態（尤其是他的飲食習慣），那麼成功的機率便會大大地提升。

　　然而，就平均律來說，有特定百分比的人，即使鉅細靡遺地遵行，還是無法對此或其他任何的療法產生反應，原因沒有人說得準。撇開這不明原因的失敗百分比，所有的失敗的一個共同原因，是病人中途放棄繼續進行對治方案。

　　有時候，放棄的原因很直接，因療效不夠快；另有些人則是對皮膚復原的渴望不敵對酒精飲料、糖果，或高脂肪的食物的渴望；還有些人的病症則不夠嚴重到讓患者有意願去執行必要的規範，特別是在飲食方面的規範。即使在這些沒能成功的案例上，他們身上大多有出現過某種程度的改善，但對乾癬的治療來說，毅力仍是關鍵，如同任何在成功之前的努力一樣。

從無知旁人來的「勸告」

　　另一個患者和醫生都必須提防的問題，便是來自心存好意卻不了解狀況的親友那些令人沮喪的想法或評論。這也是我非常鼓勵新病

患帶一位親密的親友來參與初次的諮詢的原因，因為再也沒有像證據、成功案例的可追溯紀錄，或對整個療程的知識，能夠更有力地將一位關切的朋友塑造成患者的得力助手了。我已數不清有多少次，患者獨自來初診，離開時是振奮、充滿熱情的，最後卻只被那些從來沒花過時間也沒興趣自己去研究療程的人澆了一頭冷水。乾癬患者最不需要的就是這類的影響。有時候或許最好患者自己絕口不提，只要去進行養生法，之後若成功了，再透露他之所以成功的原因與和歷程。

當然，若有可能，沒有人想被疾病纏身，尤其是像乾癬這種令人痛苦不堪的疾病。由於這個病並不是短時間造成的，自然無法在短時間之內消除，也正因如此，患者更需要鼓勵。

醫生和親友的部分責任，就是要不斷地給患者鼓勵來加強他要康復的決心。安排成功的病患與新病患見面彼此認識，是醫生為加強患者的信心與把握最有價值的做法。（當然，事先務必得到所有當事人的同意。）

患病需要時間，尤其是全身性的疾病。雖然康復也需要時間這個觀念再合邏輯也不過了，但有時患者要接受這樣的觀念還是有困難的。若病症並非不能好轉，且合適的療法也進行了，身體配合之快速是可以很神奇的。我通常會向新病患強調這個重點，除此之外，還有飲食和養生法的其他要點。

最惱人的問題

世上最令人沮喪、最令人難以想像的，便是當你看到有些人掙扎了半天只見到一點點的療效，而其他人卻幾乎沒有花什麼時間就痊癒了。耐心是一種美德，是所有研究人員所必備的，但打從心裡我得老實說，這是我治療乾癬病患所面對最惱人的問題之一。

不知有多少次我都已經準備要放棄轉而去做較先進、較有前途的事業，然後突然間一個重症病患竟快速痊癒了，這樣的個案總會鼓勵我繼續往前，直到我那才剛找到的能量和熱情再度被新的失敗打擊而化為烏有。我總是問我自己為什麼這種事會發生，若這療法真的有

效且所有的規則也都被確實地遵守了，難道不應獲得該有的療效嗎？

　　我相信由於某種理由，答案就在患者自己的身上。成功的個案是值得仔細研究的先驅者，我總是堅稱若你要成功，就該做成功的人所做的事。雖然我偏好把注意力放在成功的人身上，但觀察失敗的案例也能帶來一些安慰，因為在他們身上，你能找到線索得以知道如何避開失敗的路。

　　湯瑪斯・愛迪生（Thomas A. Edison）是發明許多重要的實用產品的美國發明家，他鼓吹失敗的價值，認為失敗只不過是在找到答案之前，讓你能繼續堅持下去的催化劑。他一定做對了什麼，因而在八十六年（1847-1931）的生涯中，他總共獲得了一千零九十三項專利，比任何人都還要多。身為一個講求務實、為人類帶來燈光的人，愛迪生成了美國的普羅米修斯（希臘的神明，為人類帶來火），科技進步的預言家。當有人問他，若有可能讓阿拉丁神燈裡的精靈給他一個願望，他會要求什麼？他毫不猶豫地說：「我的健康！」

　　的確，只要失敗能刺激人下定決心，持續奮勇向前地尋求答案，那麼我們還真該為它辯護一下呢。因此在我心裡，問題已不再是實行這個對治方案到底有沒有效了，現在的問題反而是，為什麼有的人有效，有的人卻沒有效？我認為若在一個人身上有效，理所當然它便可能在所有的人身上都有效。有了這個觀念之後，非常重要的是，當治療者在管理個案的時候，還要明白每一位病患都是獨立的實體。雖然每一個人都務必遵循治療成功的患者的實務原則，但基本的法則是，治療者應當對這些原則加以調整來滿足每一位患者的需要。

失敗的理由

　　無論失敗或成功背後都有原因。容我再提一次這個問題，若有的人實行養生法能全然成功，為什麼有的人就會失敗呢？根據我的觀察，最常見的失敗理由有以下幾種：

● 患者無法或缺乏決心在一段足夠的時間裡貫徹療法。

● 來自親友的勸退，以及醫生對治療的方法不熟悉。

● 關於按著規定來準備合適的食物方面，患者缺乏來自配偶或監護人的支持與合作。

● X——所謂未知的理由。總會有無法解釋的失敗，我們也碰過幾個這類的失敗，但所幸這只是少數。

成功的人所做的照樣做

如同前述，我所認同的哲學是，你若想成功，就去研究成功的人的生活型態。那些成功的患者盡其可能地遵循養生法的每一個療法，並且在他們的內心裡充滿了康復的期盼。舉例來說，他們對於朋友在雞尾酒會上，對他們喝冰水或賽爾茲礦泉水加檸檬汁與冰塊卻不喝高球（highball）雞尾酒所做的評論，完全不在意；他們出外用餐時花時間去研究菜單，並且只點食療法允許的食物；他們每天都準備藥草茶，泡Epsom浴鹽澡，照療法的建議接受脊椎矯正。他們接受「繼續做你正在做的，不要停！」（Keep on keeping on！）直到獲得心中所期待的療效。

甜食與酒精

兩樣病患似乎最難以捨棄或至少大幅減量的是——甜食和酒精，而抽菸過量幾乎也同樣困難。在所有的甜食當中，糖果是頭號元兇。烈酒（琴酒、威士忌、伏特加）或過量的啤酒是嗜酒的人最難戒掉的。事實上，我所碰過的許多患者對其中一種或兩種都上癮者，他們試圖要戒掉時都痛苦不堪。幸好這些案例只是少數，事實上，大多數的病患都實際地以行動表明他們是真的以皮膚的康復為優先考量。至於那些已上癮者，除非他們學會控制自己的欲望，否則一輩子都要面對醫生、大量的花費與苦難。

他們就是不肯相信

有一種令人生氣的態度——幸好很少見，就是患者曾患病多年，全身大面積被疹子覆蓋，卻不肯承認或相信是此對治方案治好了他們。一位病患的女友曾來電偷偷告訴我：「醫生，我知道是食療法讓他的皮膚完全康復的，但是他拒絕相信，甚至恢復原來的飲食習慣，現在他又全身起疹了。」

我對患者明明知道偏離飲食可能會讓自己受損，或至少使得淨化的過程停滯，但卻又突然之間故態復萌的原因一直很納悶。就在我還在尋求一個合理答案的當下，一位成功的患者向我吐露她的心聲，我覺得她所說的很有道理，因此我也向幾位病患提起這事，結果他們也都心有戚戚焉。

如同這位病患所說的，這是因為：「你覺得自己好像在坐牢，這個不准做，那個也不准做；這個不能吃，那個也不能吃。」沮喪的心情油然而生。但這跟坐牢有一個大大的不同，即你隨時都可以開門走出去，真正的犯人便沒有這個自由。當這位患者開門走出去，乾癬便復發了，這時她才明白她的確有控制這種情況的能力。只要她克服她口中所說的那個「孩子氣」的態度，並回來遵守規則，便會再次獲得自由，她的皮膚果然康復了，並且維持得如她所要的那樣乾淨。

有些病患則把療效歸給曬太陽或紫外線治療，而不是本書所詳述的食療法的規範以及體內淨化的療法。然而，當我邀請他們來與沒有接受日曬或紫外線這類的治療，卻能完全康復的病患見面時，他們被駁倒了。

我相信這些患者大多是以堅持一個負面的見解來保護自己，因為這是他們早已習慣的一種思考方式。同時，他們也不喜歡改變或放棄他們的生活方式以及他們最喜歡的食物或飲料，即便只是暫時的。但也有可能是因為，他們已經長久以來接受許多正統治療的理論，以致他們拒絕去相信有這麼簡單的解決辦法。

乾癬重症的患者在明明療效已漸漸顯現出來的當下，卻中途放棄養生法的案例並非不尋常。另一個讓醫生喪氣的經驗則是，當皮膚

出現正面的改善，患者承認療效產生，配偶也確認有進步，然而患者卻恢復他原來的生活方式，即使心知肚明病情一定會復發，而最後也真的復發了！患者似乎只是想要測試一下這個療法，看看它是不是真的有效。這類的人顯然是採取這樣的態度：「好吧，這的確有效，最後我總會找時間來做，但現在我還是先照我的喜好來吃喝吧。」所幸當這種罕見的情況發生時，理由顯而易見：對於飲食缺乏規範。這類患者雖然盼望擺脫乾癬，但他們認為代價太高了，為了滿足他們的口慾，他們寧願在舉凡不便、難堪或外型醜陋方面忍受一切，這真是令人訝異。這類的患者若不改變他們的心態，前面的困境還很多。

我也曾聽過病人宣稱：「我的乾癬就這麼好了，而且再也沒有復發。」我沒有理由不相信這些話，但這樣的例子極其稀有，對於那些想要坐等疾病就這麼消失的人，我的回應是：「別指望了！」踏出行動的步伐去戰勝疾病，不要再用「孩子氣」去面對了。如此，也唯有如此，他們才能控制（即便不是完全消除）這個疾病。

「理性化」──是陷阱嗎？

H. M.先生是乾癬發在臉、背、胸上的重症患者（此例相當罕見），在他的腿上尤其嚴重。他來到我的診間尋求一切中止病情蔓延的方法，而他發病只不過是六個月之前的事。他是一位親切、討人喜歡、愉悅、勤勞的人，但坦白說，我內心並不覺得他會成功，因為他對治療不夠「理性化」。他並沒有詢問有關治療的事，但有了他妻子極寶貴的協助後，他只管確實地遵循指示。三個月之內，他的臉、胸、背和幾乎整條手臂都完全康復，只剩下腿還有一些正在消失的疹子。三個月之後，他百分之百完全康復。當我問他那個我會問所有成功者的問題，也就是他認為究竟是什麼引發他的乾癬？他迅速地回答：「垃圾食物──你叫我要遠離這些，我就照做了！」

而那些對什麼都質疑，卻不去實行指定療法的「知識分子」，到現在還在與他們的皮膚問題對抗。我必須提醒大家，我不是反對尋求解答的人，但我對那些只尋求合乎個人定見的解答，如果解答與自

己的定見不符便不予理會的人，感到非常的不耐。

威廉・卡爾（William Kearny Carr）在《The Concurrence》裡說得最清楚：

無論理智是多麼值得頌揚，卻仍有它的短處，因為它會加強人的疑慮，從而成為成功最大的阻礙。所有的進步都是由下而上的，因此我們應當能夠從那些卑微、不理智的人身上聽見智慧的話語。他們沒有那令他們產生質疑的理智訓練，因此他們經常能憑著他們的本能，當下就能看見那些比較訓練有素的理智人士雖費盡全力，卻可能仍舊看不見的。

因此，若患者願意跳脫他們的框框並誠心誠意地尋求，必定找得到答案。我必須再次強調，無論是治療的成功或其他值得努力的成就，都必須建立在耐心與毅力的基礎上，若沒有這兩個心理的要素，治療原則的基礎結構必會崩壞。這個療法與許多乾癬病患在尋求的「快速解決方案」正好相反，除非他們能將乾癬視為一種全身性的問題，因此務必採取全身性的病情控制，否則想要治療成功即使不是不可能，過程也將會十分艱辛。只要他們看清問題的整體概況，他們就能用一種新的角度來對抗疾病，加上只要確實地實行療法，通常能帶來所期待的結果。

Chapter 19 病情復發的問題

　　究竟乾癬痊癒之後是否會再復發，這問題一向是也應當是患者最關切的問題。當然，任何人都不該熱心地去尋求一種只帶來暫時療效的治療方式，然而就正統療法來說，這卻是常有的事。

　　乾癬會在痊癒之後復發的原因有兩個：（1）疾病的根源還在，或（2）患者太快恢復他原來的生活方式。就我的觀察，後者是舊疾復發的主要原因。

　　若當初實行養生法之後乾癬便消除，我們就能安全地假設我們已成功對付到主要的病因；因此，若病情復發，唯一合邏輯的結論就是患者重新啟動了疾病的主要病因。那麼，解決辦法呢？簡單，回到基本的養生法。

　　雖然我先前曾提過，但這值得我再重複一次：只要患者實行養生法之後乾癬完全消除，他們便再也不必對這個疾病感到恐懼了。並不是說他們不會再復發，事實上，若他們對於飲食太肆無忌憚，他們極可能且通常會再復發。他們不必再害怕的原因是，如今他們在很大程度上已知道如何自行控制病情。我經常觀察病患在他們的初診時被憂慮緊緊地抓住，好似看見他們自己的病情將持續惡化，注定要一輩子在醫院進出，最後還可能失能。然而，當他們的病情好轉，身上再沒有一點痕跡留下時，整個情勢便改觀了。並且他們還能有把握地恢復部分他們最愛的飲食習慣，心裡打的算盤是：「嗯，假如再爆出疹子，我只要再回到食療法就好了。」這樣想沒什麼不對，只要他們再也不要讓病情變得無法收拾就好了。有些病患的療效就到這個程度為止，其他有些人則似乎再也沒有復發過，不管他們偏離飲食到什麼程度都一樣，但這並非普遍的情況。

　　對於這些顯然非常成功的案例，我只能猜測他們可能實行養生法的時間長到足以讓變薄的腸壁得到適當並有效的修復。如今，他們

確定可以過著與疾病同在的日子，或者應該這麼說，他們從此能開開心心地過著沒有疾病同在的日子！

資料更新

一九九七年九月版的《ARE》（Association of Researches and Enlightenment，探索和啟蒙學會）雜誌首先刊出我的乾癬研究報告，文章的標題是「乾癬──患者的希望」，文中我提出有關乾癬病患痊癒並療效持續三至四個月的報告。當時在出版之前，時間並不足以就是否有復發來觀察其真正持久的療效。

當時是本書初版的十四年前，因此我當然可以非常肯定地說，這麼長的時間已足以觀察治療的效果。以下是這些患者最近的健康狀況，他們的病症照片則收錄在本書的第二章。

這些於他們痊癒數年之後仍有做追蹤研究的病患，只不過是我早期所治療的案例當中的幾例，他們的故事不但溫暖人心，更能給那些正在被疾病折磨的人帶來真正的希望，尤其是孩童的案例。

▌威廉（比爾）・卡爾蒙〔William（Bill）Culmone〕的個案

卡爾蒙先生，或許你還記得，是我所治療過所有的病患當中，首先實行凱西養生法的患者。在對抗乾癬十五年之後，他決定做我的實驗對象，開始實行我所指定給他的療程，並於三個月之後痊癒（從一九七五年七月二十五日到一九七五年十月）。

從我們開始治療起算五個月之後，卡爾蒙太太在她給我的一則訊息裡寫道：

比爾在遵照醫生所囑咐的五個要點，並配合到診治療（脊椎矯正）之後，乾癬已完全消除。比爾之前離家十天並無攜帶任何藥品，期間他幾乎沒怎麼遵守飲食的規定，也沒有進行日曬、油療、大腸水療或藥草茶療法。我們想試試看乾癬是否會復發，結果一直到今天，乾癬都沒有再復發。從初診那天到現在才五個月，仍然一

點也沒有復發的跡象。我是米妮・卡爾蒙，比爾的妻子，我以此證明我們曾接受乾癬的治療，而且以上所寫皆屬事實。

整整一年半期間，卡爾蒙先生仍沒有再發病，直到幾年之後過世，在世期間他的乾癬從未再發作。

▌年輕的E. L.的個案

E. L.也是在三至四個月之後完全康復，並且在九年之後仍幾乎未再發病。她很在意選擇正確的食物，雖然難免有時仍會偏離飲食，但並沒有明顯的復發狀況。

▌B. K.的個案

這確實是我所碰過最嚴重的病患之一，她幾乎全身的每一寸皮膚都發病。在患病兩年之後，她接受治療，並於四個月之後痊癒。她的大腿、手肘、頭皮，尤其是她的腳後跟和腳底似乎同時都恢復了。十年過後，她對我回報說她再也沒讓這疾病纏身了，若偶爾有輕微的起疹，她只要恢復淨化的飲食便能迅速解決。自從一九七七年痊癒之後，她隨時都能控制住自己的病情。

青少年，振作起來吧！

你不需要成為孩童心理專家也能知道，身為一個患乾癬的年輕人，那可不是件好玩的事。他們最大的恐懼是必須一輩子看遍所有醫生，病情嚴重的還得定期住院，並且永遠也沒辦法任意表達自己的個性，原因是伴隨乾癬而來的自我意識所帶來的壓抑。這類的反應雖完全正常，但任何一個心理健康的人，絕不會故意把自己藏起來的，而他們會把自己藏起來，是為了要躲避來自同儕的訕笑和輕率談論。

其中一個特別令人沮喪的事情，是他們無法與朋友分享垃圾食物。他們可能因此覺得自己成了局外人，這樣的情緒進而造成更令人沮喪的心情，且無庸置疑地會自行在體內產生毒素。一個惡性循環從

而產生：無論你做或不做，都注定要受詛咒。

　　然而，這對於有些青少年來說卻一點都不是問題，一切都取決於他們的態度。的確，他們也想與他們的朋友一起享受相同的食物，但他們也明白且認清他們身體的問題的源頭，所以他們能避開這類食物，並免除發病所造成的困擾。然而，說也奇怪，在最初一、兩次他們只選擇他們被允許的食物之後，他們的朋友根本不在意。萬一剛開始有人來騷擾，他們所用過最有效的回答是：「我也很想吃那個，但是目前我正在實行一個特別的健身飲食。」只要患者自己輕鬆看待這件事，他的朋友也會不以為意，於是便會產生雙重的好處：他們不但能吃正確的食物，同時也明白他們的朋友喜歡他們是因為他們勇於表現自己的獨特性。

　　那麼，他們非得認定他們的人生從此便充滿了許多限制，特別是飲食的限制嗎？不見得，目前我已逐漸相信至少在某些案例上，只要患者在痊癒後能持續實行養生法至少六個月，那麼他們幾乎都能永久地擺脫原本的飲食限制。這個事實在本書的其他章節都曾提過，但以下患者B. M.的母親所寫的描述，應當能讓所有的青少年振作起來。B. M.是乾癬重症，全身長滿了滴狀乾癬。

　　我的女兒B. M.於一九八三年一月七日開始接受帕加諾醫生的治療，在這之前則是連著幾個月去看過敏科和皮膚科醫生。她那時十三歲，全身長滿了乾癬，連頭、臉上都有。其他的醫生都說她得學習一輩子與此病症同在，並給我藥膏塗在她的皮膚上，但並沒有幫助。對一個十三歲的青少年來說，一輩子要與這醜陋的病同在實在很為難。

　　在接受帕加諾醫生的治療六個月之後，她康復了，但隨後不受飲食的規範之後再度復發，後來她再恢復治療並遵守飲食的規範。自從她痊癒到現在已經兩年，期間未再復發了，而且她還能隨意吃自己想吃的。我每一天都心存永恆的感恩。

我行我素

　　乾癬病患務必切記，即使在實行對治方案之後，所有的疹子都已消除，仍會有發病的可能。但這不該讓人沮喪，因為通常情況不會那麼糟。如同前述，患者如今已明白病因，也知道他們該如何做來扭轉病情，他們能脫離疾病的纏累，自由自在地過正常的生活，只要他們願意去承認身體與別人身體的反應不同，尤其是在碰到幾種特定的食物時。這和糖尿病患者或酒精上癮者的經歷沒多大差異，唯一的差異是，乾癬病患比起糖尿病患者或酒精上癮者在控制上容易許多。他們必須學著去與事實配合，而不是去抗拒它，因為假使他們不這麼做，他們便輸定了。若堅持一種「我隨時想要什麼就要什麼」的態度，等於把他們的命運與終生的痛苦、身體變醜、心理的苦惱和令人咂舌的費用綁在一起。他們應當採取一種健康的態度：「該做什麼，我就去做」，對於面對困境竟然還有出路，要抱著感恩的心。只要這麼做，他們成功的機會便很大，再也不必擔心復發的問題了。

達到目標：一個小小的回顧

我相信在著手進行養生法來解除任何疾病之前，極其要緊的是患者不但該了解病症的性質，也該明白療程背後的原理。利用回顧的方式，我建議我的病患隨時把以下的原則放在心上：

1.認清乾癬的本質是累積在體內的毒素的外在表顯。

2.戰勝疾病的方法是清除已累積的毒素，並防止更多的污染物進入體內。

3.清除毒素和預防污染的方法是透過體內淨化，以及正確的飲食，選擇對的食物和飲料。

其他能促進腸壁的修復方法如藥草茶、脊椎矯正、油療法、大腸水療、正面的心態等等，都能促進這個過程，並幫助患者在最短的時間之內達到皮膚康復的目標。以下是我用在大多數患者身上的基本療法，可視個人的需要做調整。

蘋果食療法（初期的淨化）

每天連著三天，患者除了紅蘋果或金冠蘋果（大約六到八顆）以外，什麼都不吃，並喝六到八杯白開水。此外，每天晚上他們要喝一到二盎司的純橄欖油，接著灌腸。

第三天應盡可能進行大腸水療，若無法進行水療則可做灌腸，此法是體內淨化療法最有效率的開門療法。詳情請參見第五章。

大腸水療之後，患者應食用一品脫的原味優格，幾個小時之後，再吃一份大分量的綠葉沙拉。可用沙拉醬，但酒醋和穀物釀造的醋應避免。淋醬最好的選擇是橄欖油與新鮮檸檬汁的組合。

注意：蘋果食療法並不適用於每個人，使用前請先與你的醫生確認。

飲食療法

繼第六章的詳述之後，在此繼續討論食療法。記得，飲食和正確的排便是養生法當中最重要的部分。每天喝六到八杯白開水不可或缺。（注意：實行養生法的要素最簡單的方法，就是遵照我專為乾癬病患設計的食譜，呈現在我的烹飪書《約翰醫生的治療乾癬烹飪書……升級版！》裡。可上網透過www.psoriasis-healing.com.網站購得。）

Epsom浴鹽泡澡和油療法

Epsom浴鹽熱水澡可一週做二至三次，然而，若你患有任何型態的心臟病或循環系統的症狀，或皮膚疼痛有傷口、龜裂或敏感，則不建議。

Epsom浴鹽泡澡之後可進行橄欖油花生油混合油按摩，油留在皮膚上至少半小時至一小時，若可將油留置一夜則效果最佳。患者公認穿著舊衣物或平價的棉製衣物蓋住油最舒服且最實用。

針對較厚且界線分明的疹子，可以將蓖麻油在這些部位徹底按摩到皮膚的深層，接著再塗抹Cuticura藥膏或親水性藥膏，此療法已被證實對大多數的案例都非常有效。這些產品應每天使用直到獲得療效。當療效開始產生，患者可減少次數到每兩天塗抹一次，等皮膚完全康復之後再停用。詳情請參見第九章。

藥草茶

赤榆樹皮粉和美國黃紅花茶是我所建議的兩種主要藥草茶。洋甘菊茶、毛蕊花茶和西瓜子茶也可用來週期性地取代紅花茶。

赤榆樹皮粉應當早晨一起床就喝，我交代我的重症患者要連著

十天每天早晨飲用，然後接下來的兩個禮拜，每兩天的早晨喝一次。有時我會要他們接下來的一週完全停喝，以這樣的週期不斷重複直到康復。症狀輕微的患者則連著三週每兩天喝一次，第四週停喝，同樣地，患者也可重複這個週期直到獲得療效。（注意：赤榆樹皮不建議已懷孕或計畫懷孕的婦女使用。）

美國黃紅花茶可於下午到傍晚之間飲用，輕微的案例可在這個時段喝一至兩杯現泡的紅花茶；重症則除了紅花茶之外再準備紅花水，做法是在一加侖的白開水中加入一茶匙的紅花，以此作為患者隨時可喝的飲用水。等到疹子消除，患者便不再需要喝紅花水，但仍應於傍晚時喝一至兩杯紅花茶。（注意：美國黃紅花茶不建議已懷孕或計畫懷孕的婦女飲用。）

若出於某種原因患者無法於清早喝赤榆樹茶，那麼可於睡前飲用，並於早晨、一整天都喝紅花茶。我所建議給病患的藥草茶做法，詳情請參見本書第七章。

脊椎矯正

通常在患者做完第一次的大腸水療之後，我會為他們進行脊椎矯正，接下來連著十二週每週做一次。治療的重點在胸椎第六、七節、頸椎第三節和胸椎第九節以及腰椎第四節。這些部位只能讓合格的整脊師或骨科醫生來進行調整，比較困難的個案需要連續治療直到療效產生。完整的詳情請參見第八章。

思考的過程

治療的隱藏要素便是隨時都要有渴望痊癒的正確心理，尤其是當患者已大致掌握自己的養生療法。正確地思考並保衛自己的心思，提防一切外來的負面影響，對於康復極其重要。不要小看這件事，因為以焦慮、恐懼、怨恨等型態表現的心理毒素，幾乎與酸性形成的食物一樣能把身體轉變為酸性，甚至有過之而無不及。本書第十章與第

十一章的內容就是在加強這個觀念。

將六項基本建議的背後目的謹記在心

建議	目的
1.體內淨化：灌腸、大腸水療、煙霧和Epsom浴鹽泡澡、軟便劑（輕瀉藥）以及大量的飲用水。	以改善排便、適當的排尿和皮膚毛孔的代謝來清除累積的毒素。
2.正確的飲食：高鹼性（80％）、低酸性（20％）；高纖維，尤其是新鮮水果和蔬菜。	能讓身體的化學性偏鹼性而非酸性，可改善排便與身體的重建。
3.藥草茶：主要是赤榆樹皮粉和美國黃紅花茶（紅花茶的替代品：洋甘菊、毛蕊花和西瓜子茶）。	赤榆樹可促進變薄的腸壁修復與重建，有助於預防毒素的吸收。紅花茶作為腸道的殺菌劑，可幫助修補腸壁、清除肝臟和腎臟的毒素，若於蒸氣浴之前飲用，還能藉由排汗來清除毒素。
4.脊椎矯正：治療的重點在胸椎第六、七節、頸椎第三節和胸椎第九節以及腰椎第四節（依照重要程度排序）。	確保神經受到適當的壓力，以及上腸道壁、腺體中樞的循環正常運作。
5.外在療程：油、藥膏、泡澡、蒸氣浴、按摩。	舒緩外在患部，保持柔軟，有助減少鱗狀皮屑、減低搔癢感，修復表皮細胞。
6.正確的思考。	可幫助提醒病患要把注意力集中在治療的過程，而非疾病本身。

　　我建議每一位病患用心中的眼睛去看每一項療法的目的，以及如同已在眼前實現的光景。這樣的實行就是所謂的形象化，能幫助治癒的過程。

　　耐心和毅力是以上所有療法的關鍵，若沒有這兩樣要素，想獲得滿意的療效只是空想，更不必提持久的療效。重要的是，要提醒你

自己已掙扎著與這疾病共處多久了，以及乾癬到底霸占你人生中多大的一部分。那些已成功控制病症的患者遵循所指定給他們的養生法，他們認為，為了擺脫這個疾病所花的時間及所有犧牲，相對於能把他們肩上的重擔除去，只不過是個小小的代價。

Chapter 21 　下一步呢？

　　本書以照片所描繪的療效，其意義比表面上的深遠得多。當然，最重要的是它們證明了這理論對許多人都有療效，而意義同樣深刻的是，事實上這些療效是在最差的條件之下達到的，我的意思是說，我並無法每天控制我的病人，我告訴他們怎麼做，接著我只能期待他們回家照做，只除了每週做一次的脊椎矯正，因為這種治療只能在診間進行。因此，患者大致上要靠他們自己。

需求：理想的乾癬治療中心

　　每一次病患來看診，我會記錄治療進度，加強他們的觀念，並盡可能地幫他們安排與其他成功患者進行私下的會面。我認為這件事極其重要，因若在沒有完全控制的情況下都有可能產生本書所描述那樣的療效，那麼如果在醫院或診所的主導下進行治療，會有多麼的成功呢？所有的療法都會以合格的設備、原料、態度和環境來進行。而像這樣的中心，最理想的地點應當是靠近海洋，有充足的新鮮空氣和陽光，並盡可能沒有空氣污染。

　　患者來到這類的中心來學習，同時也接受二到四週有專人協助的治療。在初次停留之後，患者便已具備處理自己的問題的知識了，因此便可以回家繼續實行其療程。

　　留院二到四週可能會在皮膚上顯出重大的改變，但也不一定會如此，很有可能病情的改善不會像接受紫外線治療或是Goeckerman治療那樣的戲劇化，有些個案在接受這兩種治療一個療程之後，皮膚便幾乎完全康復，且療效可維持許多個月。但也有為數不相上下的個案卻在不久之後病情便全力反撲，通常比以往更糟。事後患者絕望的心情可想而知，更何況像這類的治療，病患總是得依賴醫院的控管。

我相信乾癬中心將會有許多的需求，因為這對乾癬病患來說是非常有用的服務。只要有人願意投注耐心與毅力，或許有一天如此理想的乾癬中心便能實現呢。

未來——一個選擇

讓我們這樣假設，所有的病患都遵循對治方案，也都成功了，疹子都消失了，皮膚也恢復美麗，患者都覺得自信並以自己為榮。接下來呢？乾癬會再回來嗎？他們的病真的痊癒了嗎？還是乾癬一輩子都會在他們的頭頂盤旋不去？

問題的答案多半取決於患者如何詮釋「痊癒」這個詞。《布萊基斯頓的新古爾德醫學字典》（Blakiston's New Gould Medical Dictionary）就疾病或傷害的成功的治療，將「痊癒」定義成「治癒或治好」。

從一個疾病痊癒並不代表它永遠不會再復發，尤其是當患者回復到原來讓他得病的生活型態或狀態的時候。「痊癒」的定義只是代表疾病已被修正了，並且所採取的療程在治療疾病上顯然是有效的。

就乾癬來說，患者確實是有選擇的，但並不是所有的疾病都是這樣。患者可以選擇不去理會正確衛生的基本要求，以及與他的舊疾有關的一切合理推論，以至於造成問題的復發；或者他也可以用一種感恩、尊敬自己的身體、欣賞自己的身體的態度去回應，並學習去預防不讓自己下半輩子再上演生病的戲碼。這對我來說，才是個真正「痊癒」的人，身體、心理、靈魂都完全治癒。

後來我所治療成功的案例大多是屬於以下的其中一類，或者是以下幾種類型的組合：

類別一：他們會永遠感恩並繼續進行對治方案，甚至把它當作一種生活的方式，他們極可能一輩子皮膚都是乾乾淨淨的。

類別二：他們在「大多數的情況下」會持續進行基本的對治方案，但會週期性地吃他們所喜愛的食物。

大多數的病患普遍都有這類的態度，我並不特別加以反對。我們得承認，大家都想享受人生，食物和飲料就是我們能享受的一部分。然而，對某些人來說，活著是為了吃竟然取代了吃是為了活。滿足對特定食物的口慾或許能避免沮喪情緒的形成，而情緒本身即毒素堆積的主因，但話雖如此，此類型的患者已不再需要驚慌了，因為疹子只要一出現，他們都知道該如何來對付便會有療效。

類別三：他們明白他們的病症能完全解除，因此他們便回復以往吃喝的習慣，時候到了病症會復發，通常會比以往還糟。跟類別二的患者一樣，他們並不會驚慌，既然曾經成功過，他們認為無論他們什麼時候決定要再回到養生法，他們都可以掌控。可悲的是，此類型的患者卻從來都未成功過。我並不同情這些病患，他們似乎忘了有不可逆法則（the law of irreversibility）的存在，有一天，排泄系統的器官會因工作過量而崩壞到無法扭轉的地步。

此類型的患者該來聽聽我經常從與乾癬病患同住的人所發出來的申訴，他們不得不跟在乾癬病人的身後打掃，這個無聲的重擔使得他們痛苦不堪。我都不記得有多少次聽見：「醫生，每天為了讓我的家還看得過去，我必須一天到晚拿著吸塵器跟著我的先生到處走。早晨我得把我們床上的皮屑掃乾淨，就好像是在掃雪或海灘上的沙一樣，我都快被逼瘋了。」

乾癬患者確實有他們自己的問題要去面對，但那些與他們同住的人也有他們的問題要面對。對於那些任勞任怨又真誠付出的人，他們覺得對他們所愛的人的狀況口出怨言似乎有點自私，因此他們會忍住不說出他們真正的感受。但即便是這類的抱怨，若與患者明明大可以控制自己的問題卻選擇不去這麼做的自私相比，實在是小巫見大巫。

我想對這些不幸的乾癬病患說：扭轉態度，把你周圍的人當作你的中心吧！誰知道？光是如此體貼的舉動本身說不定便能產生神蹟，也就是說，換成病患去為別人做點什麼。

類別四：他們會將愛德加‧凱西療法的實行與正統醫學合併，這也可能產生不可思議的療效。然而，他們應當盡快多學點天然的另

類療法，並避免醫學的介入，因其副作用可能會很嚴重。

類別五：若這類的病患的天性根本完全無法自律，他們通常會轉而選擇正統的療法。比較極端的案例中，這很可能代表患者會在他們的餘生中不斷地進出醫院。

所以你現在應該明白了，患者自己要決定孰輕孰重，他真的想擺脫這個疾病嗎？還是不想？改變他的生活型態的努力到底值不值得？他必須做個決定，因為這個決定會大大地影響最後的結局。

說句公道話，我的經驗之談是，大多數的患者都真心期望把病治好，這樣的態度使得多年的研究、努力、實驗，以及風險都值回票價。若治療成功，患者一定會很開心，而身為一個醫生，我覺得再也沒有什麼比知道我的病人已痊癒所帶來的喜悅、快樂的榮光以及成就感還要更棒的獎賞了。

結語

我已竭盡所能藉著本書來呈現給讀者們我那長達三十五個年頭為解決乾癬之謎所做的努力。我的研究顯示，乾癬是由隱藏在深處的病因所引發的一種症狀。若光是治療症狀，你將一輩子與乾癬同在；若能治療病因，你便有機會擺脫或至少能永遠掌控這個病症。

外在的表顯（疹子）是體內過多毒素累積，透過汗腺被排出來的結果。淋巴和血液裡的毒素累積主要是由於腸道滲透（腸漏症）。疾病的解除、控制、治療和表皮細胞（即你的皮膚）的再生，取決於兩個主要的因素：（1）確保適當的排毒能透過正常的排毒管道來進行，也就是你的腸道和腎臟，以及（2）避免食用對腸壁具破壞力的食物，以至於使你的身體污染更嚴重。為達此目的，可遵循一套經過仔細挑選的飲食。其他所有在凱西／帕加諾對治方案裡的建議，對此療程都有助益。有了這些要素再加上耐心和毅力，患者付諸行動一段足夠長的時間，結果很可能是腸壁的復原，接著便是所有疹子完全消失無蹤——所有的疹子，不管長在哪裡都一樣。

本書為患者提供一個選擇，他可以選擇全心接受呈現在這裡的資訊，或選擇不予理會。患者的未來取決於他所作的選擇，我已盡力以一種讓患者可以聰明地作選擇的方式來呈現所有的資訊了，我也只能做到這樣，剩下的便交給你了。但，在選擇要進行何種療程時，記得，要相信你的心智力量，每一天你所選擇的想法對於你的健康都能產生直接的影響。

　　法司瓦尼‧達達（Dada J. P. Vaswani），一位在印度廣受人民敬愛的心靈導師宣稱：「想法是人生的積木，我們用想法在建造我們的未來。」而如同愛德加‧凱西不斷地在強調的：「想法即事物！」

　　　所以我親愛的讀者，不要絕望，
　　　打起精神來，
　　　因你其實是深藏不露的，說真的，
　　　光用眼睛看還真看不透呢！

附件A 乾癬、濕疹以及乾癬性關節炎的天然療法營養考量

在著手進行此食療計畫或任何其他的食療法之前，務必先取得治療你的醫生的認可。避免任何會引發過敏的食物品項，即使該品項被列在允許的清單中。

八比二的食物比例

八成的日常食物攝取應從下列清單中選擇，這些食物大多是鹼性食物：

- **水**：除了其他所攝取的液體，每天喝六到八杯的白開水。
- **大豆卵磷脂**：粒狀，一天吃三次，每次一湯匙，一週吃五天。
- **水果**：以新鮮水果為佳，冷凍水果也可以，可不時地裝在有水的玻璃容器中備用。高度建議燉煮的水果，隨時都可食用。

允許：蘋果（煮熟）、杏桃、大多數的莓果、櫻桃、椰棗、無花果（未經硫化處理）、葡萄柚、葡萄、奇異果、檸檬、萊姆、芒果、油桃、柳橙、木瓜、水蜜桃、梨子、鳳梨和小梅乾。

可少量食用：酪梨、蔓越莓、黑莓、李子以及大梅乾。注意：未煮過的蘋果、香蕉和瓜類可食用，但應單獨食用，且需酌量食用。（濕疹或關節炎患者不可食用草莓或柑橘類水果，乾癬患者也不可吃草莓。）

- **蔬菜**：日常的蔬菜攝取應為三份長在地上的蔬菜對一份長在地下的蔬菜。以新鮮蔬菜為佳，冷凍的也可以，可不時地裝在玻璃容器中備用。

允許：蘆筍、甜菜根、綠花椰菜、球芽甘藍、甘藍菜、紅蘿蔔*、芹菜*、小黃瓜、大蒜*、萵苣*（尤其是羅蔓）、洋蔥*、橄欖、防風草根、南瓜、青蔥、黃豆、菠菜*、豆芽*、四季豆、小南瓜、番

薯、西洋菜*。（注意：有星號者為特別重要的蔬菜。）

可少量食用：玉米（以白玉米為佳）、乾的豆子、扁豆、洋菇、青豆以及大黃。

● **果汁**：非常建議每天攝取現做的蔬菜和果汁，廚房裡最有價值的投資是一部榨汁機或果汁機，最有效率的是每天喝一杯現榨的紅蘿蔔、芹菜和萵苣汁。

● **雜項**：杏仁果是天然鹼性的食物，建議每天吃五顆生果仁。榛子（filberts）偶爾可吃，栗子和新鮮椰子也一樣，蘋果醋（酌量使用）是唯一允許的醋類。

兩成的日常食物攝取應從下列的品項中選擇，他們大多是酸性形成的食物：

● **穀類**：穀類大多是酸性形成的食物（小米除外），應食用天然全麥的產品如貝果、麵包、麥片（應選擇只添加極少量或不添加防腐劑或人工甘味劑）、馬芬、通心粉（洋薑最佳，搭配橄欖油與大蒜醬）、飯（糙米或野生米為佳），避免食用白麵製品。

● **肉類**：

魚——新鮮或冷凍、海水或淡水、白肉類都可食用，但以深色、較油的魚類為佳（忌吃甲殼類海鮮）。若是罐頭魚，水煮或油封的都可以，建議每週食用三到四次魚肉。

禽鳥——雞、康尼希雞、火雞、野禽（全部去皮、白肉為佳），一週可吃禽鳥肉二或三次。

羊肉——烹調之前將肥肉修剪乾淨，徹底煮熟，一週食用一到兩次（不可油炸，一次食用的分量不超過四到六盎司）。

● **奶製品**：只能食用低脂、低鈉的製品：脫脂、低脂、1%或2%含脂量的牛奶、乳酪、白脫牛奶、優格等等（避免吃冰淇淋、當配料的鮮奶油或全脂的產品）。乳製品大致上是被歸類為中性或鹼性的化學反應，取決於其資料的出處，避免柑橘類水果或柑橘類果汁與乳製品或麥片於同一餐食用。

● **奶油**：原味的奶油可以食用，但只能偶爾微量地食用。（雖然

奶油是飽和脂肪，但吃一點點奶油總比吃乳瑪琳或其他氫化的產品好一些。）

● **雞蛋**：一週吃二到四顆，只要不油炸，任何烹調方式均可。

● **油**：芥花油、椰子油、玉米油、棉花籽油、橄欖油、紅花籽油、芝麻油、黃豆油、葵花籽油，偶爾也可使用花生油。我建議孩童每天可飲用橄欖油三次，每次一茶匙，成人則每天三次，每次一湯匙，膽囊有問題的人則不宜。

● **茶**：赤榆樹皮粉（早晨飲用）以及美國黃紅花茶（傍晚飲用）照指示服用，對乾癬及濕疹病患最有效。（有時也可以洋甘菊茶、綠茶、毛蕊花茶、烏龍或西瓜子茶來代替美國黃紅花茶。）切記，已懷孕或計畫懷孕的婦女，無論赤榆樹或紅花茶都應避免飲用。

應避免的食物

● **幾乎所有的飽和脂肪**：紅肉（羊肉除外）如牛肉、豬肉、甜麵包以及小牛肉；加工肉品如波隆那香腸、義大利辣香腸、法蘭克福熱狗、義大利臘腸以及香腸；氫化產品如乳瑪琳及酥油。盡量避免食用反式脂肪。

● **茄科類**：茄、紅椒粉、椒類（除了黑胡椒以外所有的品種）、番茄（及番茄醬及其製品）、菸草（吸菸）、白馬鈴薯（所有的馬鈴薯都是「白」的，只有番薯和山藥除外）。

● **甲殼類海鮮**：蛤蜊、螃蟹、龍蝦、蝦子以及以甲殼類海鮮所製作的醬汁。

● **垃圾食物**：糖果和油酥糕點、巧克力（以及所有巧克力製品，包括白巧克力）、薯條、洋芋片、汽水（無糖或一般的）、以及甜點。這些垃圾食物是造成乾癬和濕疹的主要原因，大人和小孩都沒有差別。

● **發酵粉**：或者含大量發酵粉的產品，有酵母菌感染（念珠菌症）傾向的人應避免。

● **咖啡**：若難擋口慾，則每天最多喝三杯無咖啡因的黑咖啡。記得，咖啡是一種利尿劑，若經常喝則容易消耗體內的鈣，尤其是上了

四十歲的人。因此也可以在一天當中其他的時間喝一至兩杯脫脂牛奶或以其他的食物來補充鈣質。最好不要在咖啡中加牛奶或糖。

● **麩質**：若有過敏或患乳糜瀉的傾向者，則任何含麩質的食物，如大麥、燕麥、黑麥和小麥都應避免。

● **雜項**：所有油炸的食物、披薩、酒類（包括啤酒）、含糖的麥片、柑橘類果汁、醋（紅酒醋或穀醋）、醃漬及煙燻食品、辛香料、肉汁、草莓、花生醬，以及過量的澱粉。

注意：每一位乾癬性關節炎和濕疹病患都應避免柑橘類水果、柑橘類果汁、草莓，以及在食物裡添加鹽。無論如何都應避免另外再添加鹽，因為對大多數的人來說，日常飲食中天然的含鈉量都已足夠。

土地以上和以下的蔬菜

大多數的蔬菜和水果都是鹼性形成且能淨化血液的。每天都應照此比例來選擇所攝取的蔬菜：三份土地以上的蔬菜比一份土地以下的蔬菜。土地以上與以下的蔬菜舉例如下（應忌食的蔬菜已省略）：

地面以上者（選擇三項）

- 朝鮮薊
- 蘆筍
- 豆類（包括黃豆、扁豆、豌豆）
- 青花椰菜
- 球芽甘藍
- 甘藍菜
- 白花椰菜
- 芹菜
- 苦苣
- 蝦夷蔥
- 西洋菜
- 小黃瓜
- 蒲公英嫩葉
- 菊苣
- 茴香
- 韭蔥
- 萵苣（所有品種）
- 橄欖
- 荷蘭芹
- 南瓜
- 菠菜
- 櫛瓜

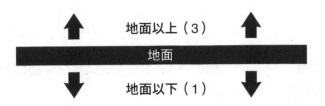

地面以上（3）

地面

地面以下（1）

▌地面以下者（選擇一項）

- 甜菜根
- 紅蘿蔔
- 大蒜
- 洋蔥
- 山藥
- 蕪菁
- 防風草根
- 婆羅門蔘（salsify／oyster plant）
- 蘿蔔
- 番薯
- 洋薑（Jerusalem artichoke／sunchoke）

注意：特別推薦洋蔥、萵苣、芹菜、菠菜和紅蘿蔔。

蛋白質和澱粉

下列清單包含食療法所允許之蛋白質和澱粉，但這些品項在同一餐中不宜太多項搭配一起食用。

▌蛋白質

- 所有的穀類
- 酪梨
- 乳酪
- 乾的豆子、豌豆、黃豆和扁豆
- 雞蛋
- 魚、禽鳥類和羊肉
- 牛奶
- 堅果
- 橄欖

澱粉

- 所有的麥片
- 甜菜根、牛蒡、紅蘿蔔、防風草根、大頭菜、婆羅門參、荸薺（都是鹼性反應的植物）
- 麩（bran）
- 麵包和蘇打餅乾
- 玉米和米飯
- 乾的豆子和豌豆
- 穀類：大麥、蕎麥、小米、燕麥、黑麥等等
- 南瓜（冬天的）、南瓜和山藥
- 糖蜜和糖（僅使用食療法所允許的種類）

注意：有些品項同時列在兩個類別當中，因為它們不但是蛋白質也是澱粉。

早、午、晚餐的原則

切記，每一餐都很重要，切勿省略任何一餐。

早餐的建議

赤榆樹皮茶應在早餐前至少半小時飲用效果最佳，除非前一晚已飲用過。

在美國的飲食習慣中，大多數的早餐都是酸性形成的食物，因此不應過於大量攝取。食物品項如全麥麥片（冷的或熱的）、麵包、馬芬、鬆餅等等都是酸性形成，其他較推薦的早餐食物如燉煮水果、焙烤蘋果、燉煮無花果，和燉煮杏桃都是鹼性形成。

熱的麥片不應煮太久，以免加強身體抵抗力所需要的維他命和礦物質遭到破壞。可在熱的麥片當中加入任何非柑橘類的水果、切碎或切成薄片的杏仁果或少許的蜂蜜或純的楓糖漿來食用。

柑橘類水果和柑橘類的果汁（主要柳橙和葡萄柚）不可與麥

片、燕麥粥或乳製品同一餐食用。柑橘類水果可單獨吃，除非患者產生搔癢、皮疹或任何超敏反應，若遇這種情況，我建議我的病患限制或乾脆把柑橘類從飲食中除去，至少暫時如此。

最理想的果汁是非柑橘類水果所製作的，如杏桃、梨子、葡萄、蘋果、芒果、木瓜等等。（蔓越莓是酸性形成。）

切記在心，生的蘋果、香蕉和瓜類雖然在食療法中是允許的類別，但應個別單獨在兩餐中間當作點心來食用，而不是在餐中與其他的食物同時食用。

雞蛋（每週吃二至四顆）是允許的，除非患者正在進行低膽固醇的特殊飲食。可以水煮（以半熟蛋或水蒸嫩雞蛋為佳）、蒸，或用不沾鍋以無油無脂肪的方式來烹調。

牛奶、乳酪、高度建議含有活菌的優格、白脫牛奶等等，應隨時選購低脂（或脫脂）、低鹽的製品。脫脂牛奶及其製品是首選。

無咖啡因的黑咖啡是允許的（無添加奶油或糖），但一天不可超過三杯。有些患者早晨以一杯熱水加新鮮的檸檬汁來代替咖啡。

百分之百天然的果醬，無防腐劑或添加物，可薄薄地抹一層在全麥吐司或英國馬芬上來代替奶油或乳瑪琳。

或許這些規則對許多患者來說似乎有點挑戰，但只要他們明白這麼做的原因，這些規則便會成為他們的習慣，他們實行起來會變得很容易。

▌午餐的建議

午餐主要應包含新鮮的綠葉生菜，尤其是芹菜、菠菜、西洋菜和所有種類的萵苣，尤其是羅蔓，一週至少吃四次。橄欖油與新鮮檸檬汁的組合是首選的沙拉醬。可選用的材料如少量的水煮或油漬長鰭鮪魚、火雞白肉切片或雞胸肉、全熟蛋、豆腐、菲達乳酪、低脂茅屋乳酪以及其他種類的無鹽、低脂的乳酪也可偶爾添加，以增加變化。新鮮的水果沙拉也是理想的選項，也可隨意再加一杯家常的無油脂湯品或肉湯來做搭配。

強力建議以綠葉蔬菜做底，將現磨或切成碎丁的蔬菜如紅蘿

蔔、芹菜、甜菜根、西洋菜等與吉利丁混合置在其上，或以水果和其果汁與吉利丁混合也很理想。這些食物的營養素與吉利丁的組合，可大幅提高身體消化吸收的程度。這些特定組合的沙拉可作為午餐的選擇，也可當作點心隨時食用。素食者可使用洋菜來代替動物性基底的吉利丁。

▌晚餐的建議

晚餐應包含一樣生菜沙拉，至少兩至三份煮熟的蔬菜，少於六盎司的魚、羊或禽鳥肉。蔬菜包在patapar烹調紙或植物羊皮紙裡以烤箱焙烤，利用它們本身的汁液煮熟，可以保留所有的營養素。這種烹調食物的方法是最理想的；然而，蔬菜也可以用水蒸、焙烤、微波、用壓力鍋煮，或拌炒。（拌炒並不等於用大量的油來油炸，而是將切丁、切碎或切段的食物如肉類、魚、雞、火雞肉或蔬菜，放在炒鍋或厚重的長柄煎鍋中，以極少的油炒幾分鐘，或炒到肉嫩熟為止的一種亞洲的料理方式。）酥油、精製脂肪和精製油（飽和或不飽和）絕不可用來烹調食物，烹調蔬菜最好不要時間過久或把蔬菜拿來油炸。

該避免的食物組合

大多數的人並不知道某些特定的食物雖可個別食用，但不該在同一餐中搭配食用。這是因為有些食物的組合會在體內造成破壞，早晚便會以消化不良，或身體無法利用與吸收重要營養素的方式，顯現出它們對身體的危害。當這種情況發生的時候，最終會出現腸道不適、營養不良以及排便不良。再加上過多的酸性形成食物，你的身體便成為全身毒素累積的溫床了。因此，以下的食物組合必須避免。當預備餐點時，正確的80%對20%的鹼性與酸性的食物比例務必謹記在心。

● 勿將全麥產品如麥片、麵包等與柑橘類水果、柑橘類果汁或燉煮水果或乾燥的水果搭配食用。

● 勿將柑橘類水果或它們的果汁與乳製品如乳酪、牛奶或優格搭配食用。

● 勿將任何水果與白麵製品如麵包、蘇打餅乾、麥片、通心粉等搭配食用。

● 勿將瓜類（包括所有的品種）、生的蘋果或香蕉與其他的食物搭配食用。

● 勿將牛奶、鮮奶油或糖與咖啡或茶搭配食用。

● 勿在同一餐中食用過多的酸性形成食物（蛋白質、澱粉、糖、脂肪與油）。

提醒的話

● 所建議的每天六到八杯的喝水量，並不包括其他所有的飲料（果汁、茶、咖啡等）。

● 粒狀的大豆卵磷脂可加入飲料中或撒在食物上食用。

● 藥草茶最好勿加牛奶、鮮奶油或糖，保持它們的純度。

● 美國黃紅花茶可比其他的藥草茶多喝，但勿與喝赤榆樹茶的時間過近，建議這兩種茶飲用的時間要相差幾個小時。（若妳已懷孕或計畫懷孕，請勿飲用。）

● 天然無咖啡因的咖啡一天最多可以喝三杯，但勿加牛奶、鮮奶油或糖。

● 身體主要的淨化劑是水果和果汁、白開水以及藥草茶；而身體主要的建造元素是蔬菜和蔬菜汁。這些淨化劑和建造元素該是飲食的主流，而它們當中相對少數的水果和蔬菜雖是酸性形成，但除非產生明顯的不良反應，否則不必太擔心。若果真產生不良反應，則應避免食用。患者務必學著傾聽身體的聲音。

● 兩餐之間可自由決定是否吃點心。

● 準備每天或每週的飲食時，應當仔細挑選食物。嘗試去變化你的食物選項，免得產生缺乏或枯燥的感受。

● 當烹調食物或在食物上添加香料、甘味劑、奶油和油品時，最

好酌量使用。

●可藉著限制脂肪和糖的攝取量來降低血膽固醇和身體的酸性程度。

●引發過敏反應的食物應當避免，即使它們被列在可允許的食物列。

●勿喝碳酸飲料，尤其是一般汽水和無糖汽水。唯一的例外是塞爾茲礦泉水（非蘇打水）或天然的碳酸泉水，可在裡面加入檸檬或萊姆汁飲用。即使是這些飲料，仍應僅止於偶爾飲用。

●新鮮水果、蔬菜和高纖食物是維持每天適當的排便的最佳來源。除此之外，家常的灌腸或天然的瀉藥對長期便秘的病患也很有效。大腸水療應由專業人員協助進行，且事先需得到合格的醫生認可。

●紅酒或白酒（二至四盎司）可偶爾飲用，若用藥中或痛風發作者則不宜。

●所有的乳製品如牛奶、乳酪或優格應選用脫脂或低脂的，且只能適量攝取。

●在一杯熱水中加入檸檬汁或萊姆汁來提味，是咖啡的理想替代品。

●過食絕不值得鼓勵，即使是允許的食物也不例外。吃得少，活得老！

《約翰醫生的治療乾癬烹飪書……升級版！》內容包含超過三百道專為乾癬、濕疹和乾癬性關節炎患者所設計的食譜，欲訂購者請拜訪我的網站www.psoriasis-healing.com或來電201-947-0606。

附件B 飲食計畫與食譜

約翰醫生的七天飲食計畫菜單範本

　　凡標有一個星號（＊）的食譜乃摘自《約翰醫生的治療乾癬烹飪書……升級版！》，凡標有兩個星號的則是由瑪裘莉·梅（Marjorie May）專為本書設計的食譜。注意：若你覺得自己的體重減輕太多，請將允許的食物加倍食用。避免食用任何你已知會引發過敏的食物。

▌第一天

早餐
- 燉煮的無花果
- 燕麥肉桂熱蛋糕＊＊
- 熱檸檬水、藥草茶，或無咖啡因黑咖啡

午餐
- 豆腐菠菜湯＊
- 查爾頓（Charlton）鮪魚沙拉＊
- 萵苣和紅蘿蔔切絲作配菜
- 藥草茶、檸檬水、天然礦泉水或過濾水

晚餐
- 炙烤羊肉餡餅加醃料＊＊
- 橡實小南瓜豪華版＊＊
- 至少含三至四種綠葉蔬菜的綠色沙拉
- 無糖果凍搭配一小球打發的鮮奶油
- 藥草茶、檸檬水、天然礦泉水或過濾水

兩餐之間的點心建議：參見本菜單所允許的品項清單，請依照七天飲食計畫菜單範本後半部的每日建議食物品項。

第二天

早餐

- 一碗燕麥上面可隨意撒杏仁薄片（可隨意取捨：兒童可加一茶匙的橄欖油，成人則一湯匙）
- 半杯低脂或脫脂牛奶，或無糖豆漿
- 半杯燉煮蘋果加肉桂粉，可隨意以Splenda牌或甜菊善品糖來增加甜度
- 熱檸檬水、藥草茶或無咖啡因黑咖啡

午餐

- 綠色女神湯**
- 東方雞肉沙拉*
- 一把白葡萄或切片的梨子或杏桃
- 藥草茶、檸檬水、氣泡水或過濾水

晚餐

- 鮭魚——燒烤、焙烤或水煮
- 蒸蘆筍（上面倒一點橄欖油或隨意加一點點的奶油）
- 綜合綠葉沙拉加切成細條的紅蘿蔔以及切塊小南瓜
- 柳橙和無糖鳳梨切塊或無糖優格
- 藥草茶、檸檬水、天然礦泉水或過濾水

第三天

早餐

- 一塊或兩塊烘烤過的糙米（或蕎麥）格子鬆餅（可在超市的冷凍區或健康食品店購得）。加橄欖油調味，加一撮肉桂粉，並

可隨喜好在上面倒少量的蜂蜜
- 用一個或兩個雞蛋做成炒蛋（可用一個蛋黃加兩個蛋白）
- 新鮮或冷凍的櫻桃或藍莓
- 熱檸檬水、藥草茶，或無咖啡因的黑咖啡

午餐
- 一杯無番茄的蔬菜湯（細讀成分標籤）
- 燒烤或炙烤火雞漢堡，搭配洋蔥或韭蔥，或葡萄籽油或芥花油炒切碎的大蒜
- 切片的斯佩耳特小麥（spelt）或小米麵包
- 綜合綠葉沙拉搭配香草醬汁或檸檬汁和橄欖油沙拉醬
- 藥草茶、檸檬水、天然礦泉水或過濾水

晚餐
- 水煮深海橘鱸魚加菠菜*
- 焙烤紅蘿蔔和防風草根
- 涼拌捲心菜（coleslaw）*
- 一杯切片的梨子或蘋果醬
- 藥草茶、檸檬水、天然礦泉水或過濾水

▌第四天

早餐
- 允許的乾穀類（最理想的是莧菜籽、小米或藜麥）
- 低脂、脫脂或豆漿
- 半杯低脂的原味優格或燉煮的杏桃或梨子
- 熱檸檬水、藥草茶或無咖啡因的黑咖啡

午餐
- 塊狀的白鮪魚搭配綜合綠葉沙拉淋上義大利沙拉醬
- 蔬菜湯——加上前餐剩下的蔬菜或隨意搭配現成的低卡通心粉

- 天然礦泉水或藥草茶

晚餐
- 雞肉切塊，以兩湯匙的義大利醬汁醃一個小時；設定攝氏190度焙烤四十分鐘
- 烤番薯用橄欖油或脫乳清優格調味加上新鮮或乾燥的蝦夷蔥
- 蒸豌豆和珍珠洋蔥，以橄欖油或少許的奶油調味
- 天然礦泉水或藥草茶

第五天

早餐
- 兩顆雞蛋白加一顆雞蛋黃，加上兩湯匙的牛奶或無糖豆漿打散做成炒蛋
- 一個全麥英國馬芬加上橄欖油或一球奶油或無糖果醬
- 熱檸檬水、藥草茶或無咖啡因的黑咖啡

午餐
- 豆腐菠菜湯*
- 糙米加扁豆*
- 青花椰菜切開和松子與芭芭拉的青花椰菜沾醬（Barbara's Broccoli Dip）拌勻
- 天然礦泉水或藥草茶

晚餐
- 綠葉蔬菜砂鍋*
- 炙烤比目魚排*或任何種類的魚
- 紅蘿蔔和芹菜棒
- 天然礦泉水或藥草茶

▍第六天

早餐

- 一顆或兩顆水煮蛋
- 一片或兩片斯佩耳特小麥烤吐司上面淋橄欖油
- 新鮮或冷凍的覆盆子莓果或藍莓
- 熱檸檬水、藥草茶或無咖啡因的黑咖啡

午餐

- 蘋果冬南瓜湯*
- 冷鮪魚麵沙拉*
- 新鮮白菜切片或芹菜切段
- 天然礦泉水或藥草茶

晚餐

- 焙烤火雞胸肉*
- 芝麻麵加昆布*
- 新鮮小黃瓜切片
- 天然礦泉水或藥草茶

▍第七天

早餐

- 麵乳（cream of wheat）麥片加杏仁薄片，並可隨意加蜂蜜
- 半杯脫脂牛奶或低脂無糖豆漿（如Edensoy非基因改造純豆漿）
- 燉煮蘋果以蜂蜜和肉桂添加甜味
- 熱檸檬水、藥草茶或無咖啡因的黑咖啡

午餐

- 雞肉櫛瓜湯*
- 雪蓮子沙拉*

- 剩餘的火雞肉切片鋪在羅蔓萵苣與允許的綜合生菜上方
- 天然礦泉水或藥草茶

晚餐
- 焙烤魚（Fish à la Dee）*
- 糙米在雞湯裡慢燉
- 新鮮綜合綠葉沙拉搭配維納格雷檸檬醋油醬（Lemon Vinaigrette Dressing）
- 一小片緹娜阿姨的蜂蜜紅蘿蔔蛋糕（Aunt Tina's Honey Carrot Cake）*
- 天然礦泉水或藥草茶

▌每日建議食物品項──每天可食用

- 六到八杯天然礦泉水或過濾水（最好在餐前或餐後三十分鐘飲用白開水或其他的液體，用餐中則不建議飲用）
- 藥草茶：赤榆樹皮粉和美國黃紅花茶（警語：若妳已懷孕或計畫懷孕，應避免喝這兩種茶）
- 幾顆生杏仁果
- 三湯匙的橄欖油（兒童則三茶匙）
- 中至大份不含茄科類的綜合綠葉沙拉，若有腸胃激躁症的傾向者，綠葉沙拉應忌食
- 每天維持腸道淨空，應排便一到三次
- 每天一至三湯匙的大豆卵磷脂加入水中飲用或撒在合適的食物上食用（兒童則一到三茶匙）；對黃豆過敏者則不宜
- 允許的蛋白質（烹調方式除煙燻和油炸以外皆可）：羊肉（煮全熟，肥肉完全去除，一週可食用一次）、雞肉、火雞肉、野禽（可連皮烹調，但勿食用皮，一週可食用兩次）、魚肉（因含最有價值的動物蛋白質omega-3，一週可食用四次）

兩餐中間可食用的點心

- 生蘋果、香蕉和葡萄
- 芹菜和紅蘿蔔條
- 一杯切塊的瓜類
- 一杯藍莓和切塊的芒果
- 原味優格（含活菌）
- 五到十二顆杏仁果
- 瑞可塔乳酪或一片全麥麵包塗杏仁醬或四到五片全麥蘇打餅乾
- 一顆全熟水煮蛋搭配一片全麥麵包淋橄欖油
- 全麥英國馬芬蛋糕上搭配融化的硬式白乳酪如瑞士乳酪（Swiss）

食譜

本食譜的順序與菜單範本的順序相同，請留意盡量選用有機食物，大多數的商店都有販售有機農產品和麵包，若住家附近有全食物（The Whole Foods）連鎖店，該店架上幾乎涵蓋所有有機食物的品項，現今許多大型的超市也販售多種有機食物。若無法找到有機食物，可要求商家的經理進貨。切記，即使一項商品上標註「天然」並不代表它是有機的，合格的有機食物乃是以無殺蟲劑、無人工肥料、無基因改良的方式來生產的，且就乳製品來說，是無荷爾蒙的。飲食以有機食物為主，可幫助體內的毒素加速排出去。若你無法找到有機食物，則盡可能地多喝一點白開水，好將你體內的毒素多排一點出去。

燕麥肉桂熱蛋糕以及其做法的變化

2人份（1人份則將材料減半；4人份則加倍）

- 燕麥1杯
- 小蘇打粉1／2茶匙
- 葡萄籽油2湯匙，另準備少許油塗長柄鍋以防沾鍋
- 鹽1／4茶匙
- 蛋1顆
- 肉桂粉1茶匙
- 牛奶1／3杯
- 蜂蜜1／2茶匙

1. 將燕麥、小蘇打、鹽和肉桂倒入攪拌機或魔彈（Magic Bullet，一種用於小規模攪拌的方便器材）中，攪拌直到材料呈現類似麵粉的質感，然後將此混合物倒入一個碗中。
2. 將蜂蜜、油、蛋和牛奶倒入攪拌機或魔彈中充分地攪拌。
3. 將濕的混合物倒入乾的混合物中，用一根湯匙加以攪拌直到拌勻。
4. 將長柄鍋塗上一層薄薄的葡萄籽油，然後加熱至中溫。
5. 將攪勻的麵糊倒入熱鍋中，做成兩個大型或四個較小型的圓形熱蛋糕，加熱直到一面呈現金黃色，再翻面加熱直到另一面也呈現金黃色。
6. 在蛋糕上面搭配溫熱的蘋果醬並隨喜好加上肉桂粉，或加一湯匙的溫熱橄欖油，或一人份加1／2小塊奶油及肉桂調味。

▌做法的變化

- 燕麥蘋果肉桂熱蛋糕

　　照著燕麥肉桂熱蛋糕的做法，入鍋前將1／4杯切小丁的蘋果倒入麵糊，然後繼續照著指示完成熱蛋糕的製作。

- 燕麥藍莓熱蛋糕

　　照著燕麥肉桂熱蛋糕的做法，入鍋前將1／4杯新鮮的藍莓倒入麵糊，然後繼續照著指示完成熱蛋糕的製作。

豆腐菠菜湯

6人份

- 水8杯
- 1塊板豆腐切丁約12盎司
- 切碎的洋蔥1／2杯
- 「Better than Bouillon」有機湯底（蔬菜或雞湯底）1至1／2茶匙，或雞湯塊或蔬菜湯塊1至1／2茶匙
- 新鮮菠菜切段2至3杯，或使用冷凍的碎菠菜也可
- 黑胡椒粉（隨喜好使用）

1. 水在鍋中煮沸，加入洋蔥。
2. 當洋蔥煮熟之際，加入湯底或湯塊再煮沸一次。
3. 加入豆腐和菠菜，再煮沸，然後隨喜好加入黑胡椒粉。

查爾頓鮪魚沙拉

1人份

- 水煮鮪魚罐頭1個（6盎司），濾掉水分並壓散
- 黑胡椒粉1／4茶匙
- 萵苣葉4片
- 低脂或脫脂原味優格1／2杯
- 無籽白葡萄0.1公斤，剝開裝飾用
- 乾燥的小茴香1茶匙
- 檸檬2片，裝飾用
- 乾燥的薄荷1茶匙

1. 在一個中型碗中，將鮪魚、優格、香草和胡椒粉拌在一起，加蓋放冷藏一小時。
2. 上菜前，將碗中的鮪魚倒在萵苣葉上面，並以葡萄和檸檬裝飾，可隨喜好搭配全麥麵包食用。

炙烤羊肉餅加醃料

2人份

- 羊絞肉（盡量選用有機羊肉）0.4公斤
- 加州乾燥大蒜與荷蘭芹粉1湯匙
- 芹菜切細末1／4杯　　● 海鹽1／2茶匙
- 洋蔥切細末1／4杯　　● 柑橘皮口味的義大利醬汁1／4杯

1. 炙烤前一段時間，將羊肉、芹菜、洋蔥、大蒜、荷蘭芹與海鹽拌勻，塑形成圓餅狀。
2. 將肉餅置於密封塑膠袋，淋上柑橘皮口味的義大利醬汁，並輕柔地搖晃以免破壞肉餅的形狀。冷藏保存，偶爾再將肉餅搖晃一下，直到準備進行炙燒。
3. 預熱炙燒鍋。
4. 將羊肉餅置於炙燒鍋的烤架上，在離火源兩英寸處炙烤。
5. 炙烤8分鐘，中間翻面一次，或直到肉餅熟透為止。

豪華版橡子南瓜

2人份

- 大型的橡子南瓜1個
- Splenda或甜菊甘味劑或蜂蜜1／4至1／2茶匙
- 鹽1／2茶匙或酌量調味
- 芥花油或葡萄籽油2湯匙　　● 肉桂粉1茶匙或酌量調味
- 奶油1／4茶匙

1.將南瓜切塊並蒸軟。
2.將南瓜壓成泥狀，然後加入其他的材料，充分拌勻。

綠色女神湯（改造自約翰醫生的叢林什錦燉湯）

4人份

- 奶油1湯匙　　　　● 新鮮荷蘭芹2小枝，去除硬梗，略切
- 橄欖油1湯匙
- 大型的甜洋蔥1個，切粗塊　　● 水1.5杯
- 韭蔥1根，切成1／2英寸長，綠色蔥段使用一部分
- 菠菜3盎司，洗淨
- 羅蔓萵苣1／2顆
- 芹菜3根，將粗纖維去除，切成2英寸段
- 豆漿1／2杯（可隨喜好做成奶油的質地，也可省略）

- 洋薑（Jerusalem artichoke）剝開切薄片（此材料非必要，可省略）
- 鹽和胡椒粉（可省略）

1. 在大鍋裡將奶油、橄欖油、洋蔥、韭蔥、芹菜、洋薑與荷蘭芹拌炒，略炒並攪拌直到蔬菜開始軟化並呈現金黃色，加入1／2杯的水並以小火煮十分鐘。倒入果汁機內打至滑順，然後再倒回鍋裡放一旁備用。
2. 將剩下的一杯水倒入果汁機內，逐漸地加入菠菜和萵苣，打至質地滑順，將打好的菠菜和萵苣倒入裝其他蔬菜的鍋裡，攪拌均勻之後以慢火再煮五分鐘。
3. 此步驟可省略：若偏好如奶油的質地，則可加入豆漿、鹽和胡椒粉調味，可隨喜好再加熱。

東方雞肉沙拉

6～8人份

- 青花椰菜切成小朵2.5杯，蒸至脆口
- 青蔥1／2杯，切碎
- 新鮮的洋菇1杯，切片
- 燒烤雞胸肉0.4公斤，切粗塊
- 豌豆莢1杯，洗淨

醬汁
- 橄欖油1／4杯
- 大蒜3-4顆，切碎
- 芝麻油2茶匙
- 鹽1／2茶匙
- 新鮮檸檬汁1湯匙
- 胡椒粉1／2茶匙
- 新鮮小茴香1湯匙，切碎

1.將醬汁的材料在碗中攪拌均勻,放一旁備用。
2.拿一個大碗,將青花椰菜、洋菇、豌豆莢和青蔥拌勻,加入醬汁之後放冷藏兩小時。
3.上菜的前一刻再加入雞肉塊,搖勻之後便可上菜。

水煮深海橘鱸搭配菠菜

4人份

- 冷凍菠菜葉2包
- 深海橘鱸0.6公斤
- 水3╱4杯
- 乾白酒1╱4杯

- 乾燥百里香1╱8茶匙
- 乾燥荷蘭芹碎片1╱2茶匙
- 紅洋蔥2湯匙,切碎
- 胡椒粉適量

1.照著包裝上的指示將菠菜煮熟後放置一旁備用。
2.將魚切成四份,每份六盎司,然後放置一旁備用。
3.將其餘的材料放在一個大型的長柄不沾鍋煮至沸騰,將魚放入續煮至沸騰,火調小,加鍋蓋,小火慢煮約六分鐘。
4.上菜之前將菠菜分到每個盤子上,再用有縫的鍋鏟將魚從鍋中鏟到菠菜上,並將一些醬汁舀到魚和菠菜上。

注意:也可用白肉魚或海鱸魚排來代替本食譜的深海橘鱸。

烤紅蘿蔔與防風草根

6人份

- 防風草根0.9公斤
- 乾燥迷迭香1／8茶匙
- 紅蘿蔔0.4公斤
- 海鹽與黑胡椒粉
- 橄欖油3湯匙

1. 預熱烤箱至攝氏190度。
2. 防風草根與紅蘿蔔去皮切成3／4英寸厚片，放入大碗中，與油和迷迭香搖勻。
3. 倒在一個淺烤盤上撥勻使其不重疊，然後以鹽和胡椒粉調味。若一個烤盤不夠大，可用兩個烤盤。
4. 放入烤箱裡焙烤，偶爾翻動一下直到焦脆，大約需要25分鐘。

涼拌捲心菜

4～6人份

- 新鮮的荷蘭芹1／4杯
- 低脂美乃滋1／2杯
- 小洋蔥1／2個
- 低脂優格1／2杯
- 紅蘿蔔1條，切成1英寸的塊或條狀
- 果糖1撮
- 捲心菜（大約0.9公斤）
- 蘋果醋2湯匙
- 海鹽與胡椒粉適量

1. 將食物調理機的金屬刃裝好，荷蘭芹、洋蔥和紅蘿蔔放入調理機，啟動按鈕反覆壓、放，直到蔬菜切碎，隨後倒入大碗中。
2. 將切片盤置入調理機中，捲心菜切成三角柱狀如可置入調理機的壓管般大小，接著將菜放入壓管再壓入調理機，輕壓讓捲心菜幾乎是自行捲進去那樣。隨後將調理好的捲心菜倒入大碗中，重複此過程直到所有的捲心菜都調理完成。
3. 將其餘的材料都加入碗中攪拌均勻，加入調味料之後冷藏。

注意：也可使用鋒利的刀子自行將所有的蔬菜切碎。

糙米與扁豆

4～6人份

- 紅花油3湯匙
- 棕扁豆1／2杯
- 大洋蔥1個，切碎
- 沸水4杯
- 生糙米2杯
- 海鹽適量

1. 取一只厚重的深鍋，熱油後加入洋蔥，翻炒直到變透明並略略出現棕色的斑點。加入米和扁豆，以中火拌炒三分鐘。
2. 慢慢倒入沸水，加鹽調味，煮至沸騰，過程中偶爾攪拌，調成小火加鍋蓋慢煮45分鐘，或直到水分完全被吸收。
3. 將鍋子拿離開火源，放置10至15分鐘再上菜。

芭芭拉的青花椰菜沾醬

6～8人份

- 青花椰菜的梗一支，去皮並切成塊　● 低脂美乃滋2杯
- 青蔥4支　　● 冷壓初榨橄欖油2湯匙
- 新鮮荷蘭芹8-10小朵　● 檸檬汁1茶匙
- 新鮮小茴香6-8小朵　● 海鹽1／2茶匙
- 黑胡椒粉1／4茶匙

1. 將所有的蔬菜和香草放入調理機中，調理幾分鐘直到切碎。
2. 加入其餘的材料並攪拌均勻，冰鎮兩小時再上菜。可在冰箱裡保存幾天。

焙烤綠色蔬菜

3～4人份

- 韭蔥2杯，切碎　● 青蔥1杯，切碎
- 菠菜2杯，切碎　● 低筋麵粉1.5杯
- 羅蔓萵苣1杯，切碎　● 海鹽1茶匙
- 新鮮荷蘭芹1杯，切碎　● 黑胡椒粉1／2茶匙
- 雞蛋8顆　● 橄欖油1湯匙

1. 烤箱預熱至攝氏190度。
2. 將所有切碎的蔬菜置於大碗中拌勻，加入麵粉、鹽和胡椒粉拌勻。

3.在另一個碗中將雞蛋打散，隨後倒入蔬菜碗中拌勻。

4.以橄欖油塗抹長方形的玻璃烤盤的內部，將蔬菜混合液倒入烤盤中焙烤一個小時或直到表面焦脆。當作熱菜或冷菜皆宜，搭配優格更加美味。

炙烤比目魚排

4人份

- 比目魚排6片，洗淨並拍乾
- 白胡椒粉適量
- 玉米油1湯匙
- 低脂美乃滋2湯匙
- 第戎（Dijon）芥末醬1湯匙
- 新鮮檸檬汁1茶匙
- 乾燥荷蘭芹碎片1／4茶匙
- 檸檬切三角片4片

1.將炙烤鍋預熱至高溫。

2.將比目魚排置於檯面上，撒上胡椒粉並刷上油。

3.在一個碗裡將美乃滋、芥末醬、檸檬汁與荷蘭芹拌勻後，均勻地刷在魚排上。

4.將魚放在炙烤鍋上，離火源3至4英寸，炙烤4到5分鐘，或直到魚呈金黃色且剛好熟透。上菜時搭配檸檬三角片。

鮪魚麵沙拉冷盤

4～6人份

- 義式（DeBoles）洋薑通心粉（任何形狀皆可） 8盎司一包
- 中型紅洋蔥1顆，切丁
- 水煮蛋全熟2顆，冷卻後切粗丁
- 橄欖油2湯匙　　• 鹽和胡椒粉（可省略）
- 長鰭鮪魚水煮罐頭（6盎司）1罐，水濾乾
- 任何允許的蔬菜（如紅蘿蔔、青花椰菜、芹菜），切丁（此項也可省略）
- 低膽固醇美乃滋2湯匙

1. 依照通心粉包裝上的說明將通心粉煮熟，然後將水濾乾與橄欖油拌勻，放涼。
2. 加入其餘的材料並攪拌均勻，冰鎮後食用。（也可趁溫熱食用，冷熱都美味！）

蘋果胡南瓜湯

8人份

- 胡南瓜0.4公斤重
- 酸蘋果中等大小3顆
- 芹菜1段
- 迷迭香乾末1/4茶匙
- 1杯水
- 海鹽1茶匙
- 黑胡椒粉1/4茶匙
- 新鮮的荷蘭芹碎末3湯匙裝飾用

- 馬郁蘭乾末1/4茶匙　　　　● 低脂低鹽雞湯3杯（14.5盎司）

1. 將南瓜切半，去籽，削皮並切丁，再以同樣的方式處理蘋果。洋蔥和芹菜削皮切粗塊。
2. 將荷蘭芹以外所有的材料放進大湯鍋中，開大火煮至滾，然後轉小火慢燉45分鐘。
3. 用湯勺將南瓜和蘋果撈出來，以果汁機或調理機打成滑順的泥狀，再倒回鍋中與湯攪拌均勻，然後以荷蘭芹裝飾。

註：此湯可冷凍。

烤火雞胸肉

8～10人份

- 禽鳥肉專用調味料1／2茶匙　● 海鹽和胡椒粉1撮
- 乾燥百里香1／4茶匙　　　● 一隻火雞的胸肉（2.7~3.1公斤）
- 橄欖油2湯匙

1. 烤箱預熱至攝氏162度，將火雞以外所有的材料拌勻，然後將此混合材料刷在火雞胸肉上。
2. 將火雞肉皮朝上置於淺烤盤的鐵架上，烤2到2.5小時，直到烘焙專用溫度計插在雞胸肉最厚的部位其溫度顯示攝氏82度為止。靜置二十分鐘後上菜。
3. 上菜時以火雞肉汁搭配。（可用市售的肉汁。）

芝麻麵搭配羽衣甘藍

4～6人份

- 烏龍麵或蕎麥麵12盎司
- 鷹嘴豆1罐（19盎司），水濾乾
- 羽衣甘藍1大把，仔細沖洗乾淨後切薄片
- 青花椰菜切成小朵2杯
- 醬油2湯匙，或用鹽調味
- 芝麻2湯匙
- 橄欖油2湯匙

1. 將一大鍋水煮到沸騰，加入麵續煮，比包裝上的指示少煮五分鐘。
2. 將羽衣甘藍、青花椰菜和鷹嘴豆放入鍋中輕壓，直到完全浸入水中，繼續開鍋蓋煮3到5分鐘，直到蔬菜和麵都軟化。
3. 將麵和蔬菜濾乾後倒回鍋中，加入橄欖油和醬油，以叉子攪拌，加入芝麻後再攪拌一次，可當熱食或以常溫食用也可。

雞肉櫛瓜湯

4～6人份

- 生糙米1／3杯
- 大蒜3瓣，切薄片
- 水8.75杯，加入一撮鹽
- 新鮮檸檬汁1／4杯
- 一隻雞的胸肉，去骨（約0.1公斤）切成1／2英寸大小
- 黑胡椒粉
- 櫛瓜2杯，切成1／2英寸大小
- 雞湯塊2塊
- 新鮮的香菜或荷蘭芹2-3茶匙，切碎裝飾用（可省略）
- 芹菜2杯，切片

● 韭蔥2杯，充分洗淨，僅用白色部分

1.將米置入小鍋中，將水倒入煮至沸騰，調成小火慢煮約25分鐘，或直到水被吸收（若米尚未煮熟，也可加入水繼續慢煮），放一旁備用。
2.將剩餘的8杯水、雞湯塊、芹菜、韭蔥、大蒜、檸檬汁和胡椒粉放入一個湯鍋中煮至沸騰，關小火慢煮45分鐘。
3.櫛瓜入鍋繼續慢煮10至15分鐘，加入米再煮幾分鐘，調味，然後以香菜或荷蘭芹裝飾。

注意：此食譜用香菜較適合，但荷蘭芹也行，此湯品可存放冰箱二至三天，也可冷凍。

鷹嘴豆沙拉

4人份

● 橄欖油3湯匙　　　　　　● 羽衣甘藍1杯，切成條狀
● 紅蘿蔔1條，去皮切片　　● 孜然粉1.5茶匙
● 芹菜1根，切段　　　　　● 一顆檸檬的原汁
● 中等紅洋蔥1顆，切薄片　● 海鹽
● 鷹嘴豆1罐（15盎司），水濾乾沖洗乾淨　● 羅蔓葉4片

1.在一個中等的不沾炒鍋中將一茶匙的橄欖油加熱，將紅蘿蔔、芹菜和紅洋蔥拌炒4到6分鐘，或直到軟，將鷹嘴豆倒入續炒5分鐘。
2.將羽衣甘藍倒入鍋中續炒直到葉子邊緣萎縮軟化，將鍋子移開火源，加入孜然、檸檬汁、剩下的2茶匙橄欖油和海鹽。

3.冷藏2小時，上菜前將萵苣葉舀到盤裡，與全麥麵包搭配食用。

烤魚À LA DEE

4人份

此烹調方式也適合許多不同種類的魚

- 魚肉3.2公斤
- 橄欖油1／4杯
- 檸檬汁2顆的量
- 大蒜4瓣，切碎
- 芹菜2根，切丁
- 紅蘿蔔2根，去皮切細條
- 黃洋蔥1／2顆，切碎
- 乾白酒1／2杯，可加上1／2杯的水，以增加醬汁的量
- 鹽與黑胡椒粉適量
- 新鮮荷蘭芹3-4小朵，切碎　● 檸檬片，裝飾用
- 乾燥羅勒1湯匙

1.烤箱預熱至攝氏176度。
2.將魚肉洗淨，以廚房紙巾拍乾，切成四塊等份大小。用餅皮刷以橄欖油在一個淺的烤盤或烤箱專用的烤盤上塗一層油，將魚肉置於其上並用餅皮刷塗一層薄薄的橄欖油，然後將檸檬汁倒在魚肉上，加鹽和胡椒粉後放置一旁。
3.用不沾鍋將剩餘的橄欖油加熱，加入荷蘭芹、大蒜和羅勒，與芹菜、紅蘿蔔和洋蔥一同拌炒3至4分鐘，加入白酒續煮1.5分鐘（讓酒精揮發掉），然後將鍋子移開火源。
4.將蔬菜及其醬汁舀到魚肉上，並於每一份魚肉上放一片檸檬。魚放入烤箱中烤25分鐘，或直到魚軟嫩為止。

注意：不同的魚肉加上以下不同的材料會更加理想：比目魚──櫛瓜圓片和麵包屑；龍利魚──蘆筍尖配切碎的全熟水煮蛋；小鱈魚（scrod）──四季豆切絲加上低脂乳酪；鮭魚*──新鮮小茴香（代替羅勒），底下鋪新鮮的菠菜後焙烤；黑線鱈（haddock）──配小豌豆；紅鯛魚──以溫熱的、一口大小的小梅乾裝飾；鬼頭刀魚*──搭配無籽葡萄和杏仁薄片；鮪魚*──底下鋪上一層炙烤過的番薯切片再加以焙烤；旗魚*──配黃南瓜；石斑魚──搭配新鮮鳳梨切塊或罐頭鳳梨切塊加上鳳梨原汁。

*號代表主菜烹調所需的時間可能比食譜上所寫的長一些。

檸檬油醋醬

- 新鮮檸檬汁6湯匙   - 黑胡椒粉1／2茶匙
- 紅花油3湯匙   - 大蒜1瓣，去皮切半
- 海鹽1／4茶匙

1.將所有的材料裝在一個加蓋的容器裡，充分搖勻之後放冷藏。
2.使用前15至20分鐘從冰箱取出，去除大蒜。（此醬可冷藏5或6天。）

緹娜阿姨的蜂蜜紅蘿蔔蛋糕

12人份

- 未漂白低筋麵粉2杯
- 泡打粉1茶匙
- 小蘇打1茶匙
- 鹽1茶匙
- 肉桂粉1茶匙
- 大型雞蛋1顆

- 大雞蛋白2顆
- 芥花油3／4杯
- 蜂蜜1杯
- 紅蘿蔔2.5杯，磨碎
- 葡萄乾1／4杯
- 杏仁果1／4杯，切成薄片烤過

1. 烤箱預熱至攝氏176度，將一個長、寬、高各13、9、2英寸的烤盤略略上油並撒上麵粉。
2. 拿一個大碗將麵粉、泡打粉、小蘇打粉、鹽和肉桂混合，放置一旁備用。
3. 拿另一個大碗和一支攪打器將雞蛋、蛋白、油和蜂蜜打至充分調合。
4. 將麵粉混合物倒入雞蛋混合物加以攪拌，直到充分調合。
5. 使用有縫的鍋鏟將紅蘿蔔和葡萄乾輕柔地翻拌均勻，然後倒入準備好的烤盤中。
6. 烤50分鐘，或直到用牙籤插入烤盤的中央，拿出來的時候牙籤是乾淨的。將蛋糕放在架上冷卻，從烤盤中拿出蛋糕並切成12方塊，食用前將杏仁果撒在上面。

幾個超級簡單的食譜

- 清蒸四季豆，淋上橄欖油大蒜醬加杏仁薄片。
- 番薯和南瓜烤熟後一起壓成泥，加少許蜂蜜和肉桂。
- 大蒜和橄欖油炒菠菜。
- 清蒸紅蘿蔔丁、豌豆和珍珠洋蔥。
- 低卡通心粉（如Dreamfields牌的產品），依照指示煮熟加上橄欖油大蒜醬。
- 小黃瓜切片淋上蝦夷蔥口味的低脂奶油醬（瓶裝的）。
- 清蒸切成小朵的青花椰菜，加上檸檬汁大蒜沙拉醬。
- 糙米或與野生糙米組合，依照指示煮熟。可隨喜好加入蒸熟的紅蘿蔔丁和豌豆， 再加上一小塊低鹽奶油和一茶匙的橄欖油。
- 蒸好的蘆筍用一小塊奶油或橄欖油和杏仁果薄片充分搖勻。
- 無糖的果凍一包，依照指示與水混合，然後加入兩條磨碎的紅蘿蔔，待凝結後食用。
- 生的紅蘿蔔和芹菜切成條狀，搭配橄欖食用。
- 罐頭有機鷹嘴豆將水濾乾，加入紅蘿蔔丁、芹菜和洋蔥。

附件C 為乾癬病人設計的自我催眠紀錄

　　以下的對話是一位專業的催眠師珍・蔓澤（Jean Munzer），與我共同為我的幾位乾癬病患所設計的自我催眠錄音帶的準則，患者可依照個人的需求做特定的調整。

　　最要緊的是患者一定要用自己的聲音來錄製整段訊息，並在同一個錄音帶裡連續錄兩次，兩段錄音中間暫停十秒鐘。如此可讓訊息就在睡眠狀態開始之前進入患者的心思裡，並且可讓患者直接關掉錄音機而不需要倒帶。早晨剛睡醒之際，患者只要戴上耳機，按播放鍵，便可重複播放同樣的訊息。如此，患者便可在這些潛意識心理最容易接受建議的時段裡來接受訊息。

　　並不是每一個人都需要養生法當中這一個部分的療法，我把它放在本書中是為了要提供我的病患，以及專業人士有關催眠的基本原則的概念。我的病患當中大多數並不需要這個外加的技巧，他們不需要自我催眠錄音帶的協助便可自行實踐療法。

乾癬患者自我催眠的錄音帶腳本

　　「我閉上眼睛〔暫停〕，然後我做三次深呼吸〔暫停，待三次深呼吸結束〕，我從十倒數到一，隨著一邊數數，一邊深呼吸，我感覺越來越放鬆。

　　「十、九、八、七、六、五、四、三、二、一。

　　「遵循專為我設計的淨化飲食是全世界最容易的事，我只想吃我知道對自己好的食物，我看待大多數的動物脂肪、甜食、烈酒和茄科類，尤其是番茄，為不健康的食物，因此我不吃它們一點也不為難。我一點也不在意其他人的身體可以接受這些食物，我知道我就是

不能吃它們。但我確實很喜歡吃雞肉、魚和羊肉，只要不油炸，怎麼料理都好。我絕不吃油炸的食物。

「當我口渴時，我只要喝一杯白開水或塞爾脫茲礦泉水，即刻就滿足了。還可加上新鮮的萊姆或檸檬汁，加不加冰塊都好，這樣很好喝而且能淨化我的身體。

〔專為菸癮重的人：「我已漸漸減少抽菸的量，因為我已認清菸草是屬於茄科類，因此我應當避免。我一天只要抽三、四根菸就滿足了，並且我能預見我很快便能完全戒菸。我發現我只要喝點水或塞爾脫茲礦泉水就能代替抽一根菸。」〕

「我越來越能享受我的生活了，因為我知道每過一天我都因著排便與排尿的改善，便把我身體所不需要的毒素和酸性都排出去。

「我知道綠色葉菜和新鮮水果不只營養豐富，而且對腸道和腎臟的排毒幫助很大，我也很喜歡經常吃它們，它們能帶給身體一個健康的平衡，並且給我更多的能量。當我的皮膚漸漸恢復，我的注意力只放在已經恢復以及正在恢復的部位，我知道只要身體的一個部位恢復了，全身所有的部位也都會恢復。無論我的身體需要多少時間才能恢復，我都非常樂意完全照它的需要，而且我還能預見到我完全康復的景象。

「我已經超越了焦慮的情緒，因為我已學會如何『放輕鬆去看待一切的事』，這並不代表我小看重要的事，而是代表我懂得給一切的事物它們該得的注意力，而不過度去憂心。我知道我能處理人生中所有的狀況，因此能以最有效率的方式來使用我的精力。我做得到的就盡力，至於其他的我就放手，這樣的態度不但使我能達到目標，且過程中我不但能享受，也能放鬆。

「如今對我來說，每一天都是新的，每一天都是一個探險，每一天我只容許有建設性、健康的思想進入我的意識裡。當我回顧我以往的生活型態時，我發現我的人生已經改變了，我的健康恢復生機，我的雄心重新點燃，且我的體力也已經恢復了！

「每當我聽見這段錄音的內容，它就進入我的潛意識裡，最後會呈現在我每天的生活當中。

「我現在從一往前數到十，當我數到十，我會張開眼睛，感覺已得到了充分的休息，然後關掉錄音機。每當我聽見這段屬於我自己的訊息，我那要達到擺脫乾癬的目標的動力，便會重新點燃起來。

　　「一、二、三、四、五、六、七、八、九、十。」

　　作者的備註：亨利・波德克（Henry Leo Bolduc）是《自我催眠：創造你自己的命運》的作者，可藉由寫信至ARE書店購得。（ARE Bookstore, Virginia Beach, VA 23451，（757）428-3588分機7231）

附件D 產品供應商

　　以下的供應商為乾癬、乾癬性關節炎與濕疹病患提供他們所需最重要的品項，包括：赤榆樹皮粉、美國黃紅花茶、Glyco-Thymoline、原子碘、死海鹽、三鹽（硫磺、塔塔粉、羅謝爾鹽──品牌名稱為Sulflax）、Almond Glow或Aura Glow（兩者都是橄欖油花生油混合油），以及蓖麻油。

Baar Products
P.O. Box 60
Dowingtown, PA 19335
Tel：610-873-4591
Toll-Free：800-269-2502
Fax：610-873-7945
www.baar.com
可索取產品目錄

The Heritage Store
314 Laskin Road
P.O. Box 444
Virginia Beach, VA23458
Tel：757-428-0100
Toll-Free：800-862-2923
www.caycecures.com
可索取產品目錄

　　其他多數的商品如親水性藥膏、Epsom浴鹽、金縷油、凡士林，以及類似的產品均可於當地的藥局購買或訂購。

致謝

　　本書的完成要感謝以下的個人和機構的慷慨協助，他們幫助我將這個夢想實現：Dada J. P. Vaswani, Elsa Reinhardt, Johanna Reinhardt Bayati, Marie Diehl, JoAnne MacBeth, Annette Shandolow-Hassell, Sunil and Beena Ahuja（At Last Sportswear Inc.運動服裝公司）, Justin Skiba, Ingrid and Claus A. Werner, Leslie Del Rosso, Reva and Stanley I. Elkins, Elisabeth and Peter Henderson, Sharon Solomon, Joanne Richmond, Sydney and Stephen Salmieri, Jonas Honig, Norbert Mester, Jeanette Thomas Mundt, Jim Windsor，以及我在探索和啟蒙學會（Association of Researches and Enlightenment）和位於維吉尼亞州的維吉尼亞海灘的愛德加・凱西基金會（Edgar Cayce Foundation）所有的朋友。

　　我也想藉此機會感謝我的病患，謝謝他們允許我記錄並公開他們的個案病歷及照片。

　　最後，我要感謝瑪裘莉・梅（Marjorie May）為本書七天的菜單範本設計菜單。

▍謹以本書紀念

　　我親愛的母親與父親，Nettie與John J. Pagano律師；Hugh Lynn Cayce；Gladys Davis Turner；Gina Cerminara；Tony Merola；Al Riecker；H. J. Reilly；Thea Wheelwright；Martha與Nick Nicklin；Alice與Harold Gilmore法官；以及我親愛的Shane。

國家圖書館出版品預行編目資料

不「藥」而癒！完全根治乾癬、濕疹、異位性皮膚炎 /
約翰 O. A. 帕加諾醫師著；沈雅芬 譯.
-- 初版. -- 臺北市：平安文化, 2020.12
面； 公分. -- (平安叢書；第669種)(真健康；67)
譯自：Healing Psoriasis: The Natural Alternative

ISBN 978-957-9314-84-8 (平裝)

1.皮膚炎 2.食療

415.7   109017493

平安叢書第0669種

真健康 67

不「藥」而癒！完全根治乾癬、濕疹、異位性皮膚炎

Healing Psoriasis: The Natural Alternative

Copyright © 2009 by John O.A. Pagano.
This edition published by arrangement with Turner
Publishing Company, LLC.
Complex Chinese Translation copyright © 2020
by Ping's Publications, Ltd.
All rights reserved.

作　　者―約翰 O. A. 帕加諾 醫師
譯　　者―沈雅芬
發 行 人―平　雲
出版發行―平安文化有限公司
　　　　　台北市敦化北路120巷50號
　　　　　電話◎02-27168888
　　　　　郵撥帳號◎18420815號
　　　　　皇冠出版社(香港)有限公司
　　　　　香港銅鑼灣道180號百樂商業中心
　　　　　19字樓1903室
　　　　　電話◎2529-1778　傳真◎2527-0904

總 編 輯―許婷婷
責任編輯―張懿祥
美術設計―黃鳳君
著作完成日期―2009年
初版一刷日期―2020年12月
初版五刷日期―2024年3月
法律顧問―王惠光律師
有著作權・翻印必究
如有破損或裝訂錯誤，請寄回本社更換
讀者服務傳真專線◎02-27150507
電腦編號◎524067
ISBN◎978-957-9314-84-8
Printed in Taiwan
本書定價◎新台幣450元/港幣150元

● 【真健康】臉書粉絲團：www.facebook.com/crownhealth
● 皇冠讀樂網：www.crown.com.tw
● 皇冠Facebook：www.facebook.com/crownbook
● 皇冠Instagram：www.instagram.com/crownbook1954
● 皇冠蝦皮商城：shopee.tw/crown_tw